The Fabric of the Modern Implantology

近代インプラント治療のテクニックとサイエンス

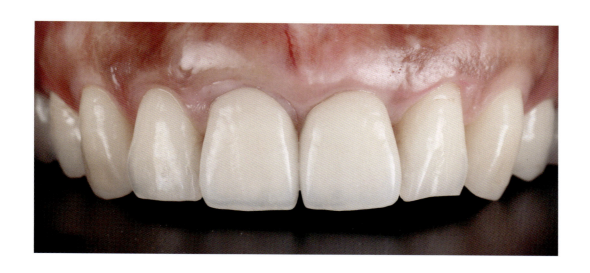

編著
船登 彰芳
山田 将博
吉松 繁人

著
丹野 努 中川 雅裕
鈴木 健造 神津 聡
石川 亮 小川 隆広
藍 浩之

医歯薬出版株式会社

◉ 編集・執筆

- 船登彰芳　石川県・なぎさ歯科クリニック，5-D Japan ファウンダー
- 山田将博　東北大学大学院歯学研究科 分子・再生歯科補綴学分野
- 吉松繁人　福岡県・吉松歯科医院

◉ 執筆（執筆順）

- 丹野　努　栃木県・丹野歯科医院
- 鈴木健造　東京都・健造デンタルクリニック
- 石川　亮　兵庫県・石川齒科醫院
- 藍　浩之　愛知県・あい歯科
- 中川雅裕　東京都・中川歯科医院
- 神津　聡　東京都・神津デンタルオフィス
- 小川隆広　UCLA歯学部

This book was originally published in Japanese under the title of :

Za Faburiku Obu Za Modan Inpurantorozi
Kindai Inpuranto Tiryo No Tekuniku Ando Saiensu
(The Fabric of the Modern Implantology
Technique and Science of Modern Implantology)

Editor :
Funato, Akiyoshi et al.

Funato, Akiyoshi
　Nagisa dental clinic

© 2017 1st ed.

ISHIYAKU PUBLISHERS, INC.
　7-10, Honkomagome 1 chome, Bunkyo-ku,
　Tokyo 113-8612, Japan

本書の発刊によせて

　本書は，2014年10月から2016年7月まで『歯界展望』で連載したものを，補筆または新たに加筆したものである．そもそも本連載は，共同執筆者の一人である吉松繁人先生に，医歯薬出版の編集者がDigital implant dentistryでの執筆を依頼したところからはじまった．筆者が吉松先生からその相談を受け，それならとわれわれの5-D Japanの有志でインプラント治療学をまとめることを試みようとしたことが，きっかけであった．

　その際，筆者の大学の後輩であり，現在は東北大学大学院歯学研究科分子・再生歯科補綴学分野に在職している山田将博先生と同じくよき友人であるUCLA小川隆広教授に，研究者からの立場としても参加してもらうことを依頼し，連載をはじめることにした．当初は12回の連載を予定していたが，いざはじまってみるとそれぞれが予想以上に多くの情報・知見・臨床を提示していただき，大幅に増え22回の連載となったことはわれわれにとっても驚きであり，喜びでもあった．そして，その連載のまとめとして本書を発刊する運びとなったことも，名誉なことである．

　本書のタイトルである「The Fabric of the Modern Implantology」は，山田将博先生の発案によるものである．"fabric"は直訳すれば織物あるいは建物の土台，骨組みなどの意味である．語源はラテン語で「木工や金属細工の職人たちの作業場」という意味の"fabrica"である．"fabrica"は，16世紀の近代解剖学の創始者といわれるアンドレアス・ヴェサリウスが著作した人類最初の科学的解剖書「De humani corporis fabrica（人体の構造）」の通称としても知られている．それ以前の人体解剖図は思い込みやイメージで描かれた模式図に近いものであったが，ヴェサリウスは古代以来の解剖学に精通しつつも，疑問を抱き，何千体にも及ぶ観察結果から，人体構造を正確に描写し，現代にも通用する科学的な解剖書を創り上げた．この医学史はわれわれ歯科医師にも多大な教訓を与える．それゆえ，志を共にする臨床家・研究者との共同作業で，臨床的観察結果と文献的知識，研究成果を丹念に織り上げてインプラント治療学の土台となるような理論を一つひとつ記していくという決意を込めて，この題名とした．本書は，現在のインプラント治療学の上顎洞のアプローチは除き，ほとんどのトピックは網羅したと自負している．もちろん今後もインプラント治療学は，過去の検証と新たな技術革新とを併せながら進歩していくことであろう．そのようなインプラント治療学が，歯科医師・患者の皆さんにさらなる福音をもたらすことを願っている．

　本書の発刊に際し，根気強く編集していただいた医歯薬出版に感謝の意を表します．また5-D Japanのファウンダー南　昌広先生・福西一浩先生・北島　一先生・石川知弘先生・5-D Japanの運営に携わるインストラクター・サポーターのすべての先生・クニシマデンタルの皆さま・応援してくださる企業の方々にも感謝の意を表します．

執筆者代表　船登彰芳

The Fabric of the Modern Implantology

CHAPTER 01
インプラントシステムの再考 −マクロデザイン− …… 6
丹野　努・鈴木健造

CHAPTER 02
理想的な初期固定を得るためには? …… 21
丹野　努

CHAPTER 03
臨床医のための骨結合とインプラント表面性状の科学 …… 28
山田将博

CHAPTER 04
インプラント表面性状のジレンマとその克服戦略 …… 43
山田将博

CHAPTER 05
Ridge Preservation Technique の再考 …… 60
石川　亮

CHAPTER 06
GBR を成功へと導くための原理と術式 …… 76
藍　浩之

CHAPTER 07
インプラント周囲における角化歯肉の必要性を
どのように考えるか? …… 114
石川　亮

CHAPTER 08
上顎前歯部におけるインプラント周囲の
ソフトティッシュマネジメント …… 128
藍　浩之

CHAPTER 09
審美インプラント治療：過去からの定石と現在の潮流 1
最終補綴を考慮した最適な三次元的インプラントポジション …… 138
鈴木健造・中川雅裕

CHAPTER 10
審美インプラント治療：過去からの定石と現在の潮流 2
インプラント埋入タイミングの検討と周囲組織の再構築 …… 150
中川雅裕・鈴木健造

CHAPTER 11
CAD/CAMテクノロジーはどこまでインプラント治療に応用できるのか？ …… 170
吉松繁人・神津 聡

CHAPTER 12
ネジ留め上部構造の新たな可能性 …… 180
船登彰芳

CHAPTER 13
これだけは知っておきたい光機能化 −基礎編− …… 188
小川隆広

CHAPTER 14
光機能化の実際と臨床成績
インプラントとチタンメッシュへの応用を中心に …… 201
小川隆広

CHAPTER 15
予後から観たインプラント治療が抱える課題 …… 216
船登彰芳

Epilogue　船登彰芳・山田将博・吉松繁人 …… 234

索引 …… 238

CHAPTER

01

インプラントシステムの再考
−マクロデザイン−

Reconsideration of implant systems -Macro implant design-

丹野　努　Tsutomu Tanno
栃木県・丹野歯科医院

鈴木健造　Kenzo Suzuki
東京都・健造デンタルクリニック

　現在，世界では約500種類のインプラントシステムが使用されているといわれており，さまざまなスレッドデザイン，表面性状，コネクションシステムが存在している．しかし，それぞれに利点・欠点があり，すべての条件を満たす理想的なインプラントシステムは存在しない．本章では，多数あるインプラントシステムの理解を深めるため，インプラントのマクロデザイン（1回法と2回法の違い，ジョイントシステム，インプラント体の形状）の特徴とその利点と欠点を解説し，それらを踏まえ臨床上の考慮すべき点を，筆者らが使用している代表的なインプラントシステムの臨床例とともに提示する．

なぜインプラントデザインが重要なのか？

　Albrektssonら[1]は，インプラント治療を成功に導くための6つのファクターをあげている（図1）．以前のインプラントシステムと比べれば，現在のインプラントシステムは似たようなデザインで，あまり違いがないようにも思えるが，すべてのインプラントの形態には何らかの科学的な意図があり，また基礎研究によっても裏付けされている．したがって，これらの形態学的特徴を正しく理解することが，インプラント治療をより確実に行うための一助となることはいうまでもない．

　インプラントデザインは，Implant profileとAbutment connectionに大別される．Implant profileとはインプラントの外形のことであり，1回法・2回法の埋入術式，初期固定や骨結合過程の生体反応に影響を及ぼす埋入時の周囲骨組織への圧力や骨結合後の咬合荷重分散に関与する．Abutment connectionとは，インプラント体とアバットメントとの連結機構で，マージナルボーンロス，上部構造に影響を及ぼす．

6 important factors to achieve Osseointegration

① Implant material
② Implant design
③ Implant finish (surface)
④ Condition of recipient site (bone)
⑤ Surgical technique
⑥ Implant loading conditions

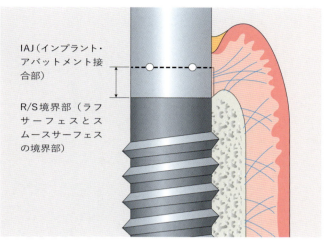

図1　Albrektssonらが提唱した6つのインプラント治療を成功させるための条件（Albrektsson 1981 [1)]）

図2　1回法と2回法の口腔内露出後のインプラント周囲のBiologic widthの違い
1回法インプラント（Non-submerged implant）では，接合部（IAJ）の位置はスレッド・ラフサーフェスの2mm程度縁上に位置し，骨縁上となるためSaucerizationは起きにくい

1回法と2回法の術式の違い

1　Biologic widthの違い

現代のインプラント治療では，インプラント体を1回法と2回法とに区別する意味合いは少なくなっている．なぜならば，臼歯部に十分な骨幅があるような症例に2回法インプラントを用いて，いわゆる1回法インプラントの術式で埋入を行ったり，前歯部に抜歯後即時埋入により1回法で埋入したりする機会も多くあるからである．そのため，1回法で使用しやすいインプラントをNon-submerged implant，2回法で使用しやすいインプラントをSubmerged implantと区別したほうが特徴を理解しやすい．

具体的には，インプラントとアバットメントの接合部とスレッドの位置の相互関係で区別するほうがわかりやすい．Non-submerged implantは，インプラント骨内部に対して，接合部の位置は2mm程度縁上に位置する．接合部の位置は通常，骨縁上となるため，Submerged implantでみられるようなインプラント周囲のSaucerizationは起きにくい（図2）．一方Submerged implantでは，一般的にインプラント骨内部と接合部が近接し，骨頂部もしくは骨縁下に接合部が位置するように埋入されることが多いため，2次手術後，インプラント周囲にSaucerizationが起きやすい[2)]．図2のようにBiologic widthが完結すると，それ以降は安定するといわれている．

従来の2回法インプラントの天然歯の近接限界は1.5mm程度といわれており[3)]（図3），その距離を確保できない症例に1回法インプラントを用いることが有効である．また，Non-submerged implantの粘膜貫通部は機械研磨面となり，実寸のラフサーフェスが骨結合していることになる[4～6)]．そのため，インプラント周囲炎の回避には有効に作用する可能性があるとされている．しかし後述するが，審美的観点からは埋入コントロールも難しく，一般的には臼歯部での応用が有効であろう．

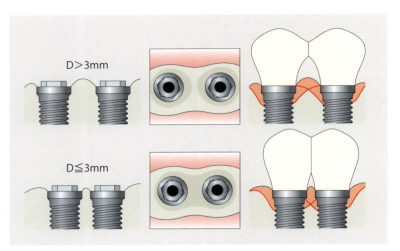

図3 クラシカルな2回法インプラントは，インプラント周囲に外周およそ1.4mm程度のSaucerizationが起きる．したがって，天然歯の近接限界は1.5mm，インプラント間近接限界は3mmといわれている（Tarnow 2000 [4]）

2 2回法インプラントの優位性

　前述した1回法インプラントの使用する基準を考慮すると，2回法は1回法と比較して治療の難易度が高い症例に有効である．しかし，これは歯を失った部位にインプラントを埋入する場合，ほぼすべてがそれに当てはまるであろう．なぜならば歯周病や外傷など原因はともあれ，すべてに言えることは豊富な血管網を有する歯根膜がすでにそこには存在しておらず[7]，欠損部は少なからず廃用性の萎縮を伴っているからに他ならない．すなわち，ほとんどの症例で何らかの組織増大が求められるからである．1回法と比較した場合の2回法の優位性をインプラント埋入時，補綴時に分けて解説する．

（1）インプラント埋入時の優位性

- 明確なインプラント埋入位置の設定がしやすい

　インプラント周囲には，唇側面で接合上皮の約1.2mmと，歯槽骨頂上に約1.5mmの結合組織との総和約3mmのBiologic widthが存在すると考えられており，天然歯とは違った性状を呈している．これは，われわれが2回法インプラントの埋入深度を最終補綴装置の歯肉辺縁からおおよそ3mmに位置づける大きな要因となり，またこの幅が存在すれば，アバットメントデザインの自由度に支障をきたすことはない（図4）．

- 埋入と同時の三次元的な骨造成に有利（**Case 1**）
- 軟組織の三次元的増大に有利
- 1次手術後の封鎖縫合により，外圧や感染リスクを低減

（2）治癒期間中から補綴時の優位性

- 治癒期間中の義歯の使用にも有利
- アバットメントマテリアルが多く，また付与できるデザインの自由度も大きい
- アバットメントの立ち上がりが歯肉縁下であるため，補綴装置のデザインによる補正が1回法と比較して容易である

インプラントシステムの再考 —マクロデザイン— 01

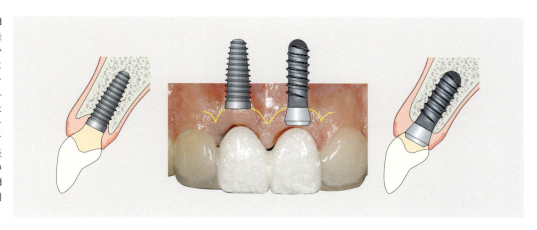

図4 Submerged implant（左）では最終補綴の歯肉辺縁からおおよそ3mmにプラットフォームを位置づけるが，Non-submerged implantは歯肉辺縁からおおよそ1〜2mmに位置づける必要がある．審美インプラント補綴の観点からSubmerged implantのほうが汎用性は高い

Case 1　吸収の著しい欠損に対して骨造成，軟組織の移植を行った症例

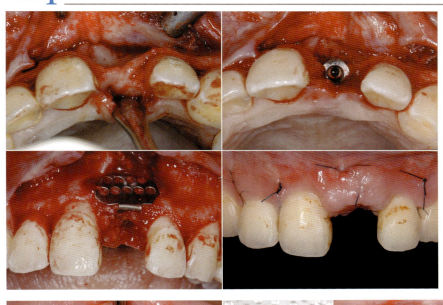

1-1〜1-4　1次手術時，インプラント埋入と同時の三次元的な骨増大に有利である．唇側にはチタンメッシュを併用した骨造成を行った

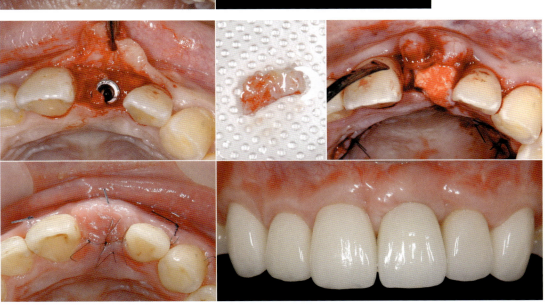

1-5〜1-9　1次手術から6カ月後，2次手術時．インプラント体のプラットフォームは骨頂に位置しているため，軟組織の三次元的な増大も行いやすい

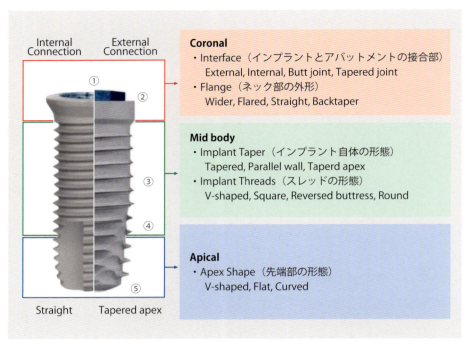

図5 インプラント構成部分の名称
① Interface
② Flange
③ Implant Taper
④ Implant Thread
⑤ Apical

インプラントデザインの特徴と役割

　インプラントデザインを理解しやすくするため，部位を細かく分けてみると，①アバットメントとの接合部であるCoronal部，②インプラント体の大まかな形態やスレッドを有するMid Body部，③インプラント先端のApical部の3部位に分けることができる（図5）．さらにCoronal部は，インプラントとアバットメントとの接合部であるInterface部と，インプラントネック部の形態を表すFlange部に分けられる．

　以下では，Coronal部からApical部にかけて順を追ってその役割と特徴を実際の臨床例を交えながら解説していく．なお，本稿はあくまでインプラントデザインの特徴とその長所・短所を理解することが目的であり，どのデザインが優れているかの優劣を論じているわけではないことをご理解いただきたい．

Coronal － Interface 〜インプラントとアバットメントの接合部〜

　インプラントとアバットメントの接合部は，インプラントの外側に接合部があるExternal Connectionと，内側に接合部があるInternal Connectionとに大別される．さらにInternal Conectionには，アバットメントとインプラント体が面と面とで接触するButt Jointタイプと，斜面と斜面で接触するTapered Jointタイプに分けられる（図6）．

1 External Connection － Butt Joint

　1965年からインプラント治療が開始されたBrånemark®システムは，機械研磨面の外側性六角構造をもつExternal Connectionであった．その後，完全に互換性をもたせた

インプラントシステムの再考
－マクロデザイン－ 01

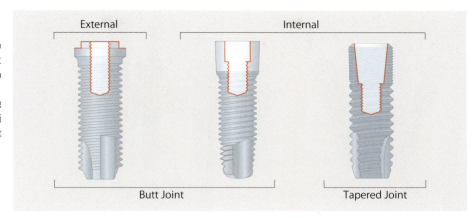

図6 Interface
インプラントとアバットメントの接合部はExternal ConnectionとInternal Connectionとに大別される．Internal Connectionはさらに，アバットメントとインプラント体が面と面とで接触するButt Jointタイプと，斜面と斜面で接触するTapered Jointタイプに分けられる

数多くのインプラントが各社から発売されている．現在の主流がInternal Connectionに移りつつあるのは事実であるが，その汎用性の高さから現在も多くの臨床家が好んで使用している．

工業製品には製作公差と呼ばれる製作誤差があり，External Connectionは製作公差の影響を受けやすい[8]．そのため，経年的なアバットメントの不適合，その後のアバットメント内の辺縁漏洩やプラークの堆積，上皮組織の侵入，アバットメントスクリューの緩みやインプラント体の破折などの原因となる．しかしながら，インプラント同士を上部構造で連結する場合，Internal Connectionに比べて自由度が高い．

2 Internal Connection

現在，およそ80％のインプラントシステムがInternal Connectionを採用しているといわれている．移行した理由は，上部構造への審美的要求度の高まりから，ボーンレベルからの印象を口腔内で行い，アバットメントの作製・装着における操作性の向上であろう．また構造上，咬合力によるインプラント体と上部構造の歪みも少ないため，ネジの緩みの回避なども理由としてあげられる．

(1) Butt Jointタイプ

現在，Butt Jointタイプには内側性の3角・6角・8角・12角のものなどが存在する．いずれも内側性であるため，インプラント体内部の厚みがExternalと比較して薄くなるため，インプラント体の破折のリスクが伴う．それゆえ，強度確保のため純チタングレード4のものが多く，メーカーによっては純チタンよりも強度の高いチタン合金のものもある．チタン合金は強度が高い反面，その強度により純チタンと同等の微細な表面形状を付与しにくい場合があるため，チタン合金製のインプラントではその骨結合能力を注意深く評価する必要がある．

またExternal Connectionと比べ，アバットメントの着脱方向の規制がより強いため，複数本のインプラントを連結する場合，インプラント体同士の平行性がより求められる（図7）．また，Internal Connection（Butt Joint）のインプラント製作過程上，内面のスクリューがネジ留めされる下方の空隙はExternal Connection（Butt Joint）と比較して大きく，アバットメントの着脱時に異臭がするシステムも存在する．またTapered Jointと比較して辺縁漏洩を防止することは難しい．

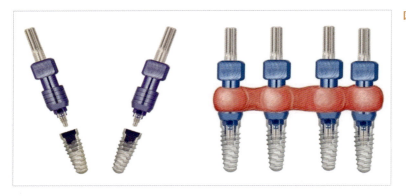

図7 Internal Connectionの印象は最大30°までとされている（Biomet 3i インプラントマニュアルより）

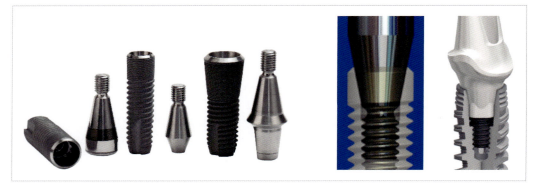

図8 Tapered Jointは，インプラント体とアバットメントの接合部は円錐形になっており，辺縁封鎖性に優れている

(2) Tapered Jointタイプ

　Tapered Jointタイプの利点は，アバットメントが嵌合しながら連結されるため，インプラント体と一体化することで，辺縁漏洩がなくなり，Saucerizationをなくすというコンセプトをもったシステムである（図8）．

　考慮するべきは上部構造製作時，手締めとメーカー推奨トルク締めの間で上部構造の垂直方向の差が認められ，あるインプラント体では平均43.6μmも差があったと報告されている[9]．Butt Jointでは水平方向に誤差が生じても，垂直方向には誤差は生じない．そのため，Tapered Jointでは上部構造装着時の熟練が必要である．特に上部構造をスクリューリテインタイプにする場合には，マルチユニットタイプのアバットメントを間に介在させるなどの工夫が必要になることが多い．

　Zurdoら[10]のシステマティックレビューによると，カンチレバーの上部構造が装着されているインプラントでは，Tapered JointのほうがButt Jointに比べて明らかにインプラント体の破折のリスクが高いとしている（**Case 2**）．これは，Tapered Jointであるがゆえに，過大な咬合力が加わった場合，あたかもフェルール効果が獲得されていない失活歯が垂直方向に破折するかのように，経年的にTapered Joint特有の縦方向の破折を起こす可能性があることも注意点としてあげられ，部位に応じた適切なインプラント径の選択と本数の埋入計画が求められる．

Case 2 Tapered Jointタイプのインプラント破折

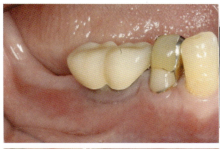
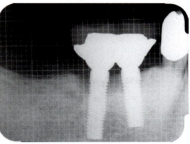

2-1, 2-2 他医院で埋入されたTapered Jointタイプのインプラントに骨吸収が認められ, インプラント周囲炎が疑われる

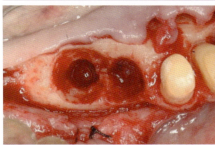
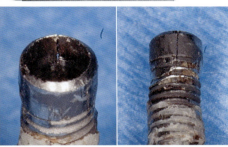

2-3〜2-5 フラップを翻転したところ, インプラント体は2本とも垂直方向に破折しており, 撤去にいたった

表1　Interfaceの種類と特徴

	External-Butt Joint	Internal-Butt Joint	Internal-Tapered Joint
微小動揺	△	○	◎
製作誤差の少なさ	△	◎	○
連結自由度	◎	○	△
ネジの緩み	△	○	◎
ネック部の厚み	◎	○	△
辺縁漏洩	△	○	◎
垂直方向の誤差	◎	◎	△
カンチレバー（上部構造）	○	◎	△

※どのデザインが優れているというわけではなく, 臨床を行ううえでの目安

Coronal – Flange 〜インプラントネック部〜

Flangeとは, 皮質骨の貫通部のインプラントの形態のことを示し, Wider, Straight, Flared, Backtaperなどに大別される（図9）.

1 ネック部とクラウンとの直径の違いの補償

インプラントのワイドボディの幅径は各社5mm程度である. 大臼歯の歯冠幅径は約9〜11mmであり, 5mmのワイドボディと比べても4〜6mmの差が生じてしまう[11]. その差を補償しているのが, インプラント体上部にあるFlange形態である. インプラント体より一層幅径を増やすことにより, インプラント体と上部構造の幅径の差を解消している.

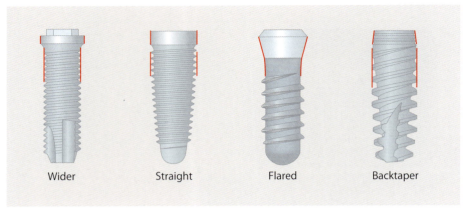

図9 Flange
ステップがあって広がっているもの（Wider），移行的に広がっているもの（Flared），Bodyと同じ直径のもの（Straight），アンダーになっているもの（Backtaper）に大別される

表2 Flangeの種類と特徴

	Wider	Flared	Straight	Backtaper
補綴幅径との調和	○	○	△	△
皮質骨による初期固定	○	○	△	×
皮質骨の圧迫防止	△	△	○	◎
埋入深度のコントロール	○	○	△	△
歯肉の陥入防止	○	○	△	×

※どのデザインが優れているというわけではなく，臨床を行ううえでの目安

　インプラントの幅径と上部構造の幅径の差が大きすぎる場合は，インプラントの歯肉貫通部の面積が大きくなり，上部構造直下に不潔域が増えてしまうため，インプラント周囲炎に対して不利な状態を作ってしまう可能性がある．また，インプラント体の幅径が小さくなると，インプラント体の力学的な強度が減少するため，大臼歯部のような咬合力が大きくかかる部分には，WiderタイプのようにFlange部の力学的強度が強いものが望まれる．

2 インプラント埋入位置固定のためのカウンターシンク

　カウンターシンクとは，インプラントの埋入深度コントロールを行う機構といえる．埋入手術において，WiderタイプやFlaredタイプのものは，広がっているネック部が皮質骨でとまるので解剖学的に危険部位の損傷を防ぐ．それとは逆に，StraightタイプやBacktaperタイプのインプラントは，ネック部にカウンターシンク効果がないため，埋入深度のコントロールが難しくなる．

　サイナスリフトやソケットリフトと同時にインプラントを埋入する場合には，幅径の大きいヒーリングアバットメントを使用するか，Flange部が広がっているWider，Flaredなどの形状のインプラントを用いることにより，上顎洞へのインプラント体の落下事故防止につながる．

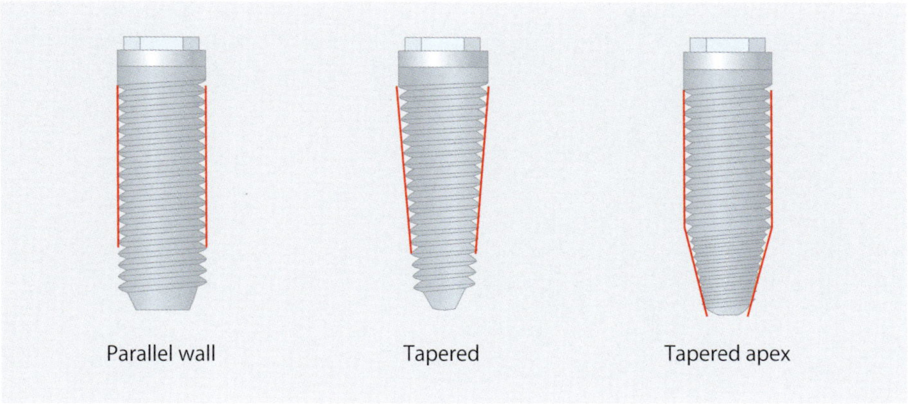

図10 Implant Taper
Bodyが平行になっているParallel wallタイプ，一定の傾斜があり先端に向けて細くなっているTaperedタイプ，中間まで平行で先端が細くなっているTapered apexタイプに大別される

Mid Body − Implant Taper

　Implant Taperは，①Bodyが平行になっているParallel wallタイプ，②一定の傾斜があり，先端に向けて細くなっているTaperedタイプ，③中間まで平行で先端が細くなっているTapered apexタイプに大別される（図10）．

1 Parallel wall

　インプラントが開発された当初はParallel wallのものが主流であった．Parallel wallはストレートな形状のため，埋入深度をコントロールしやすいという特徴があり，前歯部など繊細な埋入深度のコントロールが求められる部位には有利である．しかしながら，Type Ⅳのような軟らかい骨質では初期固定が得られにくいという欠点をもつ[12]．

2 Tapered

　抜歯後即時インプラント埋入が紹介された頃，皮質骨以外のところでも初期固定が得られやすい形態として開発された[13]．拡大形成ドリルがインプラント体と似た特殊形態になり，インプラントホールとカウンターシンクを同時に形成できる．この問題点は形成ドリルの刃が先端だけでなく横方向にもついているため，拡大形成窩がずれやすいことにある．Taperedタイプのインプラントは，軟らかい骨質においても初期固定が得やすい[14]反面，インプラント体の埋入深度をコントロールしづらいという欠点があることに注意しなければならない．

3 Tapered apex

　Tapered apexタイプのインプラントは，インプラント体の上部はParallel wall形状，下部がTapered形状をしているため，軟らかい骨質における初期固定の獲得，埋入深度の調節，両方の利点を兼ね備えた形状といえる（図11）．

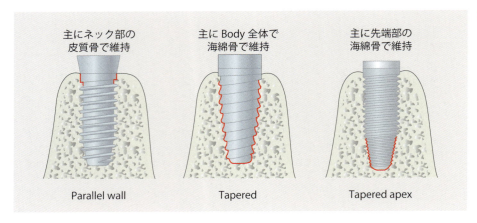

図11 皮質骨で初期固定を得るタイプと海綿骨で初期固定を得るタイプの違い

表3 Implant Taperの種類と特徴

	Parallel wall	Tapered apex	Tapered
初期固定	△	○	◎
埋入深度のコントロール	◎	○	△
根近接部への埋入	△	○	◎
表面積	◎	○	△

※どのデザインが優れているというわけではなく，臨床を行ううえでの目安

Mid Body – Implant Thread

Implant Threadは，V-shaped, Square, Reverse buttress, Roundに大別される（図12）．

1 V-shaped

断面が三角形をしているスレッドデザインで，現在最もよく用いられている．その深く鋭利なデザインは脆弱な骨質の部位にも食い込むことができ，高い初期固定を得るために有利な形態といえる[15, 16]．

2 Square

断面が四角のスレッドデザインで，V-shapedよりも表面積を増加させたデザインとなっている[17]．Steigengaら[18]は，動物実験において表面積を増加させることにより，リバーストルクが増加したと報告している．

3 Reverse buttress

断面は三角形であるが，インプラント体と垂直に近くなる面を有することにより，インプラントにかかる軸方向の力に対して抵抗するとともに，オッセオインテグレーションした骨に対する剪断応力を減少させている[16]（図13）．

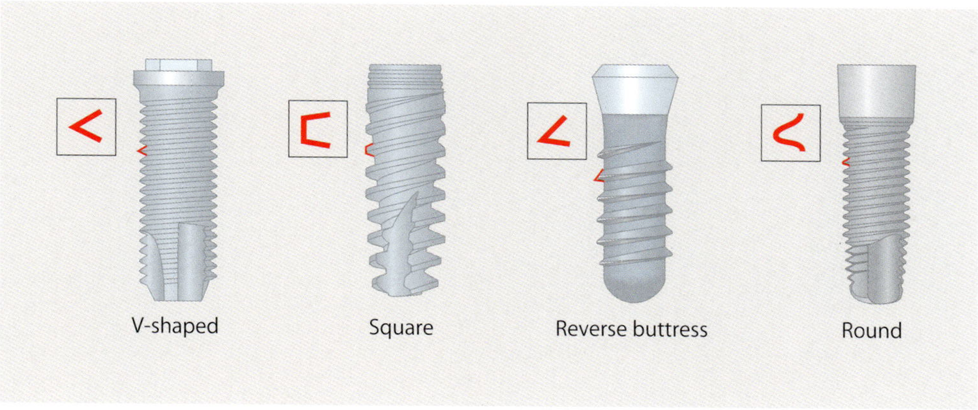

インプラントシステムの再考 －マクロデザイン－ 01

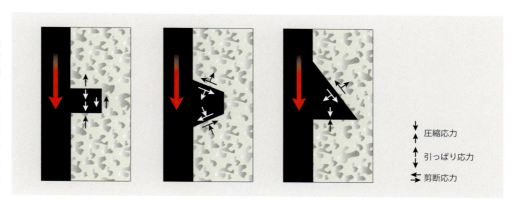

図12　Implant Thread

図13　Reverse butteres threadの特徴は、軸方向に荷重が加わった場合、力の方向は圧力面に対してほぼ直角に伝わることである。それにより、軸方向の力に対してインプラントと骨の界面に剪断応力が生じにくい（Abuhussein 2010[16]）

表4　Implant Threadの種類と特徴

	V-shaped	Square	Reverse buttress	Round
初期固定	◎	△	○	△
表面積向上	△	◎	○	△
剪断応力の減少	△	○	◎	△
応力集中の減少	△	△	△	◎

さまざまな条件によって異なるため、あくまでも参考

4 Round

　断面が三角形の角を丸めたデザイン．有限要素法を用いた実験によると，スレッドの頂部に応力が集中しやすく，過度に応力集中する部位の骨は圧迫壊死により骨吸収しやすい．Round threadはスレッドの角をとることにより，スレッド頂部にかかる応力を分散させ，過度な応力集中による骨吸収を防ぐデザインとなっている[19]．

5 スレッドデザインのまとめ

　初期固定を得るためにはV-shaped，骨の表面積を増やすにはSquare，垂直荷重に耐えるにはReverse buttress，骨への応力集中を避けるにはRoundを選択することが考えられるが，現在のところ万能なスレッドデザインはなく，備えもつ長所・短所を理解し，臨床経過を注意深く観察することが大切であると考えられる（表4）．

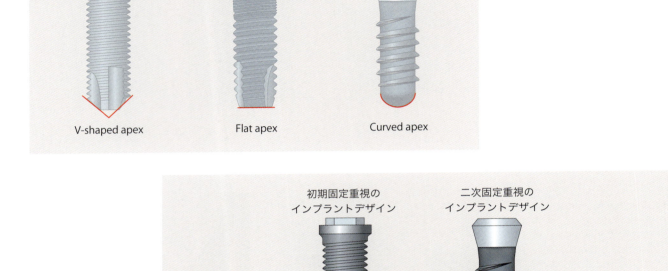

図14 Apical Type

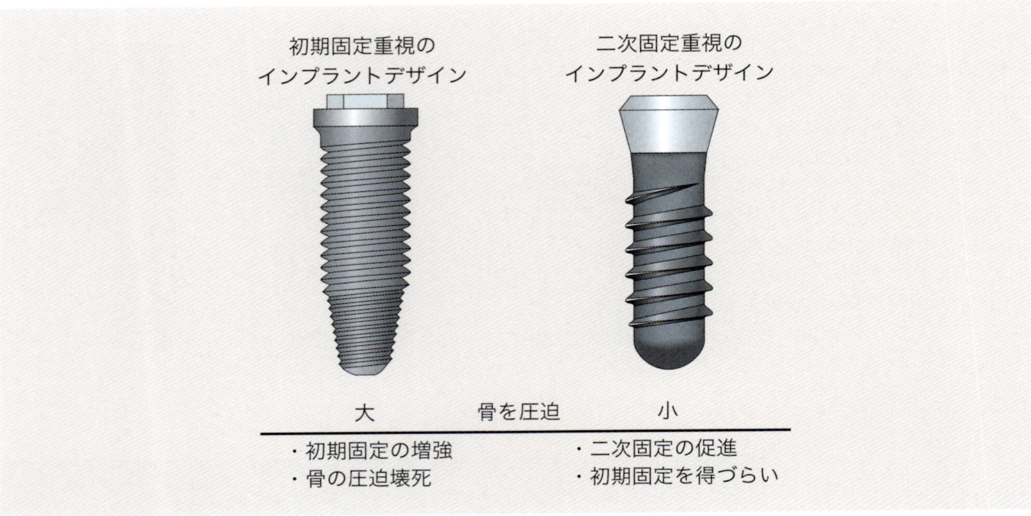

図15 初期固定を強く＝骨を圧迫，二次固定を促進＝骨を非圧迫とも考えられる．初期固定を求めすぎると骨の圧迫壊死を引き起こし，二次固定の促進を考えすぎると初期固定は得られにくい

最近では，ネック部にマイクロスレッドを有しているインプラントシステムが多い．インプラントのネック部にマイクロスレッドを付与することにより，ネック部にかかる応力を分散し，ネック部の骨の吸収を防ぐ役割があるといわれている[20, 21]．

Apical Type

Apical Typeは，V-shaped apex，Flat apex，Curved apexに分けられる（図14）．V-shaped apexは先端部に切削能力を有するものが多く，このセルフタッピング能力により，軟らかい骨質や抜歯窩など初期固定が得られにくい状況においても初期固定を得やすくなるが，その分，埋入時に先端の骨を破壊，圧迫するという難点も有する．それとは逆に，Flat apexやCurved apexは，埋入時の骨の破壊，圧迫を減らし，新生骨の造成をスムーズにし，二次固定に対して有利に働くと考えられる（図15，表5）．また，Curved apexは上顎洞底粘膜や下歯槽管などの解剖学的構造物に障害を与えにくい形態と考えられている．

表5　Apical Type

	V-shaped	Flat	Curved
初期固定	◎	○	△
骨の圧迫	△	○	◎

※どのデザインが優れているというわけではなく，臨床を行ううえでの目安

インプラントデザインへの理解

　本章では，インプラントデザインについて解説した．一見同じようにみえるインプラント体においても，これらの違いにより，骨や軟組織に与える影響は大きく異なる．日常臨床において，あらゆる部位や状況においても同じタイプのインプラントで対応している症例が散見されるが，本来はその部位や状況にあったデザインのインプラントを選択すべきである．

　そして，新しいインプラントデザインにも注意が必要である．新しいインプラントデザインはこれまでにない可能性を秘めているが，臨床実績が少なく，思いもしない落とし穴が存在する場合もある．新しいインプラントデザインの効果の裏付けとなる研究データ，臨床実績，生物学的背景を吟味し，注意深く使用していくことが大切である．現時点において，すべての長所を完備したインプラントデザインは存在しない．それゆえに使用するインプラントデザインの長所・短所を理解し，インプラント治療を行っていくことが望まれる．誌面の都合上，インプラントデザインのすべての事象について言及できたわけではないが，読者がインプラントデザインの理解を深め，インプラント治療の成功率を高める一助となれば幸いである．

文　献

1) Albrektsson T, Branemark PI, Hansson HA, Lindstrom J. Osseointegrated titanium implants. Requirements for ensuring a long-lasting, direct bone-to-implant anchorage in man. *Acta Orthop Scand*. 1981; **52**: 155-70.
2) Rieger MR, Mayberry M, Brose MO. Finite element analysis of six endosseous implants. *J Prosthet Dent*. 1990; **63**: 671-676.
3) Esposito M, Ekestubbe A, Grondahl K. Radiological evaluation of marginal bone loss at tooth surfaces facing single Branemark implants. *Clin Oral Implants Res*. 1993; **4**: 151-157.
4) Tarnow DP, Cho SC, Wallace SS. The effect of inter-implant distance on the height of inter-implant bone crest. *J Periodontol*. 2000; **71**: 546-549.
5) Hermann JS, Cochran DL, Nummikoski PV, Buser D. Crestal bone changes around titanium implants. A radiographic evaluation of unloaded nonsubmerged and submerged implants in the canine mandible. *J Periodontol*. 1997; **68**: 1117-1130.
6) Hermann JS, Schoolfield JD, Schenk RK, Buser D, Cochran DL. Influence of the size of the microgap on crestal bone changes around titanium implants. A histometric evaluation of unloaded non-submerged implants in the canine mandible. *J Periodontol*. 2001; **72**: 1372-1383.
7) Berglundh T, Lindhe J, Jonsson K, Ericsson I. The topography of the vascular systems in the periodontal and peri-implant tissues in the dog. *J Clin Periodontol*. 1994; **21**: 189-193.
8) Schulte JK. External hex manufacturing tolerances of six implant systems: a pilot study. *Implant Dent*. 1994; **3**: 51-53.
9) Yilmaz B, Seidt JD, McGlumphy EA, Clelland NL. Displacement of screw-retained single crowns into implants with conical internal connections. *Int J Oral Maxillofac Implants*. 2013; **28**: 803-806.

10) Zurdo J, Romao C, Wennstrom JL. Survival and complication rates of implant-supported fixed partial dentures with cantilevers: a systematic review. *Clin Oral Implants Res*. 2009; **20**: 59-66.

11) 上條雍彦. 日本人永久歯解剖学. アナトーム, 1962.

12) Romanos GE, Basha-Hijazi A, Gupta B, Ren YF, Malmstrom H. Role of clinician's experience and implant design on implant stability. An *ex vivo* study in artificial soft bones. *Clin Implant Dent Relat Res*. 2014; **16**: 166-171.

13) Sanz M, Cecchinato D, Ferrus J, Pjetursson EB, Lang NP, Lindhe J. A prospective, randomized-controlled clinical trial to evaluate bone preservation using implants with different geometry placed into extraction sockets in the maxilla. *Clin Oral Implants Res*. 2010; **21**: 13-21.

14) Torroella-Saura G, Mareque-Bueno J, Cabratosa-Termes J, Hernandez-Alfaro F, Ferres-Padro E, Calvo-Guirado JL. Effect of implant design in immediate loading. A randomized, controlled, split-mouth, prospective clinical trial. *Clin Oral Implants Res*. 2015; **26**: 240-244.

15) Gehrke SA, da Silva Neto UT, Del Fabro M. Does implant design affect implant primary stability? A Resonance Frequency Analysis-based randomized split-mouth clinical trial. *J Oral Implantol*. 2015; **41**: e281-286.

16) Abuhussein H, Pagni G, Rebaudi A, Wang HL. The effect of thread pattern upon implant osseointegration. *Clin Oral Implants Res*. 2010; **21**: 129-136.

17) Strong JT, Misch CE, Bidez MW, Nalluri P. Functional surface area: Thread-form parameter optimization for implant body design. *Compend Contin Educ Dent*. 1998; **19**(spec issue): 4-9.

18) Steigenga J, Al-Shammari K, Misch C, Nociti FH Jr, Wang HL. Effects of implant thread geometry on percentage of osseointegration and resistance to reverse torque in the tibia of rabbits. *J Periodontol*. 2004; **75**: 1233-1241.

19) Hansson S, Werke M. The implant thread as a retention element in cortical bone: the effect of thread size and thread profile: a finite element study. *J Biomech*. 2003; **36**: 1247-1258.

20) Hansson S. The implant neck: smooth or provided with retention elements. A biomechanical approach. *Clin Oral Implants Res*. 1999; **10**: 394-405.

21) Lee DW, Choi YS, Park KH, Kim CS, Moon IS. Effect of microthread on the maintenance of marginal bone level: a 3-year prospective study. *Clin Oral Implants Res*. 2007; **18**: 465-470.

CHAPTER

02

理想的な初期固定を得るためには?

What is an ideal primary stability?

丹野　努 Tsutomu Tanno
栃木県・丹野歯科医院

　理想的なオッセオインテグレーションを得るためには，手術時のインプラントの初期固定は重要な要素である．Meredithら[1]は，初期固定に必要な要素として①インプラントデザイン，②骨の状態，③術者の知識・技術の3つをあげている．このうち，インプラントデザインについてはChapter 1で言及したが，いかに優れたデザインのインプラントであろうとも，術者が適切に使用しなければ，インプラント治療の成功はない．術者が埋入部位の骨の状態を把握し，適切なデザインのインプラントを選択し，正しい知識と適切な技術によって施術を行うことが，予知性の高いインプラント治療を行うためには重要である．

　本章では，初期固定の理解のために必要なISQ値と埋入トルクの関係，それに伴う初期固定と二次固定の関係について考察してみたい．

オッセオインテグレーションをどのように計測するのか?

　インプラント治療において，インプラントと骨がオッセオインテグレーションしているか否かは最も重要な要素といえる[2]．それゆえ，臨床を行ううえでオッセオインテグレーションの程度を客観的・科学的に測定することが求められる．しかし，現在においてオッセオインテグレーションの状態を正確に判断する計測方法は存在せず，日常臨床ではX線像，CT像，視診や打診などの術者の経験的な判断に頼るところが大きい．

　それでは，実際の臨床において埋入されたインプラントと骨が結合したかを診断するには，どのような方法があるのであろうか．現在のところ，X線検査，埋入トルク値，除去トルク値，歯周組織検査装置（ペリオテスト），共振周波数解析装置（オステル）などがある．理想的な評価法としては，①インプラントの埋入時のみならず，2次手術時，インプラントに負荷をかける前後，術後経過などでも評価できること，②アバットメントの長さに影響されないこと，③異なるインプラント間でも比較可能であることが望まれる．現在，最もそれに近いと考えられるのが共振周波数分析（resonance frequency analysis：RFA）であり，それを計測する装置がオステルである[3]．オステルは，各種イ

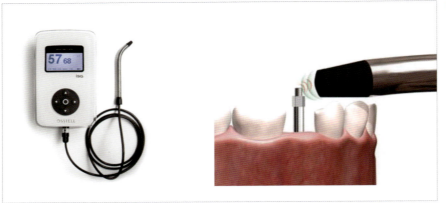

図1 オステル（Osstell）

① 論文報告によると，通常，埋入時の平均値は70〜75前後である
② ほとんどの値は55〜80の間である
③ 埋入時の値が高い場合は，治癒とともに若干落ちる傾向にある
④ 治癒期間中，大幅に減少する場合は要注意である
⑤ 骨質はタイプⅠがタイプⅡやⅢよりも高い．しかし，骨質が違えば，埋入するインプラントも異なるため，解釈には注意が必要である
⑥ 下顎のほうが上顎より高い
⑦ インプラント径と長さは値に影響する場合もある
⑧ 男性のほうが女性より高い傾向にある
⑨ ISQ値は骨インプラント接触率と相関し，概して骨インプラント接触率を予測するのに役立つ
⑩ 計測の方向，術者，また異なる研究間で有意な影響は受けない

図2　ISQ値の基本知識

ンプラントに応じたスマートペグをインプラントに装着し，プローブの先端を近づけることにより，インプラント安定指数（Implant Stability Quotient, ISQ値）が測定される（図1）．測定値は1〜100（単位はない）の幅があり，数値が高いほど安定度が高いことを意味している（図2）．

1 オステルの特徴

オステルは，インプラントと骨界面の固定度を評価する方法としてMeredithら[4]によって開発されたもので，磁気による振動をインプラントに発信し，それを共鳴させて得られた共鳴振動を標準値と比較補正することによりISQ値に換算される．オステルの研究論文は500編以上もあり，多くのデータが集積されている．

2 ISQ値は何を示すのか？

Trisiら[5]やPaglianiら[6]によると，ISQ値はインプラントの埋入トルク値ではなく微小動揺に比例するとしている（図3）．ISQ値が低いとインプラントの微小動揺が大きく，ISQ値が高いと微小動揺が小さいことを意味する．つまり，埋入時においてISQ値が高い場合はインプラントの初期固定が高いことを意味し，術後経過時におけるISQ値の変化はインプラントの微小動揺が増減していることを表す．Pilliarら[7]，Goodmanら[8]は，

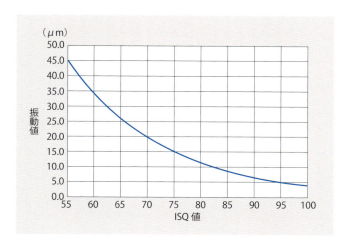

図3 ISQ値と微小動揺の相関グラフ（Pagliani 2013[6]）
ISQ値が60から90（1.5倍）になると，振動値は35μmから6μmと約1/6となり，ISQ値が高ければ微小動揺が少なくなる．グラフにはないが，ISQ値が55を下回ると微小動揺は150μmを超えるので注意が必要である

インプラント埋入後，待機時期の微小動揺が150μm以上の動揺であれば線維の介入をきたすことを示している．なお，ISQ値が表しているのはあくまでも機械的な微小動揺の程度であり，オッセオインテグレーションの状態を正確に表している訳ではない．ただし，ISQ値によりインプラントの微小動揺を把握できることは，オッセオインテグレーションの程度を術者の感覚や経験則のみに頼っていたインプラント治療にとって大きな福音といえる．

3 ISQ値は何に影響されるのか？

それでは，ISQ値は骨のどのような状態に影響を受けるのだろうか．宗像ら[9]によると，動物実験においてISQ値は皮質骨の骨密度に比例し，皮質骨の厚みには比例しないとしている．Fribergら[10]も，ISQ値は皮質骨の骨密度に比例することを示している．またNkenkeら[11]は，海綿骨の骨密度とISQ値に相関関係はなかったと報告している．つまり，ISQ値は皮質骨の骨密度に比例し，海綿骨には比例しない．ただし，タイプⅣのように皮質骨が薄い場合には，海綿骨の骨密度の影響が大きく出ることに注意しなければならない．

インプラントデザインと埋入トルク

1 インプラントデザインと骨形成の関係

Berglundhら[12]のビーグル犬を使った実験によると，インプラント体のスレッド頂部の骨は，埋入時は初期固定に寄与し，1～2週間後には吸収して新生骨に置換するのに対し，スレッド間の空隙部には埋入直後，即座に骨形成が開始することを示している．それゆえインプラント埋入時には，インプラント体すべての面を骨に接触させるよりも，スレッド頂部で初期固定を図り，スレッド間に骨再生のスペースを有することで二次固定を促進する可能性がある．

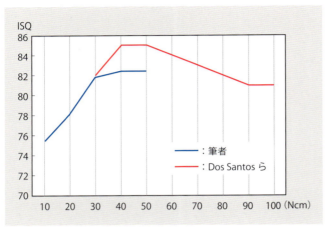

図4 埋入トルク値とISQ値の変化
皮質骨と海綿骨に分かれた模型にノーベルリプレイステーパード20本を用い，10，15，20，25，30，35，40，45，50Ncm時にISQ値の計測を行った．10〜30Ncmまでは埋入トルクの上昇に伴いISQ値は上がっていくが，35Ncmを境にISQ値の上昇はみられなくなる．つまり，埋入トルクを上げていっても35Ncm以上では，ISQ値は変わらず，安定度は変化しない．これはDos Santosら[14]が行った実験でも同様のことが証明されている

2 埋入トルクとISQ値の関係

手術時の埋入トルクが高いほど，高い初期固定が得られる訳ではない．Degidiら[13]は，動物実験において埋入トルクとISQ値に相関関係がなかったことを示しており，筆者が行った検証実験においても同様の結果が得られている（**図4**）．

3 埋入トルクと骨吸収の関係

近年のインプラント治療において，治療期間の短縮は患者のQOLの向上のためにも考慮しなければらない事項である．それに伴い，抜歯後即時埋入，即時荷重を模索する動きも高まっている．そして，即時荷重を行う際に可及的に高いトルクでの埋入が推奨されることもあるが，それには注意が必要である．Khayatら[15]は，176Ncmの埋入トルクを用いて即時荷重を行っているが，Flange部がBacktaperタイプのインプラントを用いていることに注意しなければならない．Backtaperタイプのインプラントは，埋入時に皮質骨には強い力がかからないようなデザインになっている．Duyck[16]によると，皮質骨に荷重がかかるタイプとかからないタイプでは，皮質骨に荷重がかかるほうが有意に皮質骨の吸収が多かったとしている．つまり，ネック部が広がっているタイプのインプラントを用いれば，皮質骨が過度の圧迫により吸収するおそれがある．ただし，Trisiら[17]が行った実験でも証明されているように，Flange部がBacktaperタイプのインプラントは皮質骨を圧迫しない反面，高いISQ値が得づらい（微小動揺が大きい）ことに注意しなければならない．Chaら[18]は，過大な埋入トルクは埋入窩骨壁に骨壊死や循環障害を生じさせ，骨結合を遅延させることを証明した．O'Sullivanら[19]は，40〜45Ncm以上の埋入トルクは骨吸収を引き起こすとしている．Al-Nawasら[20]も35Ncm以下の埋入トルクを推奨している．これは，前述の埋入トルクを上げていっても35Ncm以上ではISQ値は変わらないという事象と一致しているだけでなく，各メーカーが推奨する埋入トルク（35Ncm）とも一致する．

骨質と埋入テクニックの関係

　初期固定を得るためには，骨質によって埋入テクニックを変える必要がある．Type Ⅰのような硬い骨質においては，インプラント体が骨を圧迫しすぎないように，埋入窩をインプラント体と同等のサイズに形成する必要がある．逆にType Ⅳのような軟らかい骨質においては，埋入窩をアンダーサイズに仕上げるなど，初期固定を得るための工夫が必要である．

　Tabassumら[21]によるヤギを用いたインプラント埋入実験において，インプラント形成窩をインプラント体の5％，15％アンダーサイズに仕上げて埋入したものではBIC（骨インプラント接触率）が47.8％，47.5％とあまり差がなかったのに対し，25％アンダーサイズに仕上げたものでは32.1％と明らかに低下していることが示されている．初期固定を高めるために，ドリル形成窩をアンダーに仕上げるアダプテーションテクニックを用いることが奨励されることもあるが，15％以上のアンダーサイズにし過度の骨圧縮を行うと，骨の微小骨折やBICの低下をもたらし，骨形成を阻害することが危惧される．

　Shayestehら[22]は，ソケットリフトを行う際にオステオトームを用いたことで，皮質骨が吸収したと報告している．すなわち，オステオトームを用いて骨を圧縮すると，一時的に骨が硬くなるが，微小骨折や圧迫壊死を引き起こす危険性があるだけでなく，骨吸収を引き起こす可能性もある．

　しっかりと骨の状態を見極め，それに応じた埋入テクニックを用いることが大切である．

理想的なインプラント埋入とは？

　それでは，理想的なインプラント埋入とはどのようなものであろうか．それは，初期固定（既存骨による機械的固定）をより安定化させるとともに，二次固定（新生骨による生物学的固定）を促進させるものである．ただし，初期固定を安定させるためには既存骨に負荷をかけ，二次固定を促進するためには既存骨には負荷をかけないようにしなければならない．この相反する行為を達成するためにはどうすればよいのだろうか．

　インプラント埋入後，初期固定に重要な役割を担っていた既存骨は，時間とともに徐々に吸収し，新生骨による固定へと徐々に置換されていく（図5①）．初期固定の減少速度を減らし，二次固定を促進し，スタビリティディップを減らすことがオッセオインテグレーションを早期に安定して獲得するためには重要である[23]．そこで，初期固定を高めるために埋入トルクを上げると，図5②の緑実線のように初期固定のグラフは上方に移動してスタビリティディップが小さくなるように思われるが，埋入トルクを上げすぎると骨の過度な圧迫により骨形成を阻害し，グラフは右に移動して二次固定の遅延を及ぼす（図5②の赤実線）可能性があることを考慮しなくてはならない．

　より早期に安定したオッセオインテグレーションを得るためには，骨を過度に圧迫しないように気をつけながら初期固定を得るとともに，骨形成のスペースを保ち二次固定を促進することが求められる．そのためには，骨の厚み，骨密度に応じた適切なインプラントデザインを選択し，埋入トルクを30～40NcmかつISQ値が65以上，つまり，

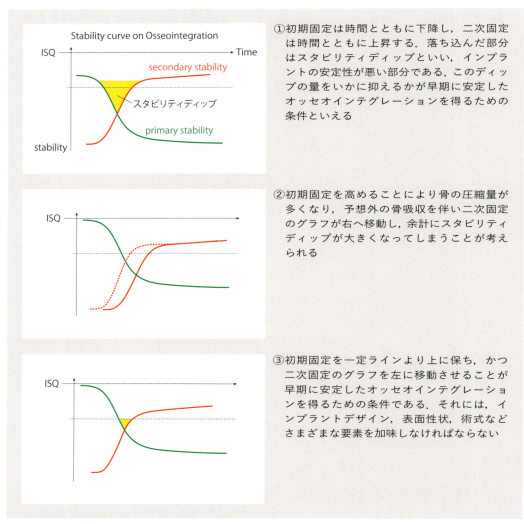

①初期固定は時間とともに下降し，二次固定は時間とともに上昇する．落ち込んだ部分はスタビリティディップといい，インプラントの安定性が悪い部分である．このディップの量をいかに抑えるかが早期に安定したオッセオインテグレーションを得るための条件といえる

②初期固定を高めることにより骨の圧縮量が多くなり，予想外の骨吸収を伴い二次固定のグラフが右へ移動し，余計にスタビリティディップが大きくなってしまうことが考えられる

③初期固定を一定ラインより上に保ち，かつ二次固定のグラフを左に移動させることが早期に安定したオッセオインテグレーションを得るための条件である．それには，インプラントデザイン，表面性状，術式などさまざまな要素を加味しなければならない

図5 理想的なインプラント埋入

既存骨への圧迫が少なく，かつ微小動揺が少ないことが理想的な条件といえる．もちろん，理想的な状態から多少離れていてもオッセオインテグレーションは得られるのだが，理想的な状態を理解し，それに近づけようと努力することによってインプラント治療をより予知性の高いものへと導くことになる．

文　献

1) Meredith N, Friberg B, Sennerby L, Aparicio C. Relationship between contact time measurements and PTV values when using the Periotest to measure implant stability. *Int J Prosthodont*. 1998; **11**: 269-275.
2) Albrektsson T, Branemark PI, Hansson HA, Lindstrom J. Osseointegrated titanium implants. Requirements for ensuring a long-lasting, direct bone-to-implant anchorage in man. *Acta Orthop Scand*. 1981; **52**: 155-170.
3) Meredith N. Assessment of implant stability as a prognostic determinant. *Int J Prosthodont*. 1998; **11**: 491-501.
4) Meredith N, Alleyne D, Cawley P. Quantitative determination of the stability of the implant-tissue interface using resonance frequency analysis. *Clin Oral Implants Res*. 1996; **7**: 261-267.
5) Trisi P, De Benedittis S, Perfetti G, Berardi D. Primary stability, insertion torque and bone density of cylindric implant ad modum Branemark: is there a relationship? An *in vitro* study. *Clin Oral Implants Res*. 2011; **22**: 567-570.
6) Pagliani L, Sennerby L, Petersson A, Verrocchi D, Volpe S, Andersson P. The relationship between resonance frequency analysis (RFA) and lateral displacement of dental implants: an *in vitro* study. *J Oral Rehabil*. 2013; **40**: 221-227.
7) Pilliar RM, Lee JM, Maniatopoulos C. Observations on the effect of movement on bone ingrowth into porous-surfaced implants. *Clin Orthop Relat Res*. 1986; (208): 108-113.
8) Goodman S, Wang JS, Doshi A, Aspenberg P. Difference in bone ingrowth after one versus two daily episodes of micromotion: experiments with titanium chambers in rabbits. *J Biomed Mater Res*. 1993; **27**: 1419-1424.
9) 宗像源博，塩田　真，鉄村明美，立川敬子，春日井昇平．共鳴振動周波数分析法に及ぼす皮質骨の影響について．日口腔インプラント誌．2005；**18**：239-244．
10) Friberg B, Sennerby L, Meredith N, Lekholm U. A comparison between cutting torque and resonance frequency measurements of maxillary implants. A 20-month clinical study. *Int J Oral Maxillofac Surg*. 1999; **28**: 297-303.
11) Nkenke E, Hahn M, Weinzierl K, Radespiel-Troger M, Neukam FW, Engelke K. Implant stability and histomorphometry: a correlation study in human cadavers using stepped cylinder implants. *Clin Oral Implants Res*. 2003; **14**: 601-609.
12) Berglundh T, Abrahamsson I, Lang NP, Lindhe J. De novo alveolar bone formation adjacent to endosseous implants. *Clin Oral Implants Res*. 2003;**14**:251-262.
13) Degidi M, Daprile G, Piattelli A. Primary stability determination by means of insertion torque and RFA in a sample of 4,135 implants. *Clin Implant Dent Relat Res*. 2012; **14**: 501-507.
14) Dos Santos MV, Elias CN, Cavalcanti Lima JH. The effects of superficial roughness and design on the primary stability of dental implants. *Clin Implant Dent Relat Res*. 2011; **13**: 215-223.
15) Khayat PG, Arnal HM, Tourbah BI, Sennerby L. Clinical outcome of dental implants placed with high insertion torques (up to 176 Ncm). *Clin Implant Dent Relat Res*. 2013; **15**: 227-233.
16) Duyck J, Vandamme K. The effect of loading on peri-implant bone: a critical review of the literature. *J Oral Rehabil*. 2014; **41**: 783-794.
17) Trisi P, Perfetti G, Baldoni E, Berardi D, Colagiovanni M, Scogna G. Implant micromotion is related to peak insertion torque and bone density. *Clin Oral Implants Res*. 2009; **20**: 467-471.
18) Cha JY, Pereira MD, Smith AA, Houschyar KS, Yin X, Mouraret S, Brunski JB, Helms JA. Multiscale analyses of the bone-implant interface. *J Dent Res*. 2015; **94**: 482-490.
19) O'Sullivan D, Sennerby L, Jagger D, Meredith N. A comparison of two methods of enhancing implant primary stability. *Clin Implant Dent Relat Res*. 2004; **6**: 48-57.
20) Al-Nawas B, Wagner W, Grotz KA. Insertion torque and resonance frequency analysis of dental implant systems in an animal model with loaded implants. *Int J Oral Maxillofac Implants*. 2006; **21**: 726-732.
21) Tabassum A, Meijer GJ, Walboomers XF, Jansen JA. Biological limits of the undersized surgical technique: a study in goats. *Clin Oral Implants Res*. 2011; **22**: 129-134.
22) Shayesteh YS, Khojasteh A, Siadat H, Monzavi A, Bassir SH, Hossaini M, Alikhasi M. A comparative study of crestal bone loss and implant stability between osteotome and conventional implant insertion techniques: a randomized controlled clinical trial study. *Clin Implant Dent Relat Res*. 2013; **15**: 350-357.
23) Raghavendra S, Wood MC, Taylor TD. Early wound healing around endosseous implants: a review of the literature. *Int J Oral Maxillofac Implants*. 2005; **20**: 425-431.

CHAPTER 03

臨床医のための骨結合とインプラント表面性状の科学
Science of surface properties and osseointegration for clinician

山田将博　Masahiro Yamada
東北大学大学院歯学研究科 分子・再生歯科補綴学分野

インプラント臨床において重要な表面性状の理解

　Chapter 1でも報告したようにインプラント治療を成功に導く6つのファクターとして，Implant material, Implant design, Implant finish (surface), Condition of recipient site (bone), Surgical technique, Implant loading conditionsがあげられている[1]．生体材料学的要素（Implant material, design, surface）がインプラント治療の成功に大きな影響を与えていることが理解できる．

　インプラントの臨床的安定性は骨結合の前後に分けて考えられている．骨結合過程において，埋入直後のインプラント臨床的安定性は初期固定（一次固定）により得られ，やがてインプラント上への直接的な骨形成，すなわち二次固定（骨結合）に取って代わられる[2,3]（図1）．初期固定はスレッド頂部が埋入窩骨壁に食い込むことによる単純な物理的固定力であり，Implant designの影響を受ける（Chapter 1参照）．食い込まれた部分の骨組織は応力集中により壊死し吸収されるため，初期固定は次第に消失する．適度な初期固定は微小動揺を抑えて骨結合を成立させる[4]が，過剰であれば骨結合を遅延させる[5]．そして，埋入窩骨壁とインプラントとの間隙に新生骨が生じ，インプラントと接した状態で成熟することで骨結合が得られる．このことから，最終的なインプラントの臨床的安定性は，インプラント表面と骨組織との相互作用の結果生じる生物学的現象であることが理解できる．骨組織との相互作用を担うのはImplant surface（表面性状）である．喫煙や歯周病への罹患，乏しい骨量・骨質と同等もしくはそれ以上に，表面性状の違いは骨結合獲得失敗のリスクを高めることが示されている[6,7]．さらに表面性状の違いは，骨結合獲得の成否だけでなく，骨結合の質をも左右する[8-10]．

　さらに，インプラント埋入部位は歯牙の欠損に伴い，多くの硬・軟組織が失われている．そのため，審美的・機能的に十分なインプラント治療結果を得るには，埋入前後もしくは同時に硬・軟組織の再建が必要となる場合が多い．一方で，そのような埋入部位では骨結合獲得失敗のリスクは高くなる[6]．硬・軟組織の量や反応性に乏しい部位でインプラント治療の予知性を上げるためには，優れた表面性状が不可欠である[11]．したがっ

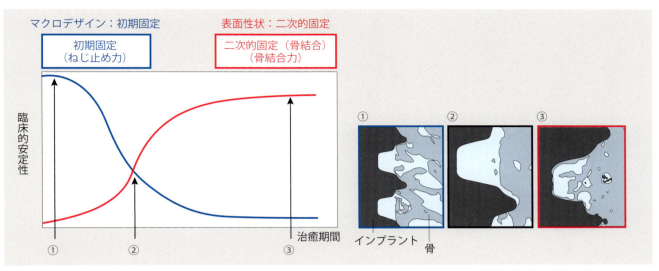

図1　インプラント臨床的安定性の推移と対応する骨結合過程（骨組織像はBerglundh 2003[3]より作成）

て，適切な初期固定が担保されているという前提で，最終的なインプラント臨床的安定性を決定する要素はインプラント表面性状である．

表面性状は骨結合後のインプラントの臨床的安定性にも影響を与える．現在主流のインプラントの累積生存率は5年で98%，10年で95%と一律に論じられている．しかし，その根拠となる臨床研究論文[12]では，対象部位のほとんどが十分な骨組織および軟組織を有しているため，論文の解釈に注意が必要である．インプラント機能後9年時点でのリスク分析を行った論文から，残存歯の歯周組織の状態やインプラント埋入本数，補綴治療の経験値，患者の力学的・細菌学的要因に加え，インプラント表面性状の違いがインプラント周囲炎[13]やインプラント晩期脱落[7]のリスク因子となることが示されている．このことは，インプラントの骨結合の質が長期予後にまで影響を与えることを示唆する．したがって，臨床医にとって，表面性状の性能を把握することは，インプラント埋入部位の生体反応をマネジメントし，インプラント治療の成否を考察するうえで極めて重要である．

骨結合の生物学的機序はいまだ完全に解明されていない．しかし，骨芽細胞を中心とした骨形成過程に関し，膨大な基礎研究の集積がなされている．そのため，表面性状が骨芽細胞の挙動に及ぼす影響という切り口で，表面性状の性能は体系的に理論構築されており，表面性状に関する基礎情報から，その性能を推察できる．本稿では，インプラント表面性状が骨結合過程に及ぼす影響について解説する．なお，特定の表面性状を擁護もしくは批評することを目的としておらず，臨床医がインプラントの表面性状を理解し，自身の使用するインプラントを正確に把握する助けとなることが目的であることを強調したい．

組織・細胞・分子レベルからみた骨結合過程

インプラント表面上での骨形成過程には2つの概念がある（図2）．インプラント埋入窩骨壁から新生骨組織が添加され，やがてインプラント表面に接する遠距離骨形成

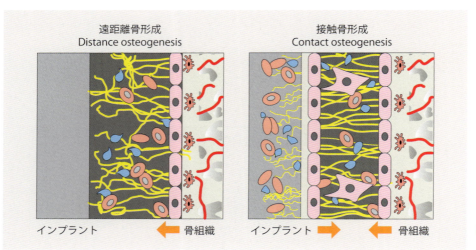

図2 遠距離骨形成と接触骨形成の概念を示す模式図

(Distance osteogenesis) と，インプラント表面上で骨を形成する骨芽細胞系列の細胞が直接骨組織を形成し，やがて周囲骨壁と癒合する接触骨形成 (Contact osteogenesis) である[14]．同一のインプラントでこの2つの骨形成過程は同時に生じる[15]．インプラント表面上で直接骨形成が生じる接触骨形成と異なり，遠距離骨形成では最終的に新生骨組織はインプラント表面に近接するのみである[16]．それゆえ，接触骨形成を起こしやすい表面，言い換えれば，より多くの骨芽細胞を付着させる表面が優れた骨結合能力を有すると考えることができる．

1 組織・細胞外基質レベル

接触骨形成過程では，付着した骨芽細胞ができるだけ早く，良質で，多くの骨基質を産生できるか否かがインプラント表面性状の骨結合能力のポイントとなる．組織レベルでの骨結合過程は，インプラント表面への血餅形成にはじまり，線維骨形成，その後の骨リモデリングサイクルによる層板骨形成を経て，骨組織が成熟して骨結合にいたる（図3 青エリア）．

より焦点を絞り，インプラントと骨の境界部分をみていこう．骨結合そのものである骨-インプラント界面 (Bone-implant interface) は特徴的な構造を示す．骨-インプラント界面には，50〜500nm厚みのわずかに石灰化したCement line matrixと呼ばれる層がある．この層の形成過程として，骨Glaタンパク質であるオステオカルシン，酸性糖タンパク質であるオステオポンチン，骨シアロタンパク質などの非コラーゲン性球状タンパク質（図3 緑エリアeの＊）が形成され，その中に含まれるカルシウム結合性タンパク質を核とし，リン酸カルシウムの沈着からはじまるハイドロキシアパタイト結晶成長が進行する[16]．その上を，外側支持骨の開始地点となるⅠ型コラーゲンに代表されるコラーゲン線維が堆積し（図3 緑エリアeの矢印およびf），既存骨と連結する支持骨が覆うことで，骨結合が成立すると考えられている．

2 細胞レベル

次に，細胞レベルで骨結合過程を遡ってみよう．骨-インプラント界面とその近傍は，

03 臨床医のための骨結合とインプラント表面性状の科学

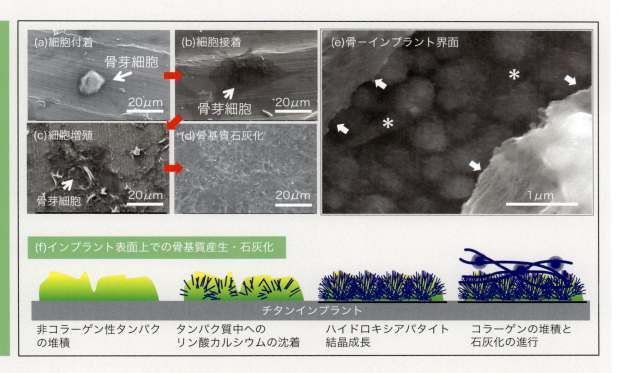

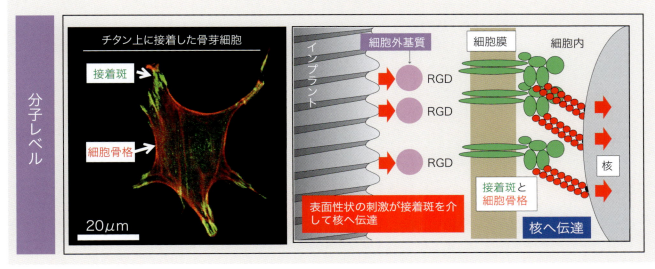

図3　組織・細胞・分子レベルで骨結合過程を段階的に示した一覧
　　　骨結合過程は骨芽細胞接着時の分子レベルでの反応に集約されることがわかる（骨組織像はCha 2015[5]より作成）

骨芽細胞が骨基質を産生し，石灰化が進行した状態である[17]（図3 緑エリアd）．骨芽細胞機能の機序として，骨基質産生・石灰化の前に細胞増殖過程がある．そして，骨芽細胞は何かに付着しないと増殖や骨基質産生という機能を発揮できない足場依存性細胞なので，インプラント表面に付着しなければならない（図3 緑エリアa〜d）．骨-インプラント界面を完成したビルに例えてみよう．大きく堅牢なビルの建設（広い骨-インプラント接触率と骨結合強度）には，多くの建設スタッフ（骨芽細胞）が必要となり，建設前に人員を確保する必要がある．骨芽細胞には，骨基質産生・石灰化する前に細胞増殖過程がある．しかし，癌細胞ではない正常細胞の細胞増殖能には限界がある．そのため，より多くの骨芽細胞がインプラント表面に付着することが望ましい．さらに，数が多いだけでなく，個々のスタッフが活発に働く必要がある．働かないスタッフが多くなっても，建造物の拡大や工期の短縮には繋がらない．

3 分子レベル

さらに，分子レベルで骨結合過程を遡ってみよう．インプラント表面に骨芽細胞が付着するためには足場が必要であり，フィブロネクチンやフィブリンなどに代表される細胞外基質タンパク質がインプラント表面に沈着して足場となる．インプラント表面に沈着した細胞外基質の表面にはアルギニン-グリシン-アスパラギン酸（Arg-Gly-Asp）で示されるRGD配列というアミノ酸配列が存在する（図3 紫エリア）．細胞外基質への細胞接着分子を担う細胞膜貫通型分子であるインテグリンがこのRGD配列を認識することで，骨芽細胞は細胞外基質を介してインプラント表面に付着している．そして，このインテグリン分子はビンキュリンやタリンといったアダプタータンパク質を介して，細胞接着構造体である接着斑（Focal adhesion plaque）を形成し，主要な細胞骨格分子であるアクチン線維と連結している[18]．

細胞にとって，接着斑は吸盤，細胞骨格は筋肉のような機能を果たすと考えるとわかりやすい．細胞は手足となる細胞接着分子を数多く出すことができ，そこからの刺激が細胞骨格分子を介して，脳である核へ情報伝達される．細胞骨格を構成するアクチン線維は細胞形態を支える細胞小器官であるとともに，核に結合して物理的な力を加えることにより，遺伝子発現を制御する（メカノトランスダクション機構）．つまり，細胞接着時の細胞形態により，メカノトランスダクション機構を介して，細胞機能が影響を受けるのである[19]．たとえば，骨基質産生が活性化されている骨芽細胞は伸展が抑えられ，細胞体の厚みと体積が増加することがわかっている[20,21]．

また，接着斑は細胞内シグナル伝達経路を経て，核へ直接的な刺激により，もしくは細胞骨格形成を変化させて間接的な刺激により，細胞機能を制御する．接着斑より生じる細胞内シグナル伝達は骨芽細胞の骨基質産生において重要な役割を担い[22,23]，細胞骨格の発達や接着斑形成の向上は骨芽細胞の骨基質産生能を活性化させる[24]．ある種のインテグリン分子が骨芽細胞の骨基質産生能に極めて重要であることが示されている[25,26]．加えて，細胞は接着斑を介して，足場の硬さ[27]や表面形状[28]，二価の陽イオン[29]といった物理化学的や形態的情報を感知する．つまり，細胞は自身が付着する材料表面の性質を感知することにより，周りの環境に合わせて機能を変化させる[30]．そして，インプラント表面性状はこの細胞機構を利用し，細胞付着・接着に干渉することで骨結合を制御しているのである．

03 臨床医のための骨結合とインプラント表面性状の科学

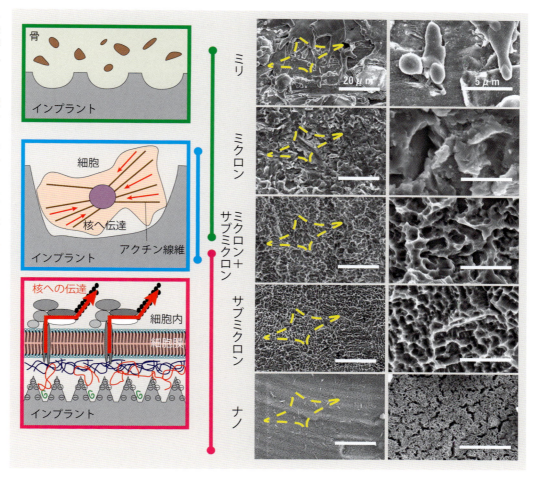

図4 ミリ～ナノスケールの粗面の走査型電子顕微鏡写真（右）とそれぞれの表面で期待される効果の概念図（左）．走査型電子顕微鏡内の黄色点線は骨芽細胞の大きさを示し，白線スケールバーは縦列で同一である．ナノ表面は筆者の研究試料を用いており，他は市販のインプラント表面である．ミクロン＋サブミクロン粗面が骨芽細胞の形態と接着斑形成に影響を与えるであろうことが推察できる

インプラント表面性状の骨結合能に関わる各種表面性状

現在，インプラントを含む生体材料の主な表面性状は，表面形状（Surface topography），ぬれ性（Surface wettability），表面電荷（Surface charge），化学的修飾（Surface chemistry）に集約できる[31, 32]．そのほか，表面の硬度があるが，チタンインプラントの表面性状による明確な違いは不明なため，今回は言及しない．

1 表面形状

ロッククライミングを想像してほしい．手がかりの少ない平らな岩壁では，接着面積を増やそうと思いっきり手足を伸ばすであろう．また，周りを凸凹の隆起に囲まれていたら移動しづらい反面，体が固定しやすいであろう．手がかり足がかりが多ければ多いほど，掴める場所が増え，いろいろな態勢がとりやすいだろう．これらは表面形状が骨芽細胞の反応に与える影響のイメージに近い．

（1）骨芽細胞形態に影響を与えるミクロン粗面

材料の表面に骨芽細胞を乗せてみると，その表面形状がもつ骨結合能を直感的に理解しやすい（図4）．その際に表面形状の凹凸の大きさを把握することが重要となる．骨芽細胞の周りや直下に存在する立体構造が骨芽細胞の細胞形態や構造に変化を起こすことで，細胞機能に影響を与える．一般的に，凹凸の高さや幅，頂部間の距離が100μm

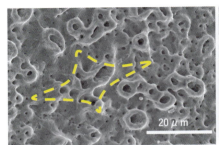 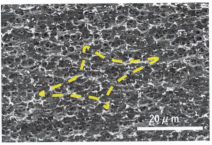

図5　ミクロン粗面（左）およびサブミクロン粗面（右）の走査型電子顕微鏡写真の一例
黄色点線は骨芽細胞の大きさを示す．骨芽細胞の接着斑形成を促す鋭いエッジの突起に乏しいことがみてとれる

未満の場合をミクロン粗さ，1μm未満の場合をサブミクロン粗さ，100nm未満の場合をナノ粗さという[31]．100μm以上の場合をサブミリ粗さとすることができるが，骨芽細胞（約20～30μm）よりもかなり大きいため，直接的な細胞への影響というよりは，骨組織が形成された後のアンダーカットとして働く[33]．ミクロン粗さ以下になると，直接的に骨芽細胞に影響を及ぼす．一般的に平坦に伸展し，細胞突起を発達させた細胞は増殖活性が高い[34]．一方，細胞骨格の発達，細胞体の厚みや体積の増加は，骨基質産生能や石灰化能といった骨芽細胞分化を促進する．ミクロン粗さは細胞の伸展を妨げ，細胞増殖を遅くする一方で，骨芽細胞分化を促進させ，骨結合速度の亢進[35]，インプラント周囲骨組織量や骨結合強度の増加をもたらす[36]．細胞骨格の伸展や収縮を介した核への情報伝達は骨芽細胞増殖や分化に影響を与える[37]．そのため，骨芽細胞よりやや大きいミクロン粗さは細胞機能に影響を及ぼす．骨芽細胞よりやや大きい構造が細胞形態やその機能に与える影響は，線維芽細胞を用いた表面性状研究の初期に報告された，Two-center effect[38]（2つの大きな突起を橋渡しするように細胞が接着し，細胞外基質を産生する現象）や，Contact guidance[39]（機械研磨面の切削痕のような浅い溝上に沿って細胞が配向し増殖する現象）でもみてとれる．

（2）骨芽細胞接着性に影響を与えるサブミクロン粗面とナノ粗面

サブミクロン粗さやナノ粗さは，ミクロン粗さよりも骨芽細胞分化の亢進へ多大に寄与する[33]．それら表面では，細胞増殖活性が低い反面，比較的平滑な機械研磨面と比べて骨芽細胞による骨基質産生や石灰化が著しく亢進し，よりインプラント近傍領域に石灰化度のより高い骨組織が形成され，最終的な骨接触率や骨結合強度が著しく亢進することが多くの研究で示されている．その理由は，サブミクロン粗さやナノ粗さをもつチタン上では骨芽細胞の接着斑形成が促進するためである．サブミクロン以下の粗さは細胞接着タンパク質の沈着を亢進させ，接着斑形成を促進する．細胞接着に与える影響の大きさは，サブミクロン粗さよりもナノ粗さのほうが大きいと考えられている．さらに，サブミクロン以下の粗面上の骨芽細胞は軟組織関連タンパク質でなく，骨基質タンパク質と関連するタイプのインテグリンを選択的に発現する[40]．

（3）効果的な表面形状とは

サブミクロン以下の構造がある粗面がすべて接着斑の形成を促すのではなく，最低限の凹凸条件があるようだ．凸部の頂部は鋭いエッジを示し，かつ複雑で異方性に富み，頂部間距離の短い密な凹凸が好ましいとされ[31,41]，凸部頂部の幅は接着斑の大きさ（約300nm）以下が良い[42,43]．細胞より小さい構造であっても鋭いエッジのない凹凸や，凹凸の間隙が長く密度に乏しい表面では，骨芽細胞機能の促進は期待しづらい[44]（図5）．また，スケールの異なる粗さの共存は骨結合に有利となる．たとえば，サブミクロンと

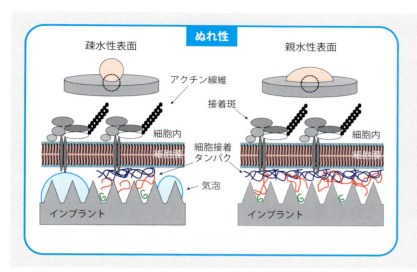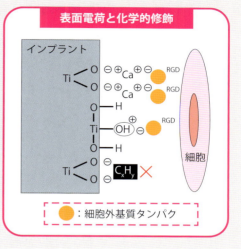

図6　ぬれ性（左）と表面電荷および化学的修飾（右）が骨芽細胞接着に与える影響に関する概念図

ミクロン構造の両方を併せもつ粗面は，サブミクロン粗面よりも骨結合能が高い[45]．また，ミクロンとナノ構造の両方を併せもつ粗面はミクロン構造のみの粗面と比べて，遺伝子解析上も組織学的解析上も骨結合を向上させる[46, 47]．

2　ぬれ性（図6左）

　表面自由エネルギーとは，材料表面に微粒子や液体を引き付ける力であり，その評価は液体とのぬれ性を計測するのが一般的である．インプラント表面のぬれ性計測には静的接触角が頻用され，表面と水滴の接触角が90°より大きいと疎水性，それ以下だと親水性，0°に近づくと超親水性と表現される．血液や組織液は細胞外基質タンパク質や各種の細胞を含むコロイド溶液であり（たとえば，フィブロネクチンは約0.4mg/mlの濃度で含有されている），よりぬれ性が高い材料表面ではタンパク質や細胞が表面に近づきやすい[48]．インプラント表面へのタンパク付着は速く，インプラント埋入後ミリ秒以内に開始し[49]，血小板を伴い約5秒間で完了するといわれている．

　一般的に親水性表面のほうが疎水性表面よりも，細胞外基質タンパク質の付着量，その配向性や配列状態および付着したタンパク質層の成分構成において有利とされている[50, 51]．付着した細胞外基質タンパク質の状態や種類は細胞機能に影響を与える．また，疎水性表面のインプラントでは，埋入した際，細胞外基質タンパク質の吸着を阻害するミクロの気泡が表面に生じやすいが，親水性表面ではその現象が生じにくい．それゆえ，表面のぬれ性はインプラント表面性状の骨結合能に寄与すると考えられている[32]．しかし一方で，親水性表面でのタンパク質付着力は弱く，剥がれやすいことがわかっている[52]．また細胞培養研究で，チタン表面の親水性の増加は表面のタンパク付着量や骨芽細胞接着量の増加と必ずしも相関しないことが示されている[48, 53, 54]．実際，同一の親水化されたチタンミクロ粗面を用いた多くの基礎実験では，骨芽細胞の骨基質産生能や骨結合への影響の有無は一貫しておらず[55~59]，親水化の適正な解釈を困難なものにしている．したがって，ぬれ性は他の表面性状と複雑に相互作用する性質であり，表面の親水化は短絡的に骨結合能の向上と結びつけることはできないという解釈が妥当である[32]．

3 表面電荷（図6右）

　すべての生体材料表面は，水素イオン指数（pH）に応じて，水中での荷電状態が変化する．そして，生体内のpHでは細胞膜や主要な細胞接着タンパク質は負電荷を示す．血中や組織液中を浮遊している細胞接着タンパク質や細胞に対して静電気的引斥力が生じ，表面電荷が変化することで接着性や増殖活性などの細胞機能に影響を与え，インプラント表面の骨結合能に関与する[60]．荷電していない表面では，親水性表面であっても，細胞外基質タンパク質の付着は起こりにくい[61]．また，骨芽細胞は細胞接着タンパク質の存在下で，非電荷の表面よりも荷電表面で増殖活性や基質石灰化能が向上する．この表面電荷への細胞反応性は細胞種により大きく異なり，骨芽細胞は高い反応性を示す[62]．チタン表面の酸化被膜は生体内のpH中でわずかに負電荷を示す[63]．そのため，チタン表面の酸化被膜にカルシウムイオン（Ca^{2+}）に代表される二価の陽イオンが沈着し，多くが中性領域でマイナス荷電の細胞外基質タンパク質との静電気的橋渡しをすると考えられている[64,65]．一方，正電荷表面では直接的な細胞接着タンパク質の付着が起こると考えられる．それゆえ，インプラント表面において，正負どちらかの極性でも，その大きさが大きいほどインプラント骨結合能が向上するといえる．

　インプラントの表面極性の調節は，化学的修飾によるアプローチが一般的である．たとえば，水酸化ナトリウム水熱処理は整形外科用のチタンインプラントの表面改質として利用されているが，処理されたチタンを人工疑似体液中に数週間浸漬すると，表面にリン酸カルシウム層が形成されることで知られている．これは，水酸化ナトリウム水熱処理により，チタン表面にナノ厚みでチタン酸ナトリウム層が形成されるためであり，このチタン酸ナトリウム層が大きな負電荷を示し，体液中のCa^{2+}を引き寄せ，リン酸カルシウム層形成の核となる[66]．また，チタン表面の電荷は表面に存在する官能基の種類により変化する．たとえば，水中でチタンの酸化被膜上に形成される水酸基はターミナル型水酸基とブリッジ型水酸基があり，ターミナル型水酸基は正電荷を示す[67]．そのため，ターミナル型水酸基の増加は骨芽細胞接着性や増殖活性が向上する．一方，メチル基（$-CH_3$）は疎水化に寄与するだけでなく，極性を示さないため，メチル基の存在する表面では細胞付着は一般的に起こりづらい[68]．

4 化学的修飾（図6右）

（1）表面官能基

　細胞膜に存在する細胞接着分子インテグリンは，表面に存在するさまざまな官能基に対して選択的結合能を示す．たとえば，ある種のインテグリンは水酸基（$-OH$）やアミノ基（$-NH_2$）に対して強い親和性を示す．また，カルボキシル基（$-COOH$）に対しても結合するが，メチル基にはほとんど結合しない．また，細胞接着分子のフィブロネクチンもメチル基表面には沈着しない[68]．さらに，水酸基やアミノ基で修飾された表面では，カルボキシル基やメチル基に比べて，骨芽細胞の接着性[69]や骨基質産生能が向上する．さらに，上述のように表面の官能基は表面のぬれ性や表面電荷にも関与する．

（2）炭化水素化合物

　チタン表面の化学的修飾の負の作用として，チタンの生物学的老化があげられる[70,71]．

切削や酸処理，サンドブラスト処理を含むチタンの表面加工終了直後から，周囲環境のあらゆるところに存在する炭化水素化合物がチタン表面の酸化被膜上に沈着する．前述のように，細胞はメチル基に結合しづらい．事実，チタン表面へのタンパク付着量および細胞接着性はチタン表面の炭素含有比率と負の相関関係を示す[72]．また，ぬれ性に違いがないにも関わらず，チタン表面の炭素含有率が減少した表面では，細胞接着性は向上し[48]，骨芽細胞分化は亢進する．チタン表面に自然に堆積する炭化水素化合物の厚みは数nmであり[73]，プラズマ処理などで除去したとしても，元素比で約20%が限界で，現時点で完全に除去することはできない．また，清潔な大気中はもとより水中など既存の保存方法で防ぐことはできない[74]．したがって，炭化水素化合物の沈着はインプラントの骨結合能に多大な影響を与える負の化学的性質であり，また現実的に避けることはできない現象である．

(3) HAコーティング

インプラントの化学的修飾として最も知られているハイドロキシアパタイト（HA）コーティングの性質は，構造中のカルシウム/リン比（Ca/P比）と結晶構造により決定される．また製法によっては，Ca/P比が異なる他のリン酸カルシウム化合物が副産物として生成される場合がある．そして，HAの結晶構造，Ca/P比および他のリン酸カルシウムの含有率はコーティング法によって大きく異なる．それゆえ，性質と性能が製品間で全く異なり[75]，すべてのHAコーティングインプラントを一纏めに論じることは不可能である．また，HAの製法ならびにコーティング法は数多くの手法が応用されているため，個々のHAコーティングインプラントに関して本稿では解説しきれない．したがって本稿では，現在臨床応用されており，科学論文が出版されているHAコーティングにのみ焦点を絞り，その骨結合に対するアプローチの要点を2つに大別し，それぞれの生体反応を解説する．

1つは，HAコーティング表面が組織液により溶解するか否かである．HAの化学式は$Ca_{10}(PO_4)_2(OH)_2$で，Ca/P比が1.67，六方晶構造を示すリン酸カルシウム化合物である．しかし製法の過程で，結晶構造や組成の欠陥が生じている場合があり，個々の製品によって千差万別である．化学量論組成HAとはCa/P比1.67のHAのことを指し，完全な六方晶構造をとる．リン酸カルシウム系化合物は一般的に水溶性であるが，化学量論組成HAはその溶解度がすべてのリン酸カルシウム化合物のなかで最も低く，生体内に埋入後も組織液による溶解をほとんど受けない[76]．HAは結晶中にカルシウムイオン（Ca^{2+}）の正電荷（Cサイト）とリン酸イオン（PO_4^{3-}）の負電荷（Pサイト）をもち，両極性を示す．そのため，化学量論組成HAは正電荷と負電荷両方のタンパク質を吸着する[77,78]．

化学量論組成HAコーティング法としては，プラズマスプレー法が知られている．プラズマスプレー法では，機械研磨面チタンに比べて骨-インプラント接触率の向上が確認されている．しかし，ミクロン（およびサブミクロン）粗面と比べて，骨基質産生量に関しては亢進しているとは言い難い[79]．さらに，プラズマスプレー法ではコーティング内にHA以外のリン酸カルシウムが析出し，構造的脆弱性が懸念されている．そのため，より高結晶化させたHAコーティングが開発された．しかし，高結晶化HAコーティングは従来のものと比較して，細胞増殖活性は高まったものの，細胞接着性は変わらず[80]，また動物実験においても，骨-インプラント接触率および骨結合強度ともに増加しない[81]．

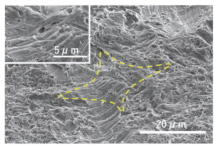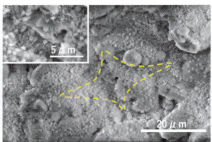

図7 高結晶化HA粗面とHA針状結晶粗面の走査型電子顕微鏡写真
HAコーティングの異なるアプローチを示す走査電子顕微鏡写真．高結晶化HAコーティング表面（左）とHA針状結晶表面（右）．黄色点線は骨芽細胞の大きさを示す．HAコーティングでも表面形態が全く異なることがみてとれる

その背景として，プラズマスプレー法では骨芽細胞機能を確実に向上させるきめ細やかな粗さの付与ができないことがあげられている[82]（図7左）．

もう1つは，非吸収性のナノHA構造体をミクロン粗面のチタン表面に付与するアプローチである．上述のチタン表面の全面を覆うHAコーティングの欠点を受け，ナノHA構造体をミクロン粗面のチタンへ付与することで，ナノ表面形状による骨芽細胞の機能向上効果を期待するものである．たとえば，フレーム照射と低温焼結を利用し，ほぼ化学量論組成のCa/P比をもち，生体を模倣した針状結晶構造をもつHAをミクロン粗さのチタン表面に付与したインプラントが臨床応用されている（図7右）．この表面のインプラントによる骨結合強度の向上は動物実験的に示されており[83]，チタンのミクロン粗面の骨結合能をより向上させることが理解できる．しかし，骨結合強度計測のための押し込み試験後のインプラント表面では，HAコーティングが部分的に剥離しており[83]，短期的な骨結合能の向上には寄与するが，長期的なHA層の耐久性には懸念が残る．事実，10年間の後ろ向き臨床研究において，このタイプのHAコーティングインプラントはコーティングなしのミクロン粗面と比べて，骨質の乏しい部位で骨結合獲得率と短期的生存率は向上させたが，長期的生存率には差がないことが示されている[84]．

また，非吸収性ナノHA顆粒をシランカップリング処理によりチタンミクロン以下粗面に沈着させ，ナノ形態を付与した表面も臨床応用されている．チタン酸処理面に沈着させたHA顆粒のナノ構造により，HA顆粒のない酸処理面に比べて，骨接触率と骨結合強度の向上が動物実験的に示されている[8,85]．また，ナノHA顆粒はチタン表面と共有結合しており，生理的な環境下で表面から遊離することは考えにくいとされている[8]．しかし，実際の製品を電子顕微鏡像でみてみると，基礎研究で用いられた表面形状と異なる所見が得られる（図8）．高度な技術を製品として均一な品質で経済的に提供することが困難なためかもしれない．

一方，Ca/P比が1.67ではないリン酸カルシウム化合物，結晶構造に乏しいもしくは無定形のHAは水溶性である．そのため，生体内に埋入後，組織液による溶解を受け，周囲にCa^{2+}とPO_4^{3-}を放出する（図9）．放出されたCa^{2+}とPO_4^{3-}は表面への再沈殿や血清アルブミンなどのタンパク質による抱合を受ける[86]とともに，細胞内伝達経路を介して，周囲骨芽細胞の運動性や増殖，分化能を向上させる[87]．しかし，局所濃度が高くなりすぎると，細胞死や細胞機能障害を引き起こす[88]ため，生体内で溶解度を制御しなければならない．

図8 文献中のナノHA顆粒沈着表面（左）と実際の製品の走査型電子顕微鏡写真．様相が全く異なることに注意（左はNishimura 2007[8]より）

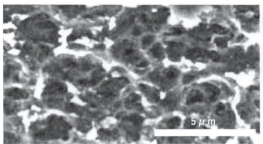
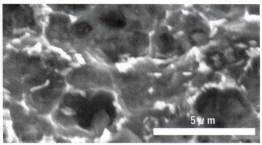

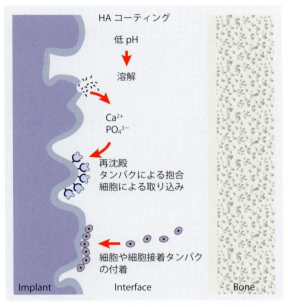

図9 HAコーティングの生物学的反応の概念図

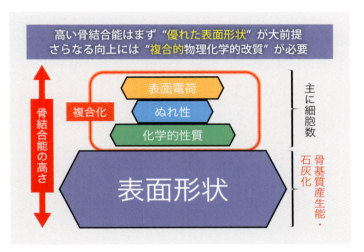

図10 各表面特性が骨結合への役割をまとめた模式図

まとめ

　これまでさまざまな表面改質法が登場しているが，その骨結合効果の判定には注意が必要なものは多い．現時点では，表面形状のコントロールが最もエビデンスの蓄積した骨結合向上へのアプローチと考えられるであろう．表面形状は表面改質のなかで最も古くから研究され，骨結合向上とその細胞生物学的機序が基礎研究で実証され，かつ臨床研究における短・長期的結果が示されている．表面形状が唯一，骨芽細胞の増殖や分化機能を直接コントロールするため，ぬれ性や化学的修飾などの物理化学的アプローチは優れた表面形状のうえに立脚することが大前提である（図10）．加えて，ぬれ性，表面電荷および化学的修飾それぞれ単一のアプローチだけでは，表面形状の高い骨結合能をさらに向上させることは困難であり，これら3つの物理化学的性質が複合的に付加される必要があることを強調する．

文　献

1) Albrektsson T, et al. Osseointegrated titanium implants. Requirements for ensuring a long-lasting, direct bone-to-implant anchorage in man. *Acta Orthop Scand*. 1981; **52**: 155-170.
2) Raghavendra S, et al. Early wound healing around endosseous implants: a review of the literature. *Int J Oral Maxillofac Implants*. 2005; **20**: 425-431.
3) Berglundh T, et al. De novo alveolar bone formation adjacent to endosseous implants. *Clin Oral Implants Res*. 2003; **14**: 251-262.
4) Trisi P, et al. Implant micromotion is related to peak insertion torque and bone density. *Clin Oral Implants Res*. 2009; **20**: 467-471.
5) Cha JY, et al. Multiscale analyses of the bone-implant interface. *J Dent Res*. 2015; **94**: 482-490.
6) Chrcanovic BR, et al. Factors Influencing Early Dental Implant Failures. *J Dent Res*. 2016; **95**: 995-1002.
7) Derks J, et al. Effectiveness of implant therapy analyzed in a Swedish population: early and late implant loss. *J Dent Res*. 2015; **94**: 44S-51S.
8) Nishimura I, et al. Discrete deposition of hydroxyapatite nanoparticles on a titanium implant with predisposing substrate microtopography accelerated osseointegration. *Nanotechnology*. 2007; **18**: 245101.
9) Zou H, et al. Effect of chronic kidney disease on the healing of titanium implants. *Bone*. 2013; **56**: 410-415.
10) Butz F, Harder and stiffer bone osseointegrated to roughened titanium. *J Dent Res*. 2006; **85**: 560-565.
11) Tomisa AP, Nanotechnology approaches to improve dental implants. *Int J Oral Maxillofac Implants*. 2011; **26** Suppl: 25-44; discussion 45-49.
12) Buser D, et al. Long-term evaluation of non-submerged ITI implants. Part 1: 8-year life table analysis of a prospective multi-center study with 2359 implants. *Clin Oral Implants Res*. 1997; **8**: 161-172.
13) Derks J, et al. Effectiveness of implant therapy analyzed in a Swedish population: prevalence of peri-implantitis. *J Dent Res*. 2016; **95**: 43-49.
14) Osborn J, et al. Dynamic aspectsofthe implant-bone-interface. *In*: Dental implants. Heimke G ed. Munich, 1980; 111-123.
15) Davies JE. Understanding peri-implant endosseous healing. *J Dent Educ*. 2003; **67**: 932-949.
16) Davies JE. Mechanisms of endosseous integration. *Int J Prosthodont*. 1998; **11**: 391-401.
17) Cooper LF, et al. Generalizations regarding the process and phenomenon of osseointegration. Part Ⅱ. *In vitro* studies. *Int J Oral Maxillofac Implants*. 1998; **13**: 163-174.
18) Critchley DR. Cytoskeletal proteins talin and vinculin in integrin-mediated adhesion. *Biochem Soc Trans*. 2004; **32**: 831-836.
19) Papachroni KK, et al. Mechanotransduction in osteoblast regulation and bone disease. *Trends Mol Med*. 2009; **15**: 208-216.
20) Zouani OF, et al. Insights into the osteoblast precursor differentiation towards mature osteoblasts induced by continuous BMP-2 signaling. *Biol Open*. 2013; **2**: 872-881.
21) Funato A, et al. Success rate, healing time, and implant stability of photofunctionalized dental implants. *Int J Oral Maxillofac Implants*. 2013; **28**: 1261-1271.
22) Salasznyk RM, et al. Focal adhesion kinase signaling pathways regulate the osteogenic differentiation of human mesenchymal stem cells. *Exp Cell Res*. 2007; **313**: 22-37.
23) Chen GC, et al. Regulation of Rho and Rac signaling to the actin cytoskeleton by paxillin during Drosophila development. *Mol Cell Biol*. 2005; **25**: 979-987.
24) Mathieu PS, et al. Cytoskeletal and focal adhesion influences on mesenchymal stem cell shape, mechanical properties, and differentiation down osteogenic, adipogenic, and chondrogenic pathways. *Tissue Eng Part B Rev*. 2012; **18**: 436-444.
25) Cheng SL, et al. Bone mineralization and osteoblast differentiation are negatively modulated by integrin alpha(v)beta3. *J Bone Miner Res*. 2001; **16**: 277-288.
26) Gronthos S, et al. Integrin-mediated interactions between human bone marrow stromal precursor cells and the extracellular matrix. *Bone*. 2001; **28**: 174-181.
27) Shih YR, et al. Matrix stiffness regulation of integrin-mediated mechanotransduction during osteogenic differentiation of human mesenchymal stem cells. *J Bone Miner Res*. 2011; **26**: 730-738.
28) Albuschies J, et al. The role of filopodia in the recognition of nanotopographies. *Sci Rep*. 2013; **3**: 1658.
29) Mould AP, et al. Regulation of integrin alpha 5 beta 1-fibronectin interactions by divalent cations. Evidence for distinct classes of binding sites for Mn^{2+}, Mg^{2+}, and Ca^{2+}. *J Biol Chem*. 1995; **270**: 26270-26277.
30) Geiger B, et al. Environmental sensing through focal adhesions. *Nat Rev Mol Cell Biol*. 2009; **10**: 21-33.
31) Gittens RA, et al. Implant osseointegration and the role of microroughness and nanostructures: lessons for spine implants. *Acta Biomater*. 2014; **10**: 3363-3371.
32) Gittens RA, et al. A review on the wettability of dental implant surfaces Ⅱ: Biological and clinical aspects. *Acta Biomater*. 2014; **10**: 2907-2918.
33) Gittens RA, et al. The effects of combined micron-/submicron-scale surface roughness and nanoscale features on cell proliferation and differentiation. *Biomaterials*. 2011; **32**: 3395-3403.

34) Osathanon T, et al. Human osteoblast-like cell spreading and proliferation on Ti-6Al-7Nb surfaces of varying roughness. *J Oral Sci*. 2011; **53**: 23-30.
35) Yamada M, et al. Early-stage osseointegration capability of a submicrofeatured titanium surface created by microroughening and anodic oxidation. *Clin Oral Implants Res*. 2013; **24**: 991-1001.
36) Schwartz Z, et al. Effect of micrometer-scale roughness of the surface of Ti6Al4V pedicle screws *in vitro* and *in vivo*. *J Bone Joint Surg Am*. 2008; **90**: 2485-2498.
37) Dai Z, et al. Actin microfilament mediates osteoblast Cbfa1 responsiveness to BMP2 under simulated microgravity. *PLoS One*. 2013; **8**: e63661.
38) Harris AK. A dozen questions about how tissue cells crawl. *Biochem Soc Symp*. 1999; **65**: 315-341.
39) Brunette DM. The effects of implant surface topography on the behavior of cells. *Int J Oral Maxillofac Implants*. 1988; **3**: 231-246.
40) Olivares-Navarrete R, et al. Integrin alpha2beta1 plays a critical role in osteoblast response to micron-scale surface structure and surface energy of titanium substrates. *Proc Natl Acad Sci USA*. 2008; **105**: 15767-15772.
41) Mendonca G, et al. Advancing dental implant surface technology — from micron- to nanotopography. *Biomaterials*. 2008; **29**: 3822-3835.
42) Andersson AS, Nanoscale features influence epithelial cell morphology and cytokine production. *Biomaterials*. 2003; **24**: 3427-3436.
43) Tsukimura N, et al. Synergistic effects of UV photofunctionalization and micro-nano hybrid topography on the biological properties of titanium. *Biomaterials*. 2011; **32**: 4358-43568.
44) Omar O, et al. *In vivo* gene expression in response to anodically oxidized versus machined titanium implants. *J Biomed Mater Res A*. 2010; **92**: 1552-1566.
45) Szmukler-Moncler S, et al. Biological properties of acid etched titanium implants: effect of sandblasting on bone anchorage. *J Biomed Mater Res B Appl Biomater*. 2004; **68**: 149-159.
46) Guo J, et al. The effect of hydrofluoric acid treatment of TiO_2 grit blasted titanium implants on adherent osteoblast gene expression *in vitro* and *in vivo*. *Biomaterials*. 2007; **28**: 5418-5425.
47) Ueno T, et al. Enhanced bone-integration capability of alkali- and heat-treated nanopolymorphic titanium in micro-to-nanoscale hierarchy. *Biomaterials*. 2011; **32**: 7297-7308.
48) Uchiyama H, et al. Specific ultraviolet-C irradiation energy for functionalization of titanium surface to increase osteoblastic cellular attachment. *J Biomater Appl*. 2014; **28**: 1419-1429.
49) Vogler EA. Protein adsorption in three dimensions. *Biomaterials*. 2012; **33**: 1201-1237.
50) Xu LC, et al. Effects of surface wettability and contact time on protein adhesion to biomaterial surfaces. *Biomaterials*. 2007; **28**: 3273-3283.
51) Wilson CJ, et al. Mediation of biomaterial-cell interactions by adsorbed proteins: a review. *Tissue Eng*. 2005; **11**: 1-18.
52) Brash JLH. Proteins at interfaces: An overview. *In*: Proteins at Interfaces II: Fundamentals and Applications. Horbett TAB ed. American Chemical Society, 1995; 1-23.
53) Lim JY, et al. Systematic variation in osteoblast adhesion and phenotype with substratum surface characteristics. *J Biomed Mater Res A*. 2004; **68**: 504-512.
54) Groth T, et al. Studies on cell-biomaterial interaction: role of tyrosine phosphorylation during fibroblast spreading on surfaces varying in wettability. *Biomaterials*. 1996; **17**: 1227-1234.
55) Zhao G, et al. High surface energy enhances cell response to titanium substrate microstructure. *J Biomed Mater Res A*. 2005; **74**: 49-58.
56) Schwarz F, et al. Potential of chemically modified hydrophilic surface characteristics to support tissue integration of titanium dental implants. *J Biomed Mater Res B Appl Biomater*. 2009; **88**: 544-557.
57) Rausch-fan X, et al. Differentiation and cytokine synthesis of human alveolar osteoblasts compared to osteoblast-like cells (MG63) in response to titanium surfaces. *Dent Mater*. 2008; **24**: 102-110.
58) Olivares-Navarrete R, et al. Osteoblast maturation and new bone formation in response to titanium implant surface features are reduced with age. *J Bone Miner Res*. 2012; **27**: 1773-1783.
59) Wennerberg A, et al. Nanostructures and hydrophilicity influence osseointegration: a biomechanical study in the rabbit tibia. *Clin Oral Implants Res*. 2014; **25**: 1041-1050.
60) Haynes CA, et al. Globular proteins at solid/liquid interfaces. *Colloids Surfaces B*. 1994; **2**: 517-566.
61) Faucheux N, et al. Self-assembled monolayers with different terminating groups as model substrates for cell adhesion studies. *Biomaterials*. 2004; **25**: 2721-2730.
62) Webb K, et al. Relationships among cell attachment, spreading, cytoskeletal organization, and migration rate for anchorage-dependent cells on model surfaces. *J Biomed Mater Res*. 2000; **49**: 362-368.
63) Guo CY, et al. Effects of surface charges on dental implants: past, present, and future. *Int J Biomater*. 2012; **2012**: 381535.
64) Klinger A, et al. Mechanism of adsorption of human albumin to titanium *in vitro*. *J Biomed Mater Res*. 1997; **36**: 387-392.
65) Ellingsen JE. A study on the mechanism of protein adsorption to TiO_2. *Biomaterials*. 1991; **12**: 593-596.
66) Kim HM, et al. Preparation of bioactive Ti and its alloys via simple chemical surface treatment. *J Biomed Mater Res*. 1996; **32**: 409-417.

67) Boehm HP. Acidic and basic properties of hydroxylated metal oxide surfaces. *Discuss Faraday Soc*. 1971; **52**: 264-275.

68) Scotchford CA, et al. Protein adsorption and human osteoblast-like cell attachment and growth on alkylthiol on gold self-assembled monolayers. *J Biomed Mater Res*. 2002; **59**: 84-99.

69) Arima Y, et al. Effect of wettability and surface functional groups on protein adsorption and cell adhesion using well-defined mixed self-assembled monolayers. *Biomaterials*. 2007; **28**: 3074-3082.

70) Att W, et al. Biological aging of implant surfaces and their restoration with ultraviolet light treatment: a novel understanding of osseointegration. *Int J Oral Maxillofac Implants*. 2012; **27**: 753-761.

71) Att W, et al. The effect of UV-photofunctionalization on the time-related bioactivity of titanium and chromium-cobalt alloys. *Biomaterials*. 2009; **30**: 4268-4276.

72) Aita H, et al. Ultraviolet light-mediated photofunctionalization of titanium to promote human mesenchymal stem cell migration, attachment, proliferation and differentiation. *Acta Biomater*. 2009; **5**: 3247-3257.

73) Olin H, et al. Scanning tunneling microscopy of oxidized titanium surfaces in air. *Ultramicroscopy*. 1992; **42-44**: 567-571.

74) Att W, et al. Time-dependent degradation of titanium osteoconductivity: an implication of biological aging of implant materials. *Biomaterials*. 2009; **30**: 5352-5363.

75) Surmenev RA, et al. Significance of calcium phosphate coatings for the enhancement of new bone osteogenesis — a review. *Acta Biomater*. 2014; **10**: 557-579.

76) Moreno E, et al. Preparation and Solubility of Hydroxyapatite. *J Res Natl Bur Stand*. 1968; **72A**: 773-782.

77) Gorbunoff MJ. The interaction of proteins with hydroxyapatite. I. Role of protein charge and structure. *Anal Biochem*. 1984; **136**: 425-432.

78) Gorbunoff MJ. The interaction of proteins with hydroxyapatite. II. Role of acidic and basic groups. *Anal Biochem*. 1984; **136**: 433-439.

79) Knabe C, et al. The effect of different titanium and hydroxyapatite-coated dental implant surfaces on phenotypic expression of human bone-derived cells. *J Biomed Mater Res A*. 2004; **71**: 98-107.

80) Chou L, et al. Effects of hydroxylapatite coating crystallinity on biosolubility, cell attachment efficiency and proliferation *in vitro*. *Biomaterials*. 1999; **20**: 977-985.

81) Burgess AV, et al. Highly crystalline MP-1 hydroxylapatite coating. Part II : *In vivo* performance on endosseous root implants in dogs. *Clin Oral Implants Res*. 1999; **10**: 257-266.

82) Yang Y, et al. A review on calcium phosphate coatings produced using a sputtering process — an alternative to plasma spraying. *Biomaterials*. 2005; **26**: 327-337.

83) Yamada M, et al. Bone integration capability of nanopolymorphic crystalline hydroxyapatite coated on titanium implants. *Int J Nanomedicine*. 2012; **7**: 859-873.

84) Kato E, et al. Retrospective clinical outcome of nanopolymorphic crystalline hydroxyapatite-coated and anodic oxidized titanium implants for 10 years. *J Prosthodont Res*. 2015; **59**: 62-70.

85) Mendes VC, et al. The effect of discrete calcium phosphate nanocrystals on bone-bonding to titanium surfaces. *Biomaterials*. 2007; **28**: 4748-4755.

86) Cunningham BW, et al. Bioactive titanium calcium phosphate coating for disc arthroplasty: analysis of 58 vertebral end plates after 6- to 12-month implantation. *Spine J*. 2009; **9**: 836-845.

87) Beck GR Jr. Inorganic phosphate as a signaling molecule in osteoblast differentiation. *J Cell Biochem*. 2003; **90**: 234-243.

88) Yamada M, et al. N-acetyl cysteine improves affinity of beta-tricalcium phosphate granules for cultured osteoblast-like cells. *J Biomater Appl*. 2012; **27**: 27-36.

CHAPTER 04

インプラント表面性状のジレンマとその克服戦略

Dilemma of implant surface property and the overcoming strategy

山田将博 Masahiro Yamada
東北大学大学院歯学研究科 分子・再生歯科補綴学分野

インプラント周囲組織の破壊に関する長い論争

　近年，骨結合に至ったインプラントの経年的な周囲組織の崩壊に焦点が当てられている．これは，平滑面や骨芽細胞分化を刺激しないスケールの粗面という第1世代表面性状から，骨芽細胞分化を刺激するミクロンからサブミクロンの粗面をもつ第2世代表面性状が主流[1]になったことで，インプラントの骨結合能が向上し，通常の症例では骨結合獲得の失敗が減り，長期的なインプラントの維持に目が向けられるようになったことが要因と思われる．

　インプラント周囲組織の破壊は原因因子により，オーバーロードとインプラント周囲炎に分けられる[2]．前者はインプラントおよび周囲組織の物理的破壊を引き起こすほどの過剰な荷重負荷，後者はインプラント体周囲の細菌感染（およびオーバーロードとの併発）が原因である．本稿では，どちらの原因因子が優位であるかは問題にしない．なぜなら，臨床的に補綴的な荷重のコントロールと歯周病学的なプラークコントロールは，インプラントのメインテナンスを行ううえで必須と言えるからである．それでは，インプラントの表面性状は長期予後に影響を与えるのであろうか．インプラント機能後9年時点でのリスク分析を行った論文から，インプラント表面性状の違いがインプラント周囲炎[3]やインプラント晩期脱落[4]のリスク因子となることが示されている．しかし，表面性状がインプラント長期予後に及ぼす影響の機序についてはいまだ推測の域を出ず，基礎的研究の蓄積が必要である．一方で，インプラント表面性状がインプラント周囲の細菌感染や過重に与える影響についての基礎的知見は集積されつつある．いまだ結論がつかない本テーマの解決法に関して，基礎的知見の論理的見解と実際の試みを紹介する．

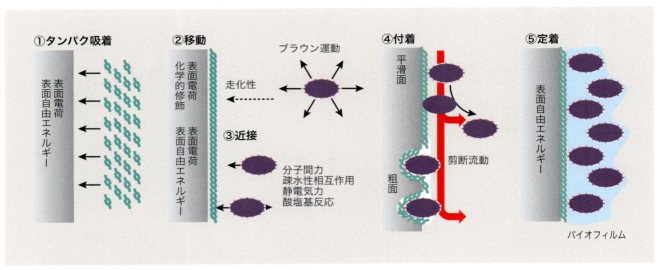

図1 材料表面への細菌付着・定着過程を示した模式図

インプラント表面性状と細菌感染

1 インプラント表面への細菌付着と定着

　原核細胞である細菌と，骨芽細胞などの真核細胞との違いを確認する．まず構造的な違いとして，細胞膜は真核細胞のようなリン脂質であるが，細菌はその外側に存在するペプチドグリカン層（細胞壁）により堅固な構造となっており，真核細胞に比べて変形しづらい．また，骨芽細胞などの真核細胞は材料表面に沈着した細胞接着性タンパク質と細胞接着分子であるインテグリンを介して接着する．一方，細菌の無生物表面への付着様式は細胞外基質タンパク質の沈着を必ずしも必要とせず[5]，ある種の細菌がもつ運動性を司る鞭毛，表面付着を司る線毛，細胞壁に存在するリポタイコ酸やリポ多糖と表面との間の物理化学的な相互作用に大きく依存するといわれている[6]．そして，骨芽細胞の大きさは約20～30μmであるが，口腔内細菌は1μm以下から数μmと小さいため，細菌は細胞よりも物質表面の物理化学的な力に大きな影響を受ける．

　物質表面への細菌定着過程は，①物質表面へのタンパク吸着，②移動，③近接（表面から数十nm程度の距離），④付着（表面から数nm以内の距離），⑤定着の5段階に分けて考えられる（図1）[7]．近接段階では比較的弱い力の物理化学的作用が生じるため可逆的であるが，付着段階や定着段階では強固な物理化学的結合が物質表面と細菌間に生じるので不可逆的になる．また付着段階で，ほとんどの細菌は重要な病原性因子であり，体液性・細胞性免疫から保護するため粘液（糖衣：グリコカリックス）を分泌する[8]．定着の段階で，堅固に付着した細菌が増殖しはじめ，バイオフィルムは発達する．また，一度形成されたバイオフィルム上に他の菌種も定着しはじめ，コロニーは徐々に大きくなる．この段階から，細菌同士の情報伝達（クオラムセンシング）も開始される[8]．

2 細菌の定着に関与する表面性状（図1）

細菌の付着および定着に影響を与える表面性状は骨結合能と同様に，自由エネルギー，化学的修飾，表面電荷および表面形状に集約できる．しかし，細菌と骨芽細胞ではサイズや生物学的反応性が異なるため，それらに対する反応性も多くの場合で様相が異なる．

(1) ぬれ性

ぬれ性に対する反応は菌種によって異なる．ぬれ性の高い表面は水中の浮遊細菌を表面に近づけてしまう[7]．一方，疎水性細菌はぬれ性の低い表面に多く付着する[9]．主要な口腔内細菌の多くは疎水性である[10,11]．材料表面と近接する細菌との間の物理化学的な引力よりも剪断力のほうが大きくなると，細菌は洗い流される[12]．また，ぬれ性の低い表面では，高い表面に比べてプラークの凝集が上手くいかず，バイオフィルムの形成が減少する可能性が報告されている[13]．これら文献的な知見から，ぬれ性と細菌付着との関連を考察すると，材料表面が超親水性のような極端に高いぬれ性を示す場合，細菌は近接するが，表面に付着する前に洗い流す力が働くため，細菌付着に対して抵抗を示す[14]．一方，適度なぬれ性の高さは細菌定着後のプラーク形成を助長させてしまう可能性があると解釈できる．

(2) 化学的修飾と表面電荷

チタンの生物学的老化の一現象として，炭化水素化合物のチタン表面への堆積がある．炭化水素化合物はほとんどが疎水性を示すため，ぬれ性が低下するとともに疎水性細菌が付着しやすくなる[15]．多くの細菌やタンパク質は中性領域で負に帯電する．それゆえ，材料表面と静電気的な引斥力が生じ，細菌の近接に影響を及ぼす．また，骨結合の機序と考えられるカルシウムなどの二価の陽イオンによる静電気的橋渡しは，細菌でも確認される[16]．化学的修飾と表面電荷は細菌と材料表面の可逆的反応に関わると考えられる．

(3) 表面形状

物質表面に窩があり，その中に細菌が存在すると，液流による剪断力を免れることになる．また，粗面はフラットな面に比べて，親水性および疎水性とも大きくなる[17]．さらに，フラットな表面に比べて，粗面はより大きな表面積を有する（たとえば，酸処理面は機械研磨面に比べて約20％表面積が大きい[18]）ため，表面固有の物理化学的性質をより大きく発揮することができる．

(4) 表面性状と細菌の定着に関する解釈

これら各種表面の性質に関して整理すると，ぬれ性は細菌の近接段階と定着段階（図1-③，⑤）で，炭化水素化合物の存在は細菌の近接段階と付着段階（図1-③，④），表面電荷と表面形状は細菌の近接段階（図1-③）で主に影響を及ぼすことがわかる．このうち表面電荷による静電気的引斥力は，ぬれ性による影響よりも一般的に弱いと考えられている[7]．骨芽細胞の足場となる細胞外基質タンパク質の多くは細菌も結合できる[19,20]ため，一見すると，骨結合能の高い表面は細菌付着も増大させてしまう危険性があるように思える．しかし，細菌とタンパク質の結合は細菌の付着段階（図1-④）で生じる現象であり，表面のぬれ性は沈着タンパク質層を通り越して細菌に影響することが知られている[21]．そのため，超親水性表面では仮に細胞外基質タンパク質がよく沈着したとしても，ぬれ性の影響を受け，細菌付着が抑制されると考えられる[14]．つまり，物理化学的性質である超親水性や炭化水素化合物の減少，正電荷が複合的に獲得されている表面

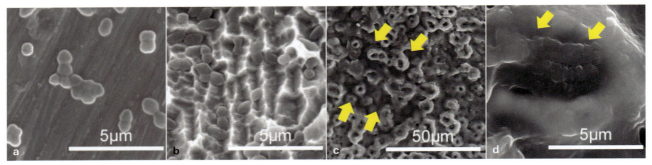

図2 機械研磨面（a）および酸処理面（b）上に付着した口腔内の代表的な初期付着菌群の一つである*S. sanguinis*．酸処理面では凹部に嵌り込む形で菌が付着していることに注意．インプラント周囲炎に罹患して撤去となったインプラント表面（c，d）．一面に広がったバイオフィルム（c矢印）が表面形態の孔内へ侵入していることに注意（d矢印）

では，骨結合能の増大と口腔内細菌の付着の抑制が両立可能と考えられる．

3 表面性状が細菌付着に与える影響と臨床との関わり

細菌感染と表面性状との関わりを，実際の臨床で用いるチタン材料に当てはめて整理する．インプラントは生体内に一度埋入されると，多くの組織や生化学的物質が表面に付着するため，表面の物理化学的な性質は消失すると考えたほうが妥当である．そのため，臨床において，超親水化や炭化水素化合物の減少などのチタンインプラントの物理化学的性質の複合的な改変は，インプラントの長期予後というよりも，むしろ手術時の感染予防という観点で重要であろう．さらに，インプラント体はもちろんこと，骨造成術で用いるチタンメッシュを表面改質する意義が大きいことも理解できる．

4 インプラント表面形状のジレンマ

それでは，インプラントの長期予後に表面性状はどのように関わるのであろうか．表面形状は骨結合後も失われない．どのような表面形状であっても，何らかの原因でインプラント骨内部が露出すると，インプラント表面はたちまち細菌の温床となる．その場合，表面形状がもつ付着細菌およびバイオフィルムの保持能が問題となる．鋭いエッジで，異方性に富み，頂部間距離の短い密な凹凸をもつサブミクロン粗さは骨結合を促進する．しかし一方で，細菌とほぼ同じ大きさの凹部も有する．機械研磨面のような平滑面では細菌は単に表面に乗っているだけのように見えるが，サブミクロン粗面ではあたかも凹部に自らの形態を適合させるように変化させて，細菌が嵌り込む（図2a, b）．また，それよりも粗さが低い多孔性表面であっても，孔部は細菌とほぼ同じかやや大きい程度のサイズであり，バイオフィルム形成の温床となりえる．実際にインプラント周囲炎で除去した表面を走査型電子顕微鏡で観察すると，孔内にバイオフィルムが入り込んでいる様子が観察される（図2c, dの矢印）．細菌は細胞壁により硬く潰れにくいため，粗面に嵌り込むと容易に除去できないことが理解できる．実際，機械研磨面より粗面からの細菌は除去されにくい[22〜24]．骨結合能を確実に向上させるサブミクロン粗面は，同時に細菌保持能も高く，感染すればバイオフィルムの除去は困難であると言える．

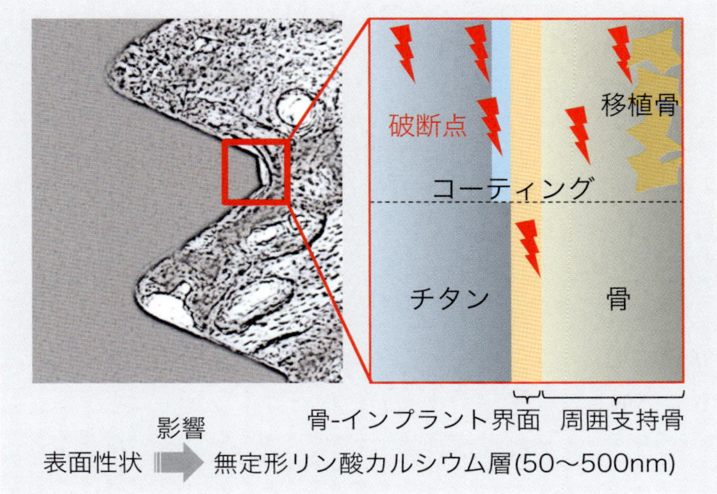

インプラント表面性状のジレンマとその克服戦略 04

図3 インプラント周囲組織の物理的破壊が起こりうる箇所を示した模式図

表1 ナノインデンテーションによる表面硬度

表面	硬度（GPa）
多孔性陽極酸化	1.4 ± 0.2
HAコーティング（プラズマスプレー法）[※1]	2.7〜4.0
ヒト上顎骨[※2]	0.52
ヒト下顎骨[※2]	0.59

（※1の値はGross 2010[31]，※2の値はSeong 2009[32]より）

インプラント周囲組織の物理的破壊と表面性状

　次にオーバーロードと表面性状との関係をみていく．オーバーロードとは，インプラント周囲組織の負担能力や修復能力を超えるほどの荷重破壊がインプラント周囲組織に生じる現象といわれている．インプラント周囲組織の物理的破壊が生じる状況は，①インプラント体の破壊，②インプラント表面の崩壊，③インプラント-骨界面の破壊，④周囲骨組織の直接的破壊（移植材料と骨組織間での破壊も含む）に分けられる（図3）．このうち，①インプラント体の破壊については，インプラント体の材質（純チタンか合金か），アバットメントの構造および連結方式が関わる．また，④支持骨組織内の骨移植材料周囲での破壊に関しては，骨移植材料の性質（生体親和性，骨伝導能）に左右される．

1 Additive表面は物理的な破壊を受けやすい

　インプラント表面形状は製造過程上，チタンの母材を種々の方法で削るSubtractive表面と，母材と何かを結合させるAdditive表面に分けられる[25]．Subtractive表面にはブラスト表面や酸処理面などがあり，Additive表面にはハイドロキシアパタイト（HA）コーティングや多孔性陽極酸化コーティングなどがある．インプラント表面の破壊は，このコーティング表面で起こる．たとえば，HAコーティング歯科用インプラントは従来，プラズマスプレー方式でコーティングされているが，文献的にHA-プラズマスプレーコーティングでは技術上避けられない構造的問題点が指摘されている．コーティング厚みは約50μmと厚いため，応力がコーティング内部にかかりやすい．また，HA密度，結晶性，純度も不均一なものになりやすい[26]．また，結晶性のない，溶解度が高く，機械的強度も脆弱なリン酸カルシウム層（無定形層，amorphous layer）がチタン-コーティ

ング界面部に形成されやすい[27]．そして，チタン表面とは共有結合などで化学的に結合していない．このようなチタン-コーティング間やコーティング内構造の物理的強度の脆弱性が指摘された．

それゆえ，さまざまな改良がなされてきた．たとえば，高結晶化HAコーティングはコーティング時の温度調節により，従来のHAコーティングよりもコーティング中の結晶性HAの含有率を向上させ，溶解度を低下させている[28]．しかし，プラズマスプレーコーティングを採用しているため，その膜厚は従来のものと変わりない．また，論文上のデータも生体内で溶解による構造崩壊の懸念を払拭できるほどの構造的安定化が達成されているのかについては疑問が残る[28]．

多孔性陽極酸化コーティングも同様に，機械的な強度に懸念が残る．同コーティングの膜厚は5μm程度であり，酸化チタンで構成されている[29]．ポリウレタン発泡ブロックを用いた模型埋入実験で，多孔性陽極酸化コーティング面は，スレッド頂部のコーティングが広範囲に剥がれ，下地のチタンが剥き出しになり，また埋入窩表面にコーティングのデブリスが食い込んでいた[30]．多孔性陽極酸化表面をナノインデンテーションというナノ押し込み試験で実際に得られた値（表1）は，同一規格で測定されたHAコーティング（プラズマスプレー法）の値[31]よりも低く，また上顎および下顎皮質骨の値[32]の2～3倍弱程度であった．埋入時に過大なトルクをかけた場合，スレッド頂部のコーティング表面が剥がれてしまう危険性があることは想像に難くない．HAや酸化チタンという生体親和性が高い材料であっても，コーティング層の剥離によって生じたミクロデブリスにより非感染性炎症反応と骨融解を引き起こす可能性は十分にある[33,34]．それゆえ，Additive表面はSubtractive表面に比べ，インプラント表面の破壊という観点で考えると不利であり，さらなる改良の余地があると論理的に結論づけることができる．

2 インプラント周囲組織の崩壊を防ぐための表面性状開発の今後の展開予想

鶏が先か，卵が先か．「経年的なインプラント周囲骨の吸収は必ずあるものとして，少なくともインプラント頸部領域はバイオフィルムを除去しやすい平滑面であるべきだ」という主張がある一方で，「骨吸収を起こさないようにインプラント周囲組織の永続性を保つマネジメントをすべきで，できるだけ骨結合能が高い表面性状を用いるべきだ」という主張もある．どちらも正当性があるため，二元論では結論がつかず，患者・術者の背景により選択されると思われる．しかし，経年的な骨吸収は機械研磨面インプラントにより出された概念であり，現在のサブミクロン粗面の表面性状で生じるかは疑問である．実際，機械研磨面は粗面に比べて早期脱落の傾向があり[35,36]，これまで述べてきたインプラント表面性状の生物学的原理の妥当性が示されている．また今後，補綴治療は咀嚼機能だけでなく審美性の回復と維持に対するニーズがより高まることが予想され，インプラント喪失はもちろんのこと，インプラント周囲組織の形態が損なわれないようにすることがより一層求められるであろう．

3 インプラント周囲軟組織の封鎖の現状

インプラント周囲の細菌感染の経路はインプラント周囲溝となる．そのため，インプラント周囲軟組織の封鎖性の向上は，経年的なインプラント周囲組織の細菌感染を防ぐ手立ての一つとなる．

インプラント表面性状のジレンマとその克服戦略 04

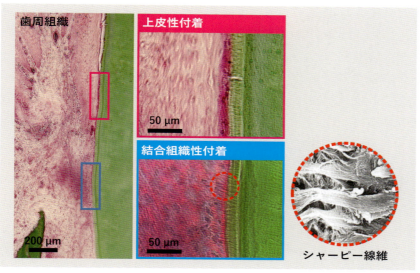

図4　歯周組織での上皮性付着と結合組織性付着（白兎上顎中切歯周囲歯周組織の非脱灰切片，Villanueva-Goldner染色）

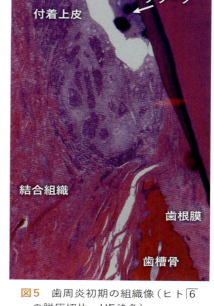

図5　歯周炎初期の組織像（ヒト6の脱灰切片，HE染色）

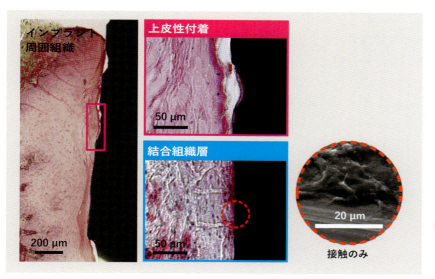

図6　機械研磨面チタンアバットメント周囲組織での上皮性付着と結合組織層（白兎上顎中切歯周囲歯周組織の非脱灰切片，Villanueva-Goldner染色）

　歯周組織の付着歯肉は，上皮性付着と結合組織性付着とで歯根面に付着している（図4）．上皮性付着はエナメル質や一部セメント質への付着上皮の細胞接着により形成される．一方，結合組織性付着は歯肉線維とセメント質もしくは歯槽骨骨膜間での細胞外基質同士の機械的嵌合および化学的結合により形成される．歯肉結合組織や骨膜から伸びる歯肉線維が歯根表面で垂直的に走行するとともに，シャーピー線維としてセメント質内に封入される．歯（根）面に対する付着力は，上皮性付着[37]よりも結合組織性付着のほうが高い[38]．また，上皮性付着を成す細胞付着は炎症などにより比較的容易に剝離するが，結合組織性付着は炎症抵抗性がより高く，付着上皮の深部増殖を防ぐ[39,40]．ヒト歯周組織切片を観察すると，顕著な慢性炎症細胞浸潤により崩壊した付着上皮に対し，シャーピー線維構造から続く歯根面から垂直に走行する歯肉線維が炎症の深部拡大を防ぐ壁となり，歯周組織の崩壊に抵抗していることがみてとれる（図5）．

インプラント周囲組織では，上皮性付着は存在する[41, 42]が，健全な歯周組織におけるテーパー状の付着上皮とは大きく異なり，長い付着上皮に類似した形態をとる[43]（**図6**）．組織学的にインプラント周囲上皮は，歯周組織の付着上皮に比べてヘミデスモゾーム形成に関与するタンパク質の発現が弱く[44]，内側基底板に欠陥があるとされている[45]．また，歯周組織の付着上皮では歯根に面する内側基底板全面に特異的接着性糖タンパク質であるラミニン-5が発現するのに対し，インプラント周囲上皮の内側基底板に相当する部位ではラミニン-5の発現が上皮底部（根尖側）に限局することが示されている[46]．これら組織学的特徴から，インプラント周囲上皮の封鎖性は歯周組織の付着上皮よりも弱いと考えられている[47]．

一方，結合組織性付着はインプラント周囲組織には存在せず，歯周組織に比べてインプラント周囲組織は封鎖性に乏しい[48]．インプラント周囲結合組織はセメント質がないため，インプラント表面とシャーピー線維様構造を形成せず，また表面に対し垂直的に走行するコラーゲン線維束もない．一般的にインプラント表面近傍領域では，線維芽細胞に乏しく，線維が表面に対して水平に走行する瘢痕様組織であり，その外側ではさまざまな方向に歯肉線維が走行するといわれている[49]．また，インプラント周囲の結合組織は血管に乏しいため[50]，歯周組織に比べて歯肉溝浸出液量が少ない[51]．歯周炎の早期では結合組織性付着の防御により炎症が付着上皮直下に限局する[52]のに対し，インプラント周囲炎では結合組織から骨組織まで炎症が波及する[53]．これらのような組織学的および生理学的欠陥が，インプラント周囲軟組織の三次元的形態安定性と炎症抵抗性の低下[54]に関与していると考えられる．

近年，インプラント粘膜貫通部にミクロサイズの粗面と溝[55～57]を付与した表面は結合組織性付着を獲得する[56]という報告がなされた．この表面では，線状形態の凸部に沿って線維芽細胞が配向および遊走するContact guidance現象を利用する[58]ことで，歯肉線維の垂直的配向を図っている．3年経過例で，粘膜貫通部にミクロサイズの溝を付与した表面は，機械研磨面に比べてプロービング深さを減少させたことが報告されている[59]．しかし，インプラント-歯肉界面では，歯肉線維がミクロン粗面の突起に絡みつくのみで，表面内へ歯肉線維の断端が封入されたシャーピー線維様構造は形成しておらず，結合組織性付着とは言い難い[60]．元来，歯肉線維はチタンプラズマスプレー（TPS）表面のようなサブミリレベルから酸処理面のようなミクロレベルの粗面に対して垂直に走行する傾向にある[61, 62]．加えて，ミクロン粗面上に形成された線維芽細胞の細胞外基質は，機械研磨面上よりも強く付着するが，化学的もしくは機械的剥離力により比較的容易に剥離する[63]．さらに，ミクロン粗面は細菌付着を著しく増大させる[64]ため，粘膜貫通部に応用しにくい．

一方，他のアプローチとして，表面のぬれ性向上による歯肉線維の垂直的配向が試みられている[65]．しかし，ぬれ性を向上させたとしても，プロービング圧を増加すると，結合組織層は剥離することが組織学的に示されている[66]．これらのことから，歯周組織様の結合組織性付着を獲得する臨床的手法はなく，また粘膜貫通部表面に結合組織の接合力を高めるミクロン粗面を付与したとしても，細菌感染に対する感受性の増大は避けられない．粘膜貫通部表面は骨内部表面よりも口腔内に露出しやすく，一度露出した場合，ミクロン粗面上の感染除去は極めて困難となる．さらに，チタンミクロン粗面～サブミクロン粗面上よりもチタン平滑面上で上皮細胞接着性が高い[67, 68]．したがって，

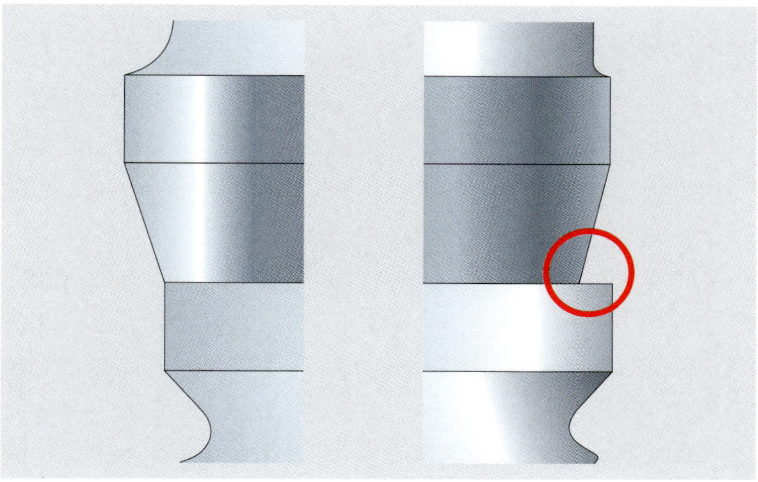

図7 通常のアバットメント-インプラント連結様式（左）とプラットフォームスイッチングでの連結様式（右）の模式図．プラットフォームスイッチングではインプラント径よりも細い径のアバットメントを用いて赤丸でみられるような水平的段差をつける

リスク対効果の観点から，粘膜貫通部には平滑面を付与するのが妥当であろう．そして，粘膜貫通部に平滑面を付与する場合，歯肉線維の垂直的配向は期待できないため，上皮性付着を強化する工夫を施すことが，現時点でのインプラント周囲軟組織における封鎖性向上の方策となる．近年，細菌感染リスクを増悪させずに，インプラント表面の結合組織性付着を達成する可能性を示したチタンナノ表面が報告されている[63,69]．将来的な臨床応用の展開を期待したい．

4 インプラント周囲上皮性付着の強化に関わる因子

上皮性付着は材料表面に対する細胞付着である．それゆえ，インプラント周囲上皮性付着の強化のためには，付着上皮の深部伸展防止と付着力向上を図る必要がある．

(1) アバットメント-インプラント接合部の構造

アバットメント-インプラント接合部の微小隙がインプラント周囲軟組織の構造に関与することは知られている．粘膜貫通部で接合するSubmergedインプラントでは，粘膜貫通部上で接合するNon-submergedインプラントに比べて，付着上皮はより長く，接合部よりも根尖方向へ伸展する[49,70]．この原因として，アバットメント-インプラント接合部での口腔内細菌の定着が示唆されている[71~73]．現在の内部連結構造では，細菌由来のエンドトキシンの漏洩を防げない[74,75]ことから，アバットメント-インプラント接合部での口腔内細菌の定着を可及的に回避するため，より歯冠側へ上皮性付着を位置する必要がある．

その方策の一つとして，十分な周囲骨量が存在する前提で，プラットフォーム径よりも細いデザインのアバットメントを使用するプラットフォームスイッチング（PS）の有効性が示されている．0.3～0.5mmの水平的段差を付与する（図7）と，インプラント周囲付着上皮の根尖端はアバットメント-インプラント接合部を超えないことが動物実験的に示されている[76]．しかし，結合組織層の厚みはPSの有無で変わらない[77]．また，PS部で0.4mm以上の段差を付与するとインプラント周囲骨吸収を抑えることが臨床研究で証明されている[78]．それゆえ，解剖学的および力学的条件が許容すればPSの応用はインプラント周囲付着上皮の深部伸展防止に有効と考えられる．

(2) 上部構造の固定方法

インプラント径が太い場合や，上部構造のマージンが歯肉縁下深くに及ぶ場合，セメント固定式ではセメントが残留しやすい[79~81]．仮着セメントを用いた場合，約60％のインプラントでセメントの残留が報告されている[82]．残留セメントは細菌付着の温床となり[83]，インプラント周囲軟組織に炎症を引き起こす[82]．微量の残留セメントの検出は臨床上不可能であるため，近年，スクリュー固定の有効性が再確認されている．

一方で，アバットメントの着脱回数がインプラント周囲上皮性付着の安定性に影響を与えることが報告されている．イヌの実験で，アバットメント-インプラント接合部をアルコール消毒したとしても，月に1回の着脱を5回繰り返すと，付着上皮の深部増殖が引き起こされる[84]．類似した動物実験系でも，アバットメント装着から4，6週後の2回の着脱で，付着上皮の深部増殖が確認されている[85]．さらに，微小隙の大きさに関わらず，微小動揺するアバットメントでは付着上皮が深部増殖する[86]．これらのことから，一度剥離したインプラント周囲付着上皮では，接着性が低下することが示唆される．これら基礎研究の結果を受け，2次手術時にヒーリングアバットメントや暫間アバットメントを設置せず，最終アバットメントのみ一度だけ接合し，即時に上部構造を装着する補綴手技が試みられており，インプラント周囲軟組織の安定性を向上させる臨床結果が得られている[87, 88]．しかし，特にスクリュー固定式では，上部構造の製作が困難となる．

今後，アバットメントの着脱による付着上皮の深部増殖の生物学的機序の解明とともに，着脱の許容回数の特定と補綴プロトコルの整備が必要であろう．

(3) 粘膜貫通部表面の材質

上皮細胞の付着性は材質によって異なる．イヌの動物実験では，アルミナセラミックスや純チタンの粘膜貫通部表面に比べて，金合金や陶材表面では付着上皮の深部増殖を認めた[89]．サルの実験では光学顕微鏡的に，周囲軟組織の封鎖性はチタン表面とジルコニア表面とで差は認められなかった[90]．一方，白金加金表面は，チタン表面やジルコニア表面と比べて付着上皮の深部増殖を認めた[91]．また，白金加金表面では，より多くの白血球が結合組織層に認められた．細胞培養下で，純チタンはコバルトクロム合金よりも上皮細胞および線維芽細胞の接着性が高かった[92]．以上の基礎研究結果から，インプラント粘膜貫通部表面の材質としては純チタンもしくはジルコニアの選定が妥当と考えられる．

さらに，ヒーリングキャップ周囲歯肉の免疫組織化学的評価を行った臨床研究[93]において，チタンキャップ周囲歯肉のほうがジルコニアキャップ周囲よりも，結合組織中の微小血管の量や血管新生のマーカーであるvascular endothelial growth factorの産生量が増加していたが，結合組織中の炎症メディエーターであるNutric oxide-1や-3といった窒素酸化物の産生も増加していた．これは，チタンの細菌付着性の高さに起因した歯肉炎と考察されている．アバットメントや試験用ディスクを口腔内に留置し，付着細菌数を計測したいくつかの臨床研究結果[94~97]から，チタンは少なくともジルコニアと同等以上の細菌付着性を示す．これらの結果から，材料学的にはジルコニアアバットメントが上皮性付着の向上に有効かもしれない．一方で，ジルコニアアバットメントは，チタンアバットメントよりも，チタンインプラント-アバットメント界面部の摩耗を引き起こす[98, 99]ことから，摩耗粉による炎症に注意を要することをつけ加える．

インプラント表面性状のジレンマとその克服戦略 04

（4）表面の除染と改質

　アバットメント粘膜貫通部の汚染状態は上皮細胞の付着性に影響を与える[100]．チタンだけでなく，コバルトクロム合金，ジルコニアも表面加工直後から大気中の炭化水素化合物が沈着し，生物学的活性が落ちる（生物学的老化）[101〜104]．さらに，技工作業の過程でアミノアルコールをはじめとした多量の炭化水素化合物が付着する[105]．表面に沈着した炭化水素化合物は細胞接着を阻害する[106]だけでなく，細菌付着を促す[15]．表面に自然に付着する炭化水素化合物は数nmと考えられ[107]，可視的な汚染はもとより，不可視的沈着を効果的に除去することが求められる．しかし，水洗では除去できず[108]，化学溶液を用いた洗浄では粘膜貫通部の表面形状を変化させてしまう可能性がある．近年，高エネルギー光線を用いた金属やセラミック表面の除染方法が検討されている．たとえば，酸素プラズマ処理は，有機溶媒処理に比べて，機械研磨チタン表面に存在する炭素を著しく減少させることが知られている[109]．酸素プラズマ処理はジルコニア表面のヒト口腔粘膜細胞による細胞接着分子の発現を増加させ，初期付着を向上させることが示されている[110]．

インプラント周囲組織の永続性のための軟組織強化

　それでは，インプラント周囲組織の永続性のためにどのような戦略を立てるべきであろうか．細菌共存下における材料表面への細胞付着は細菌付着との競争であり[111]，インプラント周囲上皮性付着の成立のためには，細菌付着より早く，付着上皮が細胞接着しなければならない．

　現在，多くの基礎研究および臨床研究でチタンインプラントの骨結合能の向上が示されている，短波長紫外線を用いた光機能化の粘膜貫通部への応用が期待されている．光機能化はチタン表面上の炭化水素化合物を直接的および間接的に分解し[112]，チタン表面の超親水化および正電荷への転換[113]をもたらす．特にチタン表面に対する骨芽細胞の細胞接着性を著しく向上させ，一度付着した細胞が剥離しにくい状態となる[114, 115]．チタン合金[116]やコバルトクロム合金[102]，ジルコニア[101, 103]でも光機能化の効果は確認されており，インプラント粘膜貫通部材料への用途は広い．さらに光機能化により，チタン表面上への細菌初期付着やプラーク形成が遅延することが示されている[14, 117]．二次手術時に設置したチタンヒーリングアバットメントの表面を粘膜治癒後に観察すると，光機能化を施したものには上皮細胞付着の痕跡が認められたのに対し，通常のものでは認められなかった（図8）．また，通常のものでは歯肉縁下深くまでプラークが付着していたのに対し，光機能化したものではプラークの付着が歯肉縁にとどまっていた．光機能化をインプラント粘膜貫通部に応用することにより，分子レベルでの除染が可能となるだけでなく，物理化学的性質が複合的に変化するように表面改質され，細胞付着性向上と細菌付着抑制が両立し，上皮性付着が強化されることが示唆される．

インプラント周囲上皮性付着の強化が示唆される症例（Case 1）

　57歳，男性．⎿4 5 7部にインプラント埋入を行った．埋入後9カ月で2次手術を行い，テンポラリーアバットメントに歯科用PMMAレジンによる暫間補綴装置を仮着し，その1カ月後にはスクリュー固定式の暫間補綴装置に交換した．暫間補綴装着3年後の周

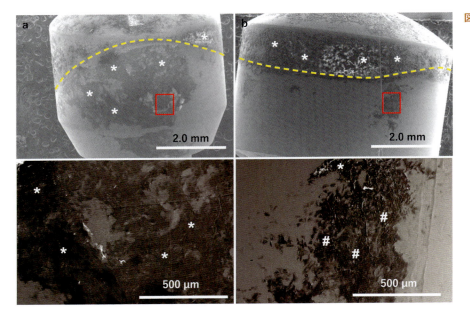

図8 装着1週間後のヒーリングキャップ表面のSEM写真（船登症例）．通常のもの（a）では，上皮細胞付着の痕跡を認めず，プラーク（＊）が歯肉縁下まで多量に付着していたが，光機能化したもの（b）では，上皮細胞付着の痕跡（＃）を認め，プラークの付着は歯肉縁上までにとどまっていた

Case 1 インプラント周囲上皮性付着の強化が示唆される症例

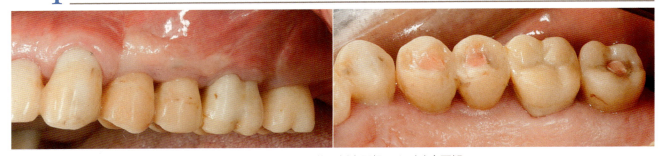

1-1，1-2　インプラント暫間補綴装置装着から2年10カ月後の側方面観および咬合面観

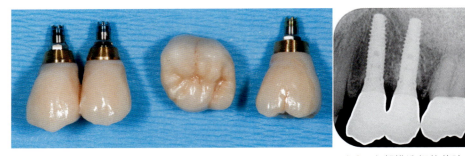

1-3　最終補綴装置

1-4　上部構造仮装着時のデンタルX線写真

囲歯肉に炎症所見は認められなかった（1-1，1-2）．セメントの残留を防ぐため，最終補綴装置の上部構造はスクリュー固定式とし，チタンアバットメントにジルコニアのフレームを接着する2ピース構造の上部構造を製作した（1-3）．上部構造にスチーマーによる可視的な汚染物の除去を行った後，光機能化を行い，直ちにチタンスクリューにより仮装着した．X線的に上部構造の適合は良好であった（1-4）．仮装着1カ月後，周囲歯肉に炎症所見はなく，上部構造と周囲歯肉の形態は調和していた（1-5）．仮装着よ

インプラント表面性状のジレンマとその克服戦略 04

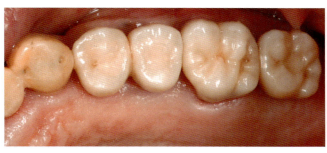

1-5 上部構造仮装着1カ月後の側方面観および咬合面観

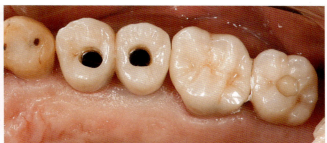

1-6 上部構造仮装着10カ月後の咬合面観

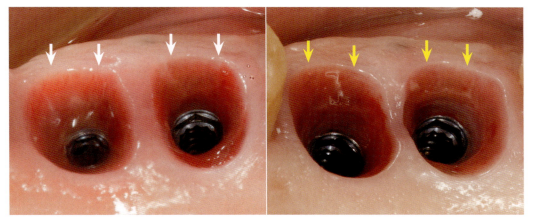

1-7, 1-8 インプラント暫間補綴装置装着から2年10カ月後（1-7）と上部構造仮装着10カ月後（1-8）の周囲歯肉内縁．PMMAレジンによる暫間補綴装置装着後の内縁上皮ではやや炎症を認める（1-7 白矢印）のに対し，光機能化を施したチタンとジルコニアのカスタムアバットメント装着後の内縁上皮では炎症はなく，上部構造への強い付着を示唆する圧痕が認められた（1-8 黄色矢印）

り10カ月後，プラークの付着はほとんど認められず，周囲歯肉の状態は良好であった（1-6）．本装着のため，上部構造を一度撤去したところ，暫間補綴装置撤去時に認められた歯肉縁下プラークと悪臭，出血は全く認められなかった．暫間補綴装置装着3年後では，インプラント周囲溝内縁上皮はやや発赤および腫脹していた（1-7 白矢印）のに対し，上部構造仮装着10カ月後の内縁上皮では発赤や腫脹は全く認めらなかった（1-8）．さらに，上部構造の歯肉縁下形態がよりレスカントゥアであったにも関わらず，上部構造カラー部の圧痕が確認され（1-8 黄色矢印），その形態は再装着時まで保持されており，歯肉の補綴装置への密着度の高さと封鎖性の強化が示唆された．その後，ISQ値の測定と上部構造のチェックを行い，再度，スチーマー処理と光機能化を行った後，ゴールドタイトスクリューを20Ncmで締結して上部構造を本装着した．

まとめ

- インプラント表面の超親水化と炭化水素化合物付着の低減は，短期的なインプラント体への細菌付着減少に寄与する．
- 過荷重によるインプラント表面の破壊を回避するうえで，現状では骨内部のインプラント表面としてはSubtractive表面の使用が有効となる．

- 現在，インプラント周囲軟組織の封鎖性を高めるためには，平滑面のアバットメントでインプラント周囲上皮性付着の強化を図ることが妥当である．
- インプラント周囲上皮性付着の強化を図る方法としては，十分なインプラント周囲骨量の存在下で，①PSを可及的に行うこと，②アバットメントの着脱回数を極力減らすこと，③セメントの残留を回避すること，④粘膜貫通部表面はチタンもしくはジルコニアを用いること，⑤細菌付着の抑制と付着上皮の細胞接着性を高めるために，超親水化と炭化水素化合物付着の低減などを成立させる表面改質を行うことが有効な方策となる．

文献

1) Albrektsson T, et al. Oral implant surfaces: Part 2 – review focusing on clinical knowledge of different surfaces. *Int J Prosthodont*. 2004; **17**: 544-564.
2) Lang NP, et al. Consensus statements and recommended clinical procedures regarding implant survival and complications. *Int J Oral Maxillofac Implants*. 2004; **19** Suppl:150-154.
3) Derks J, et al. Effectiveness of implant therapy analyzed in a Swedish population: prevalence of peri-implantitis. *J Dent Res*. 2016; **95**: 43-49.
4) Derks J, et al. Effectiveness of implant therapy analyzed in a Swedish population: early and late implant loss. *J Dent Res*. 2015; **94**: 44S-51S.
5) Anselme K, et al. The interaction of cells and bacteria with surfaces structured at the nanometre scale. *Acta Biomater*. 2010; **6**: 3824-3846.
6) Smets B, et al. Surface physicochemical properties of Pseudomonas fluorescens and impact on adhesion and transport through porous media. *Colloids Surf B Biointerfaces*. 1999; **14**: 121-139.
7) Teughels W, et al. Effect of material characteristics and/or surface topography on biofilm development. *Clin Oral Implants Res*. 2006;**17** Suppl 2:68-81.
8) Socransky SS, et al. Dental biofilms: difficult therapeutic targets. *Periodontol 2000*. 2002; **28**: 12-55.
9) Mabboux F, et al. Surface free energy and bacterial retention to saliva-coated dental implant materials – an *in vitro* study. *Colloids Surf B Biointerfaces*. 2004; **39**: 199-205.
10) van der Mei H, et al. A reference guide to microbial cell surface hydrophobicity based on contact angles. *Colloids and Surfaces B: Biointerfaces*. 1998; **11**: 213-221.
11) Kozlovsky A, et al. Cell surface hydrophobicity of Actinobacillus actinomycetemcomitans Y4. *J Clin Periodontol*. 1987; **14**: 370-372.
12) Hirota K, et al. MPC-polymer reduces adherence and biofilm formation by oral bacteria. *J Dent Res*. 2011; **90**: 900-905.
13) Busscher HJ, et al. Initial microbial adhesion is a determinant for the strength of biofilm adhesion. *FEMS Microbiol Lett*. 1995; **128**: 229-234.
14) Yamada Y, et al. Reduction of biofilm formation on titanium surface with ultraviolet-C pre-irradiation. *J Biomater Appl*. 2014; **29**: 161-171.
15) Rosenberg M. Microbial adhesion to hydrocarbons: twenty-five years of doing MATH. *FEMS Microbiol Lett*. 2006; **262**: 129-134.
16) Huang R, et al. Bacterial interactions in dental biofilm. *Virulence*. 2011; **2**: 435-444.
17) Hitchcock S, et al. Some effects of substrate roughness on wettability. *Journal of Material Science*. 1981; **16**: 714-732.
18) Ogawa T, et al. Ti nano-nodular structuring for bone integration and regeneration. *J Dent Res*. 2008; **87**: 751-756.
19) Massey RC, et al. Fibronectin-binding protein A of *Staphylococcus aureus* has multiple, substituting, binding regions that mediate adherence to fibronectin and invasion of endothelial cells. *Cell Microbiol*. 2001; **3**: 839-851.
20) Murakami Y, et al. *Porphyromonas gingivalis* fimbrillin is one of the fibronectin-binding proteins. *Infect Immun*. 1996; **64**: 2571-2576.
21) Sipahi C, et al. The effect of acquired salivary pellicle on the surface free energy and wettability of different denture base materials. *J Dent*. 2001; **29**: 197-204.
22) Quirynen M, et al. The influence of surface roughness and surface-free energy on supra- and subgingival plaque formation in man. A review of the literature. *J Clin Periodontol*. 1995; **22**: 1-14.
23) Quaranta A, et al. Er:Yag Laser application on titanium implant surfaces contaminated by *Porphyromonas gingivalis*: an histomorphometric evaluation. *Minerva Stomatol*. 2009; **58**: 317-330.
24) Goncalves F, et al. Effectiveness of 980-mm diode and 1064-nm extra-long-pulse neodymium-doped yttrium aluminum garnet lasers in implant disinfection. *Photomed Laser Surg*. 2010; **28**: 273-280.
25) Miloro M, et al. The science of osseointegration. *In*: Peterson's Principles of Oral and Maxillofacial Surgery. 3rd ed. Miloro M ed. Shelton. 2012; 229-268.

26) Geesink RG. et al. Osteoconductive coatings for total joint arthroplasty. *Clin Orthop Relat Res*. 2002;(395): 53-65.
27) Gross KA, et al. Amorphous phase formation in plasma-sprayed hydroxyapatite coatings. *J Biomed Mater Res*. 1998; **39**: 407-414.
28) Burgess AV, et al. Highly crystalline MP-1 hydroxylapatite coating. Part I: *In vitro* characterization and comparison to other plasma-sprayed hydroxylapatite coatings. *Clin Oral Implants Res*. 1999; **10**: 245-256.
29) Sul YT, et al. Surface characteristics of electrochemically oxidized implants and acid-etched implants: surface chemistry, morphology, pore configurations, oxide thickness, crystal structure, and roughness. *Int J Oral Maxillofac Implants*. 2008; **23**: 631-640.
30) Mints D, et al. Integrity of implant surface modifications after insertion. *Int J Oral Maxillofac Implants*. 2014; **29**: 97-104.
31) Gross KA, et al. Evaluation of commercial implants with nanoindentation defines future development needs for hydroxyapatite coatings. *J Biomed Mater Res B Appl Biomater*. 2010; **93**: 1-8.
32) Seong WJ, Elastic properties and apparent density of human edentulous maxilla and mandible. *Int J Oral Maxillofac Surg*. 2009; **38**: 1088-1093.
33) Duffy P, et al. Premature wear and osteolysis in an HA-coated, uncemented total hip arthroplasty. *J Bone Joint Surg Br*. 2004; **86**: 34-38.
34) Bi Y, et al. Adherent endotoxin on orthopedic wear particles stimulates cytokine production and osteoclast differentiation. *J Bone Miner Res*. 2001; **16**: 2082-2091.
35) Esposito M, et al. Interventions for replacing missing teeth: different types of dental implants. *Cochrane Database Syst Rev*. 2014; (7): CD003815.
36) Chrcanovic BR, et al. Factors Influencing Early Dental Implant Failures. *J Dent Res*. 2016; **95**: 995-1002.
37) Werfully S, et al. Tensile strength, histological and immunohistochemical observations of periodontal wound healing in the dog. *J Periodontal Res*. 2002; **37**: 366-374.
38) Messer RL, et al. Attachment of human epithelial cells and periodontal ligament fibroblasts to tooth dentin. *J Biomed Mater Res A*. 2006; **79**: 16-22.
39) Harrison JW, et al. Wound healing in the tissues of the periodontium following periradicular surgery. I. The incisional wound. *J Endod*. 1991; **17**: 425-435.
40) Squier CA, et al. The relationship between soft tissue attachment, epithelial downgrowth and surface porosity. *J Periodontal Res*. 1981; **16**: 434-440.
41) Abrahamsson I, et al. The peri-implant hard and soft tissues at different implant systems. A comparative study in the dog. *Clin Oral Implants Res*. 1996; **7**: 212-219.
42) Moon IS, et al. The barrier between the keratinized mucosa and the dental implant. An experimental study in the dog. *J Clin Periodontol*. 1999; **26**: 658-663.
43) Berglundh T, et al. The soft tissue barrier at implants and teeth. *Clin Oral Implants Res*. 1991; **2**: 81-90.
44) Carmichael RP, et al. Quantitative immunohistochemical analysis of keratins and desmoplakins in human gingiva and peri-implant mucosa. *J Dent Res*. 1991; **70**: 899-905.
45) Ikeda H, et al. Difference in penetration of horseradish peroxidase tracer as a foreign substance into the peri-implant or junctional epithelium of rat gingivae. *Clin Oral Implants Res*. 2002; **13**: 243-251.
46) Atsuta I, et al. Ultrastructural localization of laminin-5 (gamma2 chain) in the rat peri-implant oral mucosa around a titanium-dental implant by immuno-electron microscopy. *Biomaterials*. 2005; **26**: 6280-6287.
47) Ikeda H, et al. Ultrastructural and immunoelectron microscopic studies of the peri-implant epithelium-implant (Ti-6Al-4V) interface of rat maxilla. *J Periodontol*. 2000; **71**: 961-973.
48) Lindhe J, et al. Experimental breakdown of peri-implant and periodontal tissues. A study in the beagle dog. *Clin Oral Implants Res*. 1992; **3**: 9-16.
49) Buser D, et al. Soft tissue reactions to non-submerged unloaded titanium implants in beagle dogs. *J Periodontol*. 1992; **63**: 225-235.
50) Berglundh T, et al. The topography of the vascular systems in the periodontal and peri-implant tissues in the dog. *J Clin Periodontol*. 1994; **21**: 189-193.
51) Bhardwaj S, et al. Comparative volumetric and clinical evaluation of peri-implant sulcular fluid and gingival crevicular fluid. *J Periodontal Implant Sci*. 2013; **43**: 233-242.
52) Carcuac O, et al. Experimental periodontitis and peri-implantitis in dogs. *Clin Oral Implants Res*. 2013; **24**: 363-371.
53) Carcuac O, et al. Composition of human peri-implantitis and periodontitis lesions. *J Dent Res*. 2014; **93**: 1083-1088.
54) Berglundh T, et al. Are peri-implantitis lesions different from periodontitis lesions? *J Clin Periodontol*. 2011; **38** Suppl 11: 188-202.
55) Nevins M, et al. Histologic evidence of a connective tissue attachment to laser microgrooved abutments: a canine study. *Int J Periodontics Restorative Dent*. 2010; **30**: 245-255.
56) Nevins M, et al. Human histologic evidence of a connective tissue attachment to a dental implant. *Int J Periodontics Restorative Dent*. 2008; **28**: 111-121.
57) Shin SY, et al. Influence of a microgrooved collar design on soft and hard tissue healing of immediate implantation in fresh extraction sites in dogs. *Clin Oral Implants Res*. 2010; **21**: 804-814.
58) Meyle J, et al. Fibroblast anchorage to microtextured surfaces. *J Biomed Mater Res*. 1993; **27**: 1553-1557.

59) Pecora GE, et al. Clinical evaluation of laser microtexturing for soft tissue and bone attachment to dental implants. *Implant Dent*. 2009; **18**: 57-66.

60) Klinge B, et al. Soft-tissue integration of implants. Consensus report of Working Group 2. *Clin Oral Implants Res*. 2006; **17** Suppl 2: 93-96.

61) Listgarten MA, et al. Periodontal tissues and their counterparts around endosseous implants [corrected and republished with original paging, article orginally printed in Clin Oral Implants Res 1991 Jan-Mar;2(1):1-19]. *Clin Oral Implants Res*. 1991; **2**: 1-19.

62) Schroeder A, et al. The reactions of bone, connective tissue, and epithelium to endosteal implants with titanium-sprayed surfaces. *J Maxillofac Surg*. 1981; **9**: 15-25.

63) Kato E, et al. Periodontal-like gingival connective tissue attachment on titanium surface with nano-ordered spikes and pores created by alkali-heat treatment. *Dent Mater*. 2015; **31**: e116-130.

64) Quirynen M, et al. Infectious risks for oral implants: a review of the literature. *Clin Oral Implants Res*. 2002; **13**: 1-19.

65) Schwarz F, et al. Histological and immunohistochemical analysis of initial and early subepithelial connective tissue attachment at chemically modified and conventional SLA titanium implants. A pilot study in dogs. *Clin Oral Investig*. 2007; **11**: 245-255.

66) Schwarz F, et al. Influence of frequent clinical probing during the healing phase on healthy peri-implant soft tissue formed at different titanium implant surfaces: a histomorphometrical study in dogs. *J Clin Periodontol*. 2010; **37**: 551-562.

67) Baharloo B, et al. Substratum roughness alters the growth, area, and focal adhesions of epithelial cells, and their proximity to titanium surfaces. *J Biomed Mater Res A*. 2005; **74**: 12-22.

68) Nothdurft FP, et al. Differential behavior of fibroblasts and epithelial cells on structured implant abutment materials: A comparison of materials and surface topographies. *Clin Implant Dent Relat Res*. 2015; **17**: 1237-1249.

69) Yamada M, et al. A titanium surface with nano-ordered spikes and pores enhances human dermal fibroblastic extracellular matrix production and integration of collagen fibers. *Biomed Mater*. 2016; **11**: 015010.

70) Hermann JS, et al. Crestal bone changes around titanium implants. A histometric evaluation of unloaded non-submerged and submerged implants in the canine mandible. *J Periodontol*. 2000; **71**: 1412-1424.

71) Dibart S, et al. *In vitro* evaluation of the implant-abutment bacterial seal: the locking taper system. *Int J Oral Maxillofac Implants*. 2005; **20**: 732-737.

72) Aloise JP, et al. Microbial leakage through the implant-abutment interface of Morse taper implants *in vitro*. *Clin Oral Implants Res*. 2010; **21**: 328-335.

73) Assenza B, et al. Bacterial leakage in implants with different implant-abutment connections: an *in vitro* study. *J Periodontol*. 2012; **83**: 491-497.

74) Harder S, et al. Molecular leakage at implant-abutment connection — *in vitro* investigation of tightness of internal conical implant-abutment connections against endotoxin penetration. *Clin Oral Investig*. 2010; **14**: 427-432.

75) Harder S, et al. Assessment of lipopolysaccharide microleakage at conical implant-abutment connections. *Clin Oral Investig*. 2012; **16**: 1377-1384.

76) Becker J, et al. Influence of platform switching on crestal bone changes at non-submerged titanium implants: a histomorphometrical study in dogs. *J Clin Periodontol*. 2007; **34**: 1089-1096.

77) Farronato D, et al. Establishment of the epithelial attachment and connective tissue adaptation to implants installed under the concept of "platform switching": a histologic study in minipigs. *Clin Oral Implants Res*. 2012; **23**: 90-94.

78) Atieh MA, et al. Platform switching for marginal bone preservation around dental implants: a systematic review and meta-analysis. *J Periodontol*. 2010; **81**: 1350-1366.

79) Korsch M, et al. Predictors of excess cement and tissue response to fixed implant-supported dentures after cementation. *Clin Implant Dent Relat Res*. 2015; **17** Suppl 1: e45-53.

80) Vindasiute E, et al. Clinical factors influencing removal of the cement excess in implant-supported restorations. *Clin Implant Dent Relat Res*. 2015; **17**: 771-778.

81) Santosa RE, et al. Effects of a cementing technique in addition to luting agent on the uniaxial retention force of a single-tooth implant-supported restoration: an *in vitro* study. *Int J Oral Maxillofac Implants*. 2010; **25**: 1145-1152.

82) Korsch M, et al. Cement-associated peri-implantitis: a retrospective clinical observational study of fixed implant-supported restorations using a methacrylate cement. *Clin Oral Implants Res*. 2014; **25**: 797-802.

83) Busscher HJ, et al. Biofilm formation on dental restorative and implant materials. *J Dent Res*. 2010; **89**: 657-665.

84) Abrahamsson I, et al. The mucosal barrier following abutment dis/reconnection. An experimental study in dogs. *J Clin Periodontol*. 1997; **24**: 568-572.

85) Iglhaut G, et al. The impact of dis-/reconnection of laser microgrooved and machined implant abutments on soft- and hard-tissue healing. *Clin Oral Implants Res*. 2013; **24**: 391-397.

86) Hermann JS, et al. Influence of the size of the microgap on crestal bone changes around titanium implants. A histometric evaluation of unloaded non-submerged implants in the canine mandible. *J Periodontol*. 2001; **72**: 1372-1383.

87) Canullo L, et al. Immediate positioning of a definitive abutment versus repeated abutment replacements in post-extractive implants: 3-year follow-up of a randomised multicentre clinical trial. *Eur J Oral Implantol*. 2010; **3**: 285-296.

88) Grandi T, et al. Immediate positioning of definitive abutments versus repeated abutment replacements in immediately loaded implants: effects on bone healing at the 1-year follow-up of a multicentre randomised controlled trial. *Eur J Oral Implantol*. 2012; **5**: 9-16.

89) Abrahamsson I, et al. The mucosal attachment at different abutments. An experimental study in dogs. *J Clin Periodontol*. 1998; **25**: 721-727.

90) Kohal RJ, et al. Loaded custom-made zirconia and titanium implants show similar osseointegration: an animal experiment. *J Periodontol*. 2004; **75**: 1262-1268.

91) Welander M, et al. The mucosal barrier at implant abutments of different materials. *Clin Oral Implants Res*. 2008; **19**: 635-641.

92) Hjalmarsson L. On cobalt-chrome frameworks in implant dentistry. *Swed Dent J Suppl*. 2009;(201): 3-83.

93) Degidi M, et al. Inflammatory infiltrate, microvessel density, nitric oxide synthase expression, vascular endothelial growth factor expression, and proliferative activity in peri-implant soft tissues around titanium and zirconium oxide healing caps. *J Periodontol*. 2006; **77**: 73-80.

94) Yamane K, et al. Bacterial adhesion affinities of various implant abutment materials. *Clin Oral Implants Res*. 2013; **24**: 1310-1315.

95) do Nascimento C, et al. Oral biofilm formation on the titanium and zirconia substrates. *Microsc Res Tech*. 2013; **76**: 126-132.

96) do Nascimento C, et al. *In vivo* evaluation of Candida spp. adhesion on titanium or zirconia abutment surfaces. *Arch Oral Biol*. 2013; **58**: 853-861.

97) Nascimento Cd, et al. Bacterial adhesion on the titanium and zirconia abutment surfaces. *Clin Oral Implants Res*. 2014; **25**: 337-343.

98) Stimmelmayr M, et al. Wear at the titanium-titanium and the titanium-zirconia implant-abutment interface: a comparative *in vitro* study. *Dent Mater*. 2012; **28**: 1215-1220.

99) Klotz MW, et al. Wear at the titanium-zirconia implant-abutment interface: a pilot study. *Int J Oral Maxillofac Implants*. 2011; **26**: 970-975.

100) Rompen E. The impact of the type and configuration of abutments and their (repeated) removal on the attachment level and marginal bone. *Eur J Oral Implantol*. 2012; **5** Suppl: S83-90.

101) Tuna T, et al. Influence of ultraviolet photofunctionalization on the surface characteristics of zirconia-based dental implant materials. *Dent Mater*. 2015; **31**: e14-24.

102) Att W, et al. The effect of UV-photofunctionalization on the time-related bioactivity of titanium and chromium-cobalt alloys. *Biomaterials*. 2009; **30**: 4268-4276.

103) Att W, et al. Enhanced osteoblast function on ultraviolet light-treated zirconia. *Biomaterials*. 2009; **30**: 1273-1280.

104) Att W, et al. Time-dependent degradation of titanium osteoconductivity: an implication of biological aging of implant materials. *Biomaterials*. 2009; **30**: 5352-5363.

105) Krozer A, et al. Chemical treatment of machined titanium surfaces. An *in vitro* study. *Clin Oral Implants Res*. 1999; **10**: 204-211.

106) Scotchford CA, et al. Protein adsorption and human osteoblast-like cell attachment and growth on alkylthiol on gold self-assembled monolayers. *J Biomed Mater Res*. 2002; **59**: 84-99.

107) Robinson R, et al. Removing surface contaminants from silicon wafers to facilitate EUV optical characterization. 47th Annual Technical Conference Proceedings Dallas, 2004;368-376.

108) Rowland SA, et al. Effectiveness of cleaning surgical implants: quantitative analysis of contaminant removal. *J Appl Biomater*. 1995; **6**: 1-7.

109) Textor M, et al. Properties and biological significance of natural oxide films on titanium and its alloys. *In*: Titanium in medicine. Brunette D, et al ed. Springer, 2001;171-230.

110) Kobune K, et al. Influence of plasma and ultraviolet treatment of zirconia on initial attachment of human oral keratinocytes: expressions of laminin γ 2 and integrin β 4. *Dent Mater J*. 2014; **33**: 696-704.

111) Gristina A. Biomaterial-centered infection: microbial adhesion versus tissue integration. 1987. *Clin Orthop Relat Res*. 2004; (427): 4-12.

112) Aita H, et al. The effect of ultraviolet functionalization of titanium on integration with bone. *Biomaterials*. 2009; **30**: 1015-1025.

113) Iwasa F, et al. Enhancement of osteoblast adhesion to UV-photofunctionalized titanium via an electrostatic mechanism. *Biomaterials*. 2010; **31**: 2717-2727.

114) Miyauchi T, et al. The enhanced characteristics of osteoblast adhesion to photofunctionalized nanoscale TiO2 layers on biomaterials surfaces. *Biomaterials*. 2010; **31**: 3827-3839.

115) Yamada M, et al. Enhancement of adhesion strength and cellular stiffness of osteoblasts on mirror-polished titanium surface by UV-photofunctionalization. *Acta Biomater*. 2010; **6**: 4578-4588.

116) Minamikawa H, et al. Photofunctionalization increases the bioactivity and osteoconductivity of the titanium alloy Ti6Al4V. *J Biomed Mater Res A*. 2014; **102**: 3618-3630.

117) de Avila ED, et al. Effect of UV-photofunctionalization on oral bacterial attachment and biofilm formation to titanium implant material. *Biomaterials*. 2015; **67**: 84-92.

CHAPTER 05

Ridge Preservation Technique の再考

Reconsideration of Ridge Preservation Technique

石川 亮 Ryo Ishikawa

兵庫県・石川歯科醫院

背景 〜 Ridge preservation ／ Socket preservation 〜

　インプラントはオッセオインテグレーションを獲得することにより，上部構造を支持し単に咀嚼機能の改善に寄与するだけだった時代から，審美的にも良好な治療結果を獲得できる時代へと変化してきた．その変化の過程においてGuided Bone Regeneration法[1]（GBR法）が臨床応用されるようになり，果たした功績は大きい．さらに骨を造成することは，審美的側面だけでなく，機能的側面においても利点が多い（**Case 1**）．すなわち，対合歯に対して長軸方向に咬合力が負荷される位置に埋入することが可能となり，インプラント体や上部構造にかかる側方力をコントロールし，過重負担を避けられる利点をもつ．また，生物学的には上部構造の清掃性が確保され，炎症をコントロールしやすくなる．これらを達成することは，インプラント治療の長期安定につながると考えられる．

　特に前歯部審美領域において「補綴主導型インプラント」という考え方が提唱され，審美的要件を満たしたインプラント治療へのアプローチが考案された[2]．さらに，近年では上部構造にとどまらず，軟組織の治療結果に対する審美的評価法も紹介されている[3]．残存天然歯と見紛うような審美的に優れたインプラント修復物を得るには，より厳密にインプラント部の硬・軟両組織を適正な形態で保存もしくは回復する必要があり，しかも長期間にわたって安定していることが求められる．

　そこで，臨床家の多くが「天然歯が存在していた時の硬組織，軟組織の形態をそのまま引き継ぐようにインプラント治療ができないだろうか？」と考えるのは至極当たり前だったかもしれない．そして，「抜歯と同時にインプラントを埋入すれば，その機能による生理的刺激により骨が温存できるのではないか？」と考えられた時代もあった．それが叶わないことがわかると，吸収変化量をできるだけ正確に予測することや，吸収を抑制し顎堤を温存する方法について，さまざまな研究がなされるようになり，それは現在においてもトピックスの一つとなっている．

　本稿では，Ridge Preservation Technique（顎堤温存術，以下RPT）／Socket Preservation

Case 1 　最終補綴装置の形態と骨形態の不調和が炎症を惹起したと思われる症例

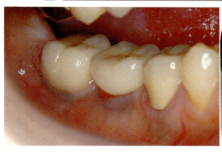
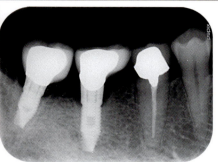
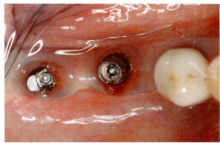
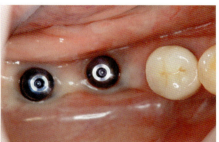
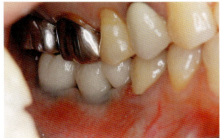
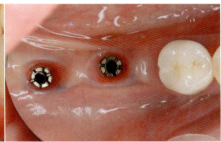

1-1　初診時．他院にて7̄6̄|部のインプラント治療後，6̄|部の腫脹と疼痛を主訴に来院

1-2　X線写真より，上部構造に対してアンバランスな直径のインプラントが歯冠部中央よりも遠心寄りに埋入されていることがわかる．この歯冠形態を得るためには，欠損部の近遠心的な距離と，上顎対合歯の咬合関係からWide Diameterのインプラント体を選択することで，上部構造が不自然なカントゥアになることを避けることができる

1-3　上部構造撤去後の咬合面観．頬側からの骨吸収が非常に大きく，小臼歯部よりも骨幅が小さくなっており，頬側に側方GBRなくしてWide Diameterのインプラント体は埋入できない．生じた現象は抜歯窩の動態を示す研究結果と相違ない[3]

1-4　原因を説明し，その対処を相談したが，患者はインプラント撤去はもちろん，遊離歯肉移植術を含むすべての外科処置を拒んだ．そのため，いったんヒーリングアバットメントに交換し消炎を図った

1-5　その後，頬側のカントゥアを変更した小臼歯形態近心カンチレバーのプロビジョナルレストレーションにて経過を観察した

1-6　炎症の再燃がみられないことを確認し，同形態にて最終補綴装置の作製へと移行した

Technique（抜歯窩温存術）をテーマに，基礎的背景から臨床結果までを文献的に再確認するとともに，現在われわれがどのような立場でこの治療法を捉え，臨床応用しているかを明らかにしていきたい．

抜歯後の歯槽骨動態

　抜歯後は，動物実験と臨床研究ともに三次元的な歯槽骨の形態変化が生じると報告している．Schroppら[4]は，46名の小臼歯・大臼歯の単独抜歯後の形態変化を調べた結果，垂直方向よりも水平方向での吸収が著明で，抜歯後3カ月で30％，12カ月後には50％の歯槽骨幅が減少したとしている．同様の報告はCamargoら[5]と，Iasellaら[6]によってもなされている．

Cardaropoliら[7]は，イヌ抜歯窩内の骨形成について，組織像を観察して次のように報告した．密度の高い層板骨（lamellar bone）から成る皮質骨の内側に海綿骨があり，そのうち歯根膜と接していた部分では，束状骨（bundle bone）がシャーピー線維を陥入させて，歯根側でのセメント質と同様の機能を果たしていたが，役目を終えた束状骨は抜歯後2週間で徐々に網状骨（woven bone）へと置換される．Araujoら[8]は，イヌの抜歯後の組織像の観察で，舌側よりも頬側のほうが骨が薄いうえ，頬側ではそのほとんどが束状骨であるため，大きく吸収すると報告している（いわゆるBundle bone theory）．この大きな骨の形態変化は，歯根そのものの喪失と歯根膜の機能喪失によるものと解釈ができるだろう．抜歯窩を掻爬せず歯根膜を意図的に残しても，骨形態の温存には役立たなかったこと[9]や，インプラントを抜歯後即時に埋入しても骨吸収は抑制できないこと[10, 11]が動物実験で示されているが，歯根膜をもたないインプラントに束状骨を維持できる血流の確保は期待できないことを考えれば，この骨吸収が不可避であることが理解できるであろう．

RPTの臨床的価値をどう理解すべきか？

　臨床家の関心事は「抜歯後の骨形態を一切吸収させることなく，完全に維持できないか？」であったが，仮に抜歯後即時に埋入して，即時に荷重をかけ，骨に生理的刺激を与えたとしても，残念ながらその答えはNoであることが証明されている[12]．
　いまも多くの臨床家によって臨床応用されるRPTだが，これまでにもさまざまな方法が報告されており，その術式の多様性ゆえに動物実験においてもさまざまなテーマが研究対象になってきた．実際，RPTの臨床上の効果（価値）はいかばかりなのであろうか．また，最も効果的な術式はどのようなものであろうか．これらの臨床的疑問の答えを求め，2011〜2014年の4年間に13本のレビュー論文が相次いで発表され，2013年には1本のシステマティックレビューも発表された．この流れからみて，RPTは検証の時期にあると言えるだろう．2013年のシステマティックレビューでは，256論文から6本だけをレビューの対象とし，その他はRPTについての種々の研究論文がもつ不均質性を理由に除外している[13]．それ以前の2009年にAcademy of Osseointegration（AO）が発表したサプリメントでは，RPTによって垂直・水平方向ともに変化を抑制する効果がみられたが，いずれか一つの方法がほかの方法よりも有効であるとするエビデンスはなく，インプラント埋入に有益とする決定的なエビデンスもないと結論づけている[14]．このレビューでも研究間における不均質性を指摘しているが，近年のレビュー論文においても同様の課題が残ったままである．つまり，"どのような方法と材料を用いるのが最善のレシピか？"というわれわれ臨床家が最も知りたい問いに対する答えがいまだ明らかにはなっていない．
　上記のような研究間での不均質性は，臨床結果を左右するかもしれない要因の多さを示しており，われわれが日常臨床において判断すべき事柄が多いことを意味する．それぞれに最適な答えを見つけるため，以下ではRPTの結果に影響があると考えられる項目を順にあげ，さまざまな角度からRPTを見直してみたいと思う．

Ridge Preservation Technique の再考

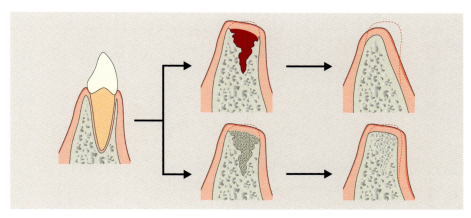

図1 抜歯後の治癒による形態変化を表した模式図
上段：自然治癒．唇頬側からの明らかな吸収がみられる
下段：RPT適用．自然治癒に比べると明らかに吸収は少ないが，もともとあったボリュームのすべてを維持できるわけではない

RPTの効果

"自然治癒と比較して明らかに温存の効果が認められる"というのが現時点でのレビューの結論である．大臼歯以外を対象とした最新のシステマティックレビュー（メタ解析）によると，RPTは自然治癒に比べて唇側中央部で骨の高さが平均2.07mm，幅においては平均1.89mmの温存効果があるとされている[13]．しかし，吸収を完全に防げるわけではない（図1）．他のレビュー論文でも，RPTによる温存効果は明らかだが，幅1mm以上の骨吸収があるとされている[15]．また，これらはすべて平均値であるため，実際は個体差があること，高さ・幅ともに約2mmと見込まれる温存効果の臨床上価値を，症例ごとに判断して臨床にあたることになる．

RPTの結果を左右する可能性のある因子

1 骨移植材の有無

異種骨や同種骨の骨移植材は，無生物移植材と比べて頬側中央部の骨の高さを維持する効果が明らかだとしている[14]．ほかには，異種骨移植は移植材を填入しない場合と比べて，形態を維持するのには役立つが，骨の形成には役立たないこと，骨移植材のサイズは関係がないこと，同種骨ではDFDBAのほうが骨誘導能に優れるものの，FDBAと温存の程度は変わらないことが報告されている[16]．これらのことから，骨移植材の使用についてわれわれは以下のように考えている．

Our Opinion

① 骨移植材を用いることは，自然治癒に比べると骨の温存に役立つが，抜歯前の形態すべてを温存できるわけではない

② いずれかの骨移植材が他のものよりも明らかに優れているという事実はないが，無生物移植材を用いる根拠は乏しい．たとえば，人工合成HAは組織液による溶解も細胞性吸収も受けず硬い骨移植材であるため，その後のインプラント治療を考えると使用しづらい．また，β-TCPについては上顎洞内のような閉鎖環境に対する

Case 2 ソケットシールサージェリー

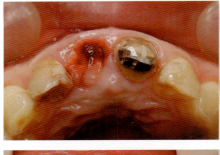
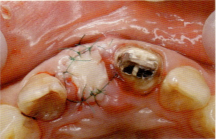
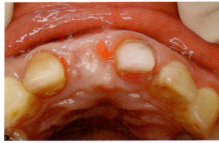
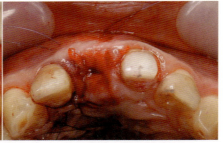
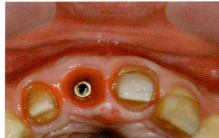
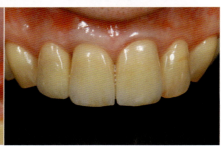

2-1 抜歯前の状態．1│1の唇側のボリュームは同じようにみえる
2-2 抜歯後，ソケットシールサージェリーにより初期閉鎖を試みた．このとき，頬側には骨移植材によるオーバーコレクションを試みている
2-3 抜歯後4カ月経過時．オーバーコレクションし，初期閉鎖を達成したが，頬側から吸収していることに注目
2-4 インプラント埋入時．頬側の吸収を補填するためCTGを行った
2-5 最終補綴装置の印象時．頬側のボリュームに左右差はみられない
2-6 最終補綴装置の装着時．審美的に満足いく結果が得られた．縦切開を用いていないので，瘢痕治癒のないことに注目

使用はまだしも，抜歯窩のような開放性骨窩洞での効果は統一見解をみていない．よって，異種骨（Bio-Ossなど）や同種他家骨（FDBAやDFDBA）を用いることになる．現時点では入手のしやすさと理論的妥当性の両面から，異種骨が第一選択になるだろう

③ 抜歯後4カ月までが最も大きな形態変化を呈することから，それまでに埋入手術が計画されていない場合，もしくはブリッジのポンティックサイトになることが計画されている場合は，骨移植材を填入することを積極的に検討すべきである

④ 骨移植材への感染リスクと，骨移植材のコストについても考慮するべきである．抜歯窩を完全に治癒させる前に埋入を計画する場合，骨と同化していないと思われる骨移植材は掻爬するようにしている（理由はCase 7 参照）

2 初期閉鎖

レビュー論文では，いずれも初期閉鎖を治癒のための必須項目とはしていない[13〜15]．イヌの実験では，骨移植材と遊離歯肉移植術の併用は，骨移植材のみでの開放創とした場合と比べて抜歯後の寸法変化においてさらなる効果はなかったとしている[17]．臨床

Case 3 破折した大臼歯の抜歯後即時埋入を有茎弁で閉鎖した症例

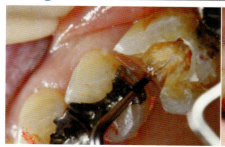

3-1 歯根破折により保存不可能と診断した

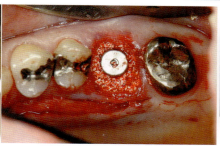

3-2 抜歯と同時にインプラントを埋入し，周囲にはBio-Ossを填入した

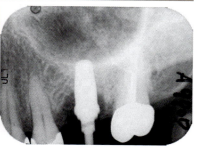

3-3 同，X線写真

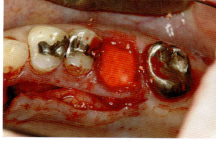

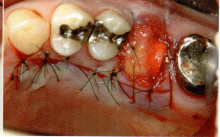

3-4 骨移植材を吸収性膜で被覆
3-5 有茎弁を作製し，弁を回転させて抜歯窩を被覆して縫合

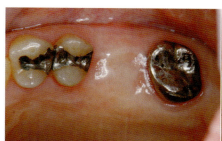

3-6 初期閉鎖が得られた．2次手術はパンチアウトで対応した

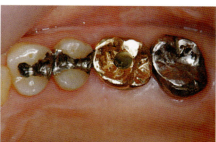

3-7 最終補綴装置装着後，頬側の骨は臨床上問題とはならない程度だが，術前と比較するとボリュームが減少している

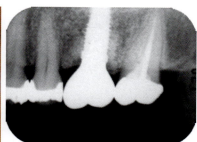

3-8 同，X線写真

　研究においても，初期閉鎖を伴っても幅の減少に対するさらなる効果はみられなかったとしている[18]．
　形態変化量の抑制という点だけに関してみると，初期閉鎖には明らかなメリットはないとしても，生物学的にみれば初期閉鎖を得ることで血餅を安定させ，骨移植材やメンブレンを併用した場合には細菌の汚染からそれらを守ることができるといったメリットがある．しかし初期閉鎖を得るのに減張切開を伴う歯肉弁の歯冠側移動術が必要になる場合，歯肉歯槽粘膜境は歯冠側に移動して，口腔前庭は浅く狭小化することになる．これを避けるため，上皮の移植により抜歯窩を閉鎖する方法（ソケットシールサージェリー）[19]も考案されているが，いずれにしても手術時の侵襲が増すことは避けられない（**Case 2，3**）．これらのことから，初期閉鎖についてわれわれは次のように考えている．

Case 4 　高密度PTFE膜を用いて二次治癒により行われたRPTの例

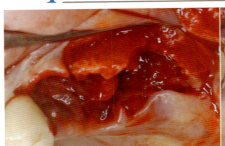

4-1　抜歯直後

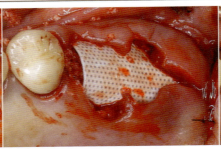

4-2　歯肉弁を剥離し，抜歯窩にFDBAを填入した後，高密度PTFE膜（TXT-200）を設置

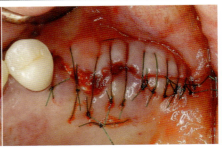

4-3　縫合後．減張切開は加えていないので，メンブレンが一部露出していることに注目

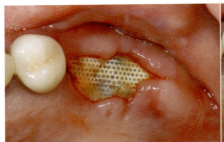

4-4　抜歯後1カ月

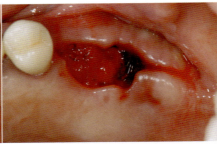

4-5　通常，膜の撤去は簡単で，歯肉弁を作製する必要はない．膜の直下には肉芽組織が存在した

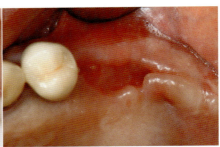

4-6　膜除去後1カ月．上皮の治癒が進んでいる

Our Opinion

① 初期閉鎖を得ることは抜歯窩の血餅を安定させ，移植材を用いた際には骨移植材への感染を防ぐのに役立つと考えられるので，生物学的なメリットは大きいと思われる

② 初期閉鎖を得るために減張切開を行うと，歯肉歯槽粘膜境の歯冠側への移動に伴う口腔前庭の狭小化と，縦切開部の瘢痕治癒という問題が生じる．これらは前歯部審美領域において問題になり得る

③ 臨床研究から得られたデータ上では，初期閉鎖による明らかな効果はみられない

以上の事柄を総合的に判断し，個々の症例に応じて選択したい

3　メンブレンの使用

　メンブレンの使用の目的は，血餅の維持，上皮や結合組織の陥入の排除などであるが，これは抜歯後の自然治癒において，骨吸収へと至る正常な生物学的な順序立てを妨げることを意味する．しかし，骨吸収の抑制という目的においては2つのシステマティックレビューでその効果が認められている[13, 20]．また，そのレビューに採用された論文のなかには意図的に初期閉鎖を得ていないものもある[21]．

　前項目で示したとおり，初期閉鎖は重要な要因ではないとされている．そこで，初期閉鎖を目的とした減張切開に伴う侵襲の増加や，それに伴う角化歯肉の減少，軟組織の形態の変化を避け，高密度のPTFE膜を露出させた状態で用いる術式も報告されている

Ridge Preservation Technique の再考

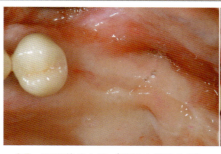
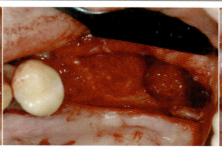
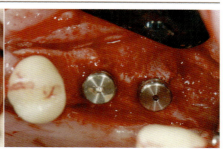

4-7　RPT後8カ月（膜除去後7カ月）

4-8, 4-9　抜歯窩の大部分は骨様組織に置換されており，問題なく埋入できたが，頬側からの吸収の程度がさまざまだったので，さらに骨移植を行った

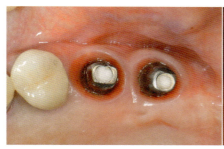
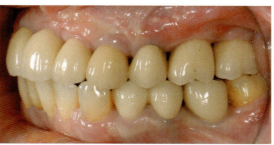

4-10, 4-11　最終補綴装置を装着後2年（RPTから3年半）．インプラント周囲硬組織，アバットメント周囲の軟組織の状態は安定している

が，エビデンスレベルはケースレポートである[22]（**Case 4**）．これらのことからメンブレンの使用についてわれわれは以下のように考えている．

> **Our Opinion**
> ① 使用基準はGBRに準じる．すなわち，抜歯後に残存する骨壁数が少なく，骨移植材単独では再生のためのScaffoldが維持できない場合に用いられる
> ② メンブレンが吸収性，非吸収性のいずれでも効果は認められるが，限定的である（プール解析の結果は高さ0.9mm，幅2.96mmの平均変化量を認める[20]）
> ③ メンブレン使用により治癒後の粘膜が薄くなる傾向にある[6]ため，補綴装置の作製に影響を与えるかもしれない

4　骨質の改善

　Chanら[23]は形態変化ではなく，組織学的な観点でRPTを評価したシステマティックレビューを行っている．このなかでVital boneの割合について自家骨や他家骨を用いた場合は自然治癒と差はなく，無生物移植材（Bio-glassなど）は約6〜23％の幅でVital boneが増加し，異種骨では−22.8〜＋9.8％という不安定さをみせたことから，骨移植材を用いることで骨質は改善するかもしれないが，それによりインプラントの成功や周囲組織の安定に繋がるかまでは不明との結論を導き出している．これらのことから，骨質の改善についてわれわれは次のように考えている．

Case 5 骨になっていなかった症例

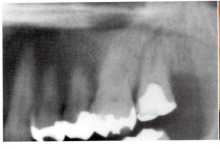
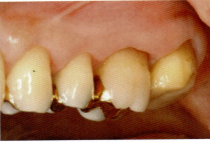

5-1 ⏌7 根尖部に骨透過像が認められ，頬側のポケットも根分岐部に到達している．エンドペリオ病変を疑い，根管治療を行ってポケットの改善を期待した

5-2 ポケットの改善が確認できなかったため，支台築造後，歯周組織再生療法を計画した

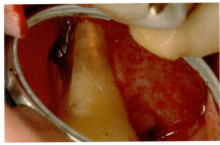
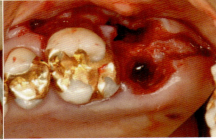
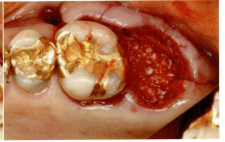

5-3 全層弁にて切開・剥離を行ったが，頬側根は根尖を越える垂直性骨欠損があり，保存を断念

5-4, 5-5 抜歯後，デブライドメントを行い，頬側の骨裂開部に吸収性膜（OsseoGuard）を設置し，FDBAを充填

> **Our Opinion**
> ① 骨移植材の違いによる組織学的な検討は重要であるが，報告数が少なすぎるうえ臨床的な効果についての検証も乏しいため，骨移植材選択の判断基準には今のところならない
> ② 組織学的な結果にはバラツキがあるが，国内で入手しやすいという理由から異種骨（DBBM）も用いている．臨床的には悪くない印象をもっている

RPTの経験とエビデンスから

1 われわれが経験したRPTの実際

前述したようにRPTにはさまざまな方法があり，検討すべき項目も多岐にわたる．そこで，現在われわれが日常臨床においてRPTをどのように捉えているかを紹介する．

何らかの硬・軟組織に対して造成が必要になるのであれば，硬組織に対しては1次手術の際に，軟組織に対しては2次手術の際に行うことにしている．RPTを積極的に行わない理由は効果／結果の不安定さによる．典型的な2症例（**Case 5, 6**）を示すが，このようにRPT後，抜歯窩内が骨に置換している場合と，置換していない場合に遭遇する．2症例には上下顎の違いはあるが，ともに頬側の皮質骨が失われ，抜歯窩に血餅が保持されにくい環境である点は同じであった．このように結果が予見しづらく，RPT後のインプラント埋入時においても，抜歯窩内の組織を化骨の途中であると判断して温存す

Ridge Preservation Technique の再考　05

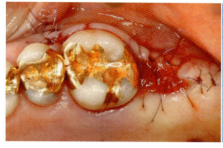
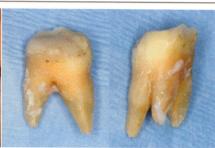

5-6 充填後，コラーゲン製剤（テルプラグ）にて封鎖し縫合
5-7 抜歯した 7 の頰側2根には全く付着が存在しなかった

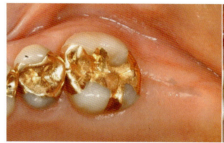
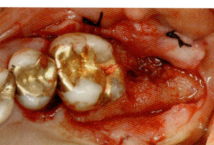

5-8 4カ月後，インプラント埋入前の状態．顎堤の高さは維持されているが，幅は頰側が少し減少している

5-9, 5-10 全層弁にて切開・剝離．抜歯窩には軟組織が陥入し，頰側の骨の裂開はほとんど改善していなかった

Case 6　骨に置換されていた症例

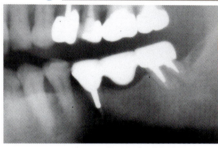
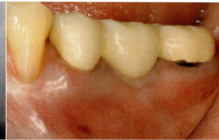

6-1, 6-2 5 は歯根破折により，頰舌側中央部に根尖に到達するポケットが存在

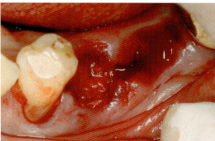
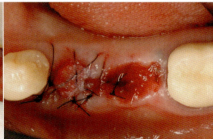

6-3 5 を抜歯．頰側の骨壁は根尖付近まで失われていた

6-4 抜歯窩のデブライドメント後，頰側の骨裂開部に吸収性膜（OsseoGuard）を設置し，抜歯窩にFDBAを充填．コラーゲン製剤（テルプラグ）にて封鎖後，縫合

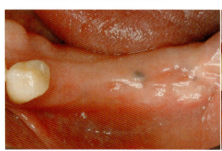
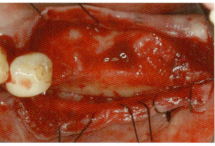
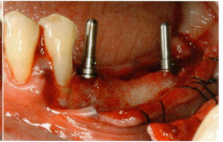

6-5 抜歯後6カ月，インプラント埋入前の状態．顎堤の高さと幅は温存されている

6-6 抜歯窩は骨に置換されていた

6-7 直径4.1mmのインプラントを 5 部に埋入することができた

Case 7　RPTが成功したと思われたが，経年後に問題を生じた症例

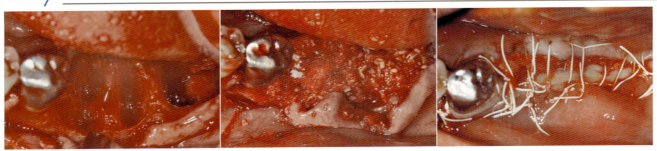

7-1～7-3　骨移植材への感染を防ぐため，減張切開を施し可及的に閉鎖を行い，RPTを終えた

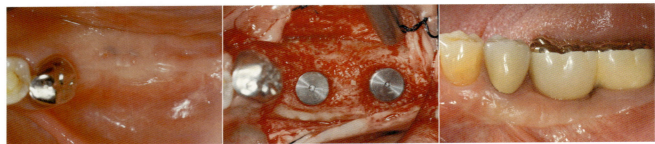

7-4, 7-5　RPT後7カ月という十分な治癒期間を設けた．埋入時には骨形態は温存され，抜歯窩は硬い骨様組織に置換されており，インプラント埋入は問題なく行うことができた

7-6　頰側の硬組織が温存されていることに注目．2次手術時に角化歯肉獲得のため，遊離歯肉移植術を行っている

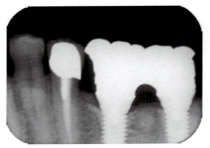

7-7　術後のX線写真．骨に顕著な変化はみられなかった

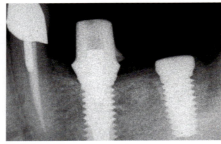

7-8, 7-9　最終補綴装置の装着から3年経過時．7部遠心に6mmのポケットを認めたため，上部構造をいったん撤去してカバースクリューにした．X線写真上も遠心部の骨に変化を認めた

るのか，それともこのまま待っていても骨にはならないと判断し除去するのか，また除去するのであれば軟組織が明らかに陥入しているところまでとするか，それとも掻爬できるところすべてとするのか，など症例ごとに術者が感覚的に決めざるを得ないのが実情ではないだろうか．

またRPT後の埋入時には，その硬さを根拠に化骨したものと判断し，温存して埋入したものの，数年を経た後に腐骨となり，生体から排除されたと思われる症例も提示する（Case 7）．本症例のように，インプラント埋入時には埋入に適した硬い骨様組織が確認できたにもかかわらず，機能開始から数年を経てトラブルに陥ることもある．われわれは，このような事象はGBRによって造成された骨にはみられず，RPTのみに起こりうることだと考えている．

Ridge Preservation Technique の再考 05

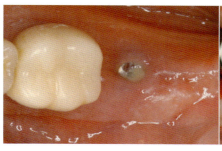
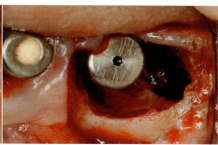

7-10 排膿が止まらず，外科的介入を決意した
7-11 広範な骨欠損が認められ，これはほぼ抜歯窩と同等の欠損であった．すなわち，抜歯窩に良好な骨再生が起きていなかったことが原因と思われる

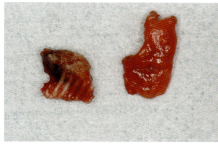
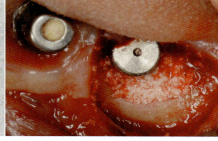
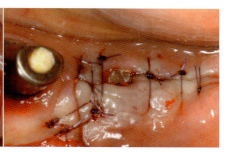

7-12 除去された腐骨
7-13, 7-14 欠損部の再生を期待し，rh-PDGF を応用した β-TCP を補填し，縫合した

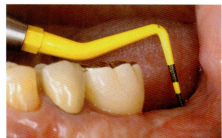
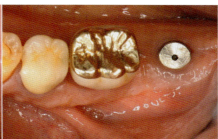
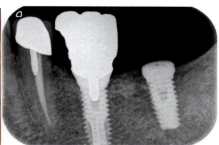

7-15～7-17 外科的介入後1年半が経過．ポケットは有意に浅くなり，X線写真から骨再生を思わせる所見を認める．ただし，遠心部では2～3スレッドまでの骨欠損は残存しているようである

2 現在における RPT に対するわれわれの考え

以下のようなことを理由に，現在われわれは積極的に RPT を行っていない．
① RPT を行っても必ず骨吸収は生じ，いくらかの寸法変化を免れることができないこと
② RPT の効果についても，治癒後の寸法を正確に予測することは困難であるうえ，インプラント埋入可能な状態にあるか否かの結果も不安定であること
③ 移植材やメンブレンに金銭的コストがかかることに加え，感染が生じた場合に患者が生物学的コストも支払うおそれがあること
④ RPT 時に軟組織の一次治癒を目的とする術式を選択した場合，硬組織の温存と引き換えに歯肉歯槽粘膜境の位置移動を伴うなど軟組織には犠牲を強いることになること

そこで，われわれが現在行っている臼歯部における方法の典型例を **Case 8** として提示した．

Case 8 現在の臨床例

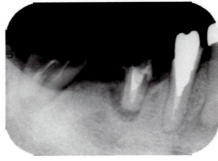
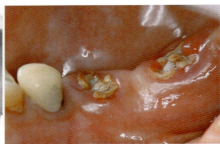

8-1, 8-2 術前．カリエスが深く，再度FPDの支台歯とすることが不可能であると診断し，抜歯した

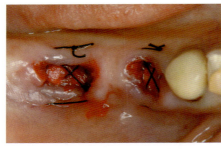
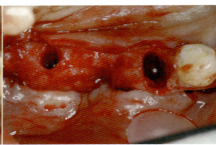
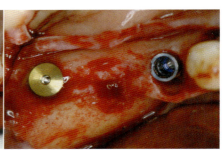

8-3 抜歯の際，軟組織の治癒を早める目的でコラーゲン製剤（テルプラグ）を抜歯窩に填入し縫合しただけで，RPTは行っていない．骨移植材やメンブレンを用いないことで，それらが感染する危惧はない．また初期閉鎖させる必要がないため，減張切開は不要であり，歯肉歯槽粘膜境の位置に変化はない．治癒に伴い，角化歯肉の量は増加が見込める．言い換えると，硬組織よりも軟組織の温存を優先している

8-4 抜歯後2カ月．抜歯窩が上皮により被覆されたことが確認できたため，1次手術を行った．数々の報告のとおり，5|部の頬側骨は舌側骨よりも明らかに薄いことがわかる．また，6|部は感染により頬側皮質骨は損なわれている

8-5 埋入後も続くであろう抜歯窩の治癒機転を考慮し，5|部は補綴的に影響のない範囲で頬側にスペースを設けた位置に埋入し，6|部は埋入せず，7|部に埋入した

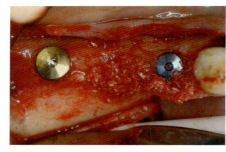
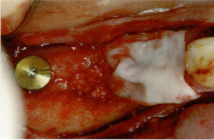

8-6, 8-7 ギャップをDBBMで補填した後，吸収性コラーゲンメンブレンにて被覆した

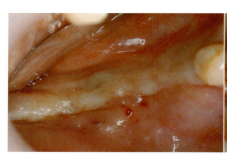
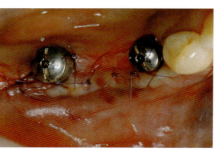

8-8, 8-9 埋入後4カ月で2次手術を行った．埋入時の減張切開の影響で，浅くなった口腔前庭に対して，部分層弁を形成し頬舌側ともに根尖側へ向けて歯肉弁を移動させることで，遊離歯肉移植術を回避した

Ridge Preservation Technique の再考 05

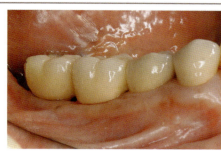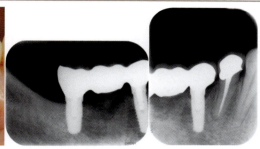

8-10, 8-11 最終補綴装置の装着時

新しい治療法 〜Socket Shield Technique〜

　これまで述べたとおり，抜歯に伴って唇側の薄い束状骨への血流が途絶えることにより，欠損顎堤の形態変化（吸収）は必ず生じる．また，抜歯時にあらかじめ増多しておくなどの対応を行ったとしても，吸収を補うことはできないし，吸収量を正確に予測することもできないことが明らかとなった．この事実を踏まえたうえで近年，インプラントに置換される予定歯の一部を歯牙片として意図的に残し，残存させた歯牙片の歯根膜線維から束状骨への血流を維持させることにより，束状骨の吸収を起こさせないようにするという新たな試みがなされている．

　Hürzelerら[24]は2010年，抜歯後の寸法変化について行った過去の一連の動物実験と同じモデルを用いて，意図的に歯牙片を頬側に残置し，舌側にインプラントを埋入して，その治癒後の組織像とともに臨床例を示した．それによると，残置した歯牙片と骨には一切の炎症がなく維持され，埋入されたインプラントと歯牙片の間は炎症のない結合組織で満たされており，インプラントが歯牙片以外で骨と接していた部分は通常どおりオッセオインテグレーションしていたことを報告した．

　このことから，術前（抜歯前）の診査によって，患者本来のフレームワークを維持することで審美的治療結果を達成可能であると診断された場合，唇側の一部，CEJ付近の天然歯牙片を残し，その舌側に初期固定を得るようにインプラントを埋入することで，そのフレームワークを維持することが期待できる（**Case 9**）．

　その後，2017年にHürzelerら[25]は，治療後5年における10名の良好な治療結果を報告しているが，同時に現時点では多くの不確定で未解明の事柄が多く存在するとも述べている．実際的な臨床上の疑問点として考えられる項目は，治療時において，残置した歯牙片象牙細管内に細菌が存在した場合や，残置した歯牙片の厚みや長さなどが予後に影響するのか？　また治療後においても，歯牙片がどの程度の長期間安定して機能を続けるのか？　あるいは歯牙片に感染が生じるリスクはないのか？　といった疑問や不安が存在する．よって今後さらなる研究が待たれる．

Case 9 Socket Shield Technique

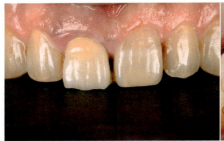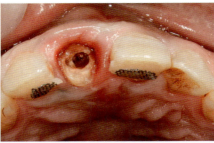

9-1　術前．1|のPFMクラウン（ポーセレン焼付鋳造冠）の動揺を主訴に来院．歯根破折のため，保存不可能と診断

9-2　オリジナルのフレームワークを維持できれば，審美的な結果を得られると診断した

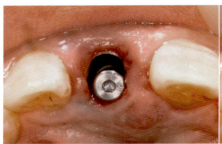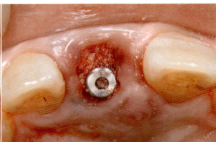

9-3　唇側に意図的に歯牙片を残置したまま，インプラントを口蓋側へ埋入した．埋入ポジションについては解剖学的要件（顎堤の方向）と補綴的要件（本症例においてはスクリューリテイン）により決定される

9-4　歯牙片とインプラントとの間のギャップには骨移植材を填入した

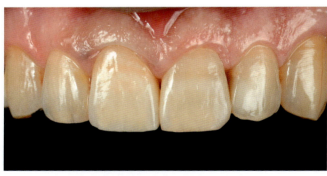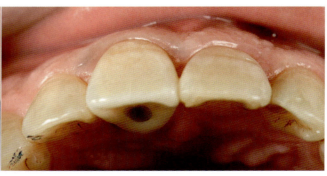

9-5　最終補綴装置装着後6カ月．術前の周囲組織のボリュームが維持されており，炎症も認められない

9-6　同，切縁観．組織の喪失・萎縮に対する補償としての外側的なグラフトは一切行っていないが，インプラント唇側の軟組織は左右対称を維持していることから，通常不可避である組織の形態変化が起こっていないことが推測される

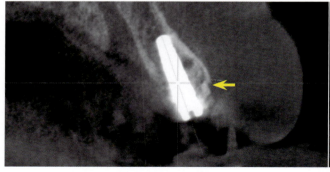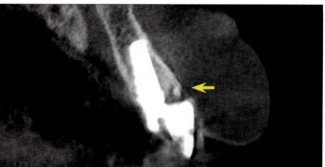

9-7，9-8　CBCT像（埋入直後と術後6カ月）．歯根片（歯根膜）の残存により唇側組織には変化がみられないことがわかる

文　献

1) Buser D, Bragger U, Lang NP, Nyman S. Regeneration and enlargement of jaw bone using guided tissue regeneration. *Clin Oral Implants Res*. 1990; **1**: 22-32.
2) Garber DA. The esthetic dental implant: letting restoration be the guide. *J Am Dent Assoc*. 1995; **126**: 319-325.
3) Belser UC, Grutter L, Vailati F, Bornstein MM, Weber HP, Buser D. Outcome evaluation of early placed maxillary anterior single-tooth implants using objective esthetic criteria: a cross-sectional, retrospective study in 45 patients with a 2- to 4-year follow-up using pink and white esthetic scores. *J Periodontol*. 2009; **80**: 140-151.
4) Schropp L, Wenzel A, Kostopoulos L, Karring T. Bone healing and soft tissue contour changes following single-tooth extraction: a clinical and radiographic 12-month prospective study. *Int J Periodontics Restorative Dent*. 2003; **23**: 313-323.
5) Camargo PM, Lekovic V, Weinlaender M, Klokkevold PR, Kenney EB, Dimitrijevic B, Nedic M, Jancovic S, Orsini M. Influence of bioactive glass on changes in alveolar process dimensions after exodontia. *Oral Surg Oral Med Oral Pathol Oral Radiol Endod*. 2000; **90**: 581-586.
6) Iasella JM, Greenwell H, Miller RL, Hill M, Drisko C, Bohra AA, Scheetz JP. Ridge preservation with freeze-dried bone allograft and a collagen membrane compared to extraction alone for implant site development: a clinical and histologic study in humans. *J Periodontol*. 2003; **74**: 990-999.
7) Cardaropoli G, Araujo M, Lindhe J. Dynamics of bone tissue formation in tooth extraction sites. An experimental study in dogs. *J Clin Periodontol*. 2003; **30**: 809-818.
8) Araujo MG, Lindhe J. Dimensional ridge alterations following tooth extraction. An experimental study in the dog. *J Clin Periodontol*. 2005; **32**: 212-218.
9) Cardaropoli G, Araujo M, Hayacibara R, Sukekava F, Lindhe J. Healing of extraction sockets and surgically produced - augmented and non-augmented - defects in the alveolar ridge. An experimental study in the dog. *J Clin Periodontol*. 2005; **32**: 435-440.
10) Botticelli D, Berglundh T, Lindhe J. Hard-tissue alterations following immediate implant placement in extraction sites. *J Clin Periodontol*. 2004; **31**: 820-828.
11) Araujo MG, Sukekava F, Wennstrom JL, Lindhe J. Ridge alterations following implant placement in fresh extraction sockets: an experimental study in the dog. *J Clin Periodontol*. 2005; **32**: 645-652.
12) Lee CT, Chiu TS, Chuang SK, Tarnow D, Stoupel J. Alterations of the bone dimension following immediate implant placement into extraction socket: systematic review and meta-analysis. *J Clin Periodontol*. 2014; **41**: 914-926.
13) Avila-Ortiz G, Elangovan S, Kramer KW, Blanchette D, Dawson DV. Effect of alveolar ridge preservation after tooth extraction: a systematic review and meta-analysis. *J Dent Res*. 2014; **93**: 950-958.
14) Darby I, Chen ST, Buser D. Ridge preservation techniques for implant therapy. *Int J Oral Maxillofac Implants*. 2009; **24**: Suppl 260-271.
15) Horowitz R, Holtzclaw D, Rosen PS. A review on alveolar ridge preservation following tooth extraction. *J Evid Based Dent Pract*. 2012; **12**: 149-160.
16) Wang RE, Lang NP. Ridge preservation after tooth extraction. *Clin Oral Implants Res*. 2012; **23**: 147-156.
17) Fickl S, Zuhr O, Wachtel H, Bolz W, Huerzeler MB. Hard tissue alterations after socket preservation: an experimental study in the beagle dog. *Clin Oral Implants Res*. 2008; **19**: 1111-1118.
18) Engler-Hamm D, Cheung WS, Yen A, Stark PC, Griffin T. Ridge preservation using a composite bone graft and a bioabsorbable membrane with and without primary wound closure: a comparative clinical trial. *J Periodontol*. 2011; **82**: 377-387.
19) Landsberg CJ. Socket seal surgery combined with immediate implant placement: a novel approach for single-tooth replacement. *Int J Periodontics Restorative Dent*. 1997; **17**: 140-149.
20) Vittorini Orgeas G, Clementini M, De Risi V, de Sanctis M. Surgical techniques for alveolar socket preservation: a systematic review. *Int J Oral Maxillofac Implants*. 2013; **28**: 1049-1061.
21) Barone A, Ricci M, Tonelli P, Santini S, Covani U. Tissue changes of extraction sockets in humans: a comparison of spontaneous healing vs. ridge preservation with secondary soft tissue healing. *Clin Oral Implants Res*. 2013; **24**: 1231-1237.
22) Bartee BK. Extraction site reconstruction for alveolar ridge preservation. Part 2: membrane-assisted surgical technique. *J Oral Implantol*. 2001; **27**: 194-197.
23) Chan HL, Lin GH, Fu JH, Wang HL. Alterations in bone quality after socket preservation with grafting materials: a systematic review. *Int J Oral Maxillofac Implants*. 2013; **28**: 710-720.
24) Hürzeler MB, Zuhr O, Schupbach P, Rebele SF, Emmanouilidis N, Fickl S. The socket-shield technique: a proof-of-principle report. *J Clin Periodontol*. 2010; **37**: 855-862.
25) Bäumer D, Zuhr O, Rebele S, Hürzeler M. Socket Shield Technique for immediate implant placement - clinical, radiographic and volumetric data after 5 years. *Clin Oral Implants Res*. 2017. doi: 10.1111/clr.13012. [Epub ahead of print]

CHAPTER 06

GBRを成功へと導くための原理と術式

Principles and Procedures of Guided Bone Regeneration for achieving ideal results

藍 浩之 Hiroyuki Ai

愛知県・あい歯科

はじめに

　インプラント治療により残存歯の負担が軽減された場合，インプラント治療は歯列の維持・安定に大きく貢献したと言える．治療により得られた機能を長期に保つには，残存歯の清掃性を妨げないような位置にインプラントを埋入する必要があり，一口腔単位で清掃性を高める治療結果を目指す必要がある（**Case 1**）．また審美的な結果を得るためには，補綴主導によるインプラントの三次元的な埋入ポジションが重要であることは言うまでもなく，機能性や審美性を獲得し，長期的に維持・安定させるためには，それらに加えプラットフォームと骨頂の位置関係がその鍵を握る．補綴的に適切な位置にインプラントを埋入し，残存歯と調和した機能的・審美的に優れた上部構造を作製するためには，顎堤の三次元的な再建術が必要となる場合が多い．そこで，本稿では顎堤の再建術の一つであるGBR（Guided Bone Regeneration）法について，現在筆者が臨床で実践している術式とその考え方を臨床的ステップに沿って解説する．

GBRとは

　GBRとは，骨欠損部に対しバリアメンブレンを用いて上皮の陥入を防ぎ，造骨できる空間を一定期間確保することにより，骨芽細胞を誘導する骨造成法である．空間に造骨するためには，①細胞，②造骨細胞が移動できる足場，③成長因子，④時間が必要となる．臨床的には，健全な骨面とそれに接する血餅が保持できる空間を，上皮が陥入することなく安定して一定期間保つことである．
　また，既存骨のハウジングより外側に造骨する場合，吸収性膜のみでは三次元的な形態を付与・維持することが困難な場合が多く，三次元的な形態を付与し一定期間それを維持できるマテリアルが必要となる．たとえば，チタン強化フレーム入りの非吸収性膜やテントピン，チタンメッシュなどであり，筆者らは好んでチタンメッシュと吸収性膜を併用し，三次元的な形態の回復に努めている．

Case 1 残存歯の清掃性に影響を与えるインプラントのポジション

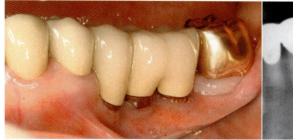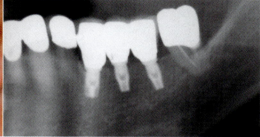

1-1，1-2 78歳，女性．他院でインプラント治療を行い，現在当院にてメインテナンスを行っている．常に残存歯とインプラントの境界およびインプラントの上部構造周囲に磨き残しが存在するが，機能的には問題ない．
インプラント周囲組織を健全に保ち，機能性と審美性を長期に維持するためには，天然歯と同様に適切なプラークコントロールが継続されることが重要であろう．したがって，インプラント周囲炎を防ぐため，そして隣在歯の清掃性を高めるため，インプラント周囲組織のマネジメントではインプラント上部構造周囲の清掃性を高めることが主目的になると考えられる

1 GBR法の背景

　GBRを知るうえで，まずはGTR（Guided Tissue Regeneration）の科学的背景を回顧し，理解しておく必要がある．GTRとは，創傷治癒の場において，硬・軟組織を問わず不要な組織の進入を排除し，必要な組織のみを再生させることとされ，歯周病により付着を喪失した歯牙の根面上に新たなセメント質を形成後，結合組織付着によるいわゆる新付着を形成できる[1]．

　切除療法やオープンフラップデブライドメントなどの歯周外科後の治癒形態に影響を与える組織としては，上皮，結合組織，歯根膜，セメント質，歯槽骨があげられる．その組織治癒過程では通常，上皮細胞が結合組織内面を覆うように遊走し，歯根面に沿って長く進入してくる．これは上皮細胞の増殖速度が他の組織と比較して優位に速いためで，結果的に根面には長い上皮性の付着，いわゆるヘミデスモゾーム結合が形成された治癒形態となる．言い換えるならば上皮以外の組織の増殖速度が遅いため，歯周病によって生じた欠損スペースに進入することができにくく，これらの術式では元の形態への再生はほとんど期待できない[2]．

　そこで，1980年代中頃よりバリアメンブレンを骨欠損部から露出歯根面を覆うように設置することで上皮や結合組織を遮断し，メンブレン下に歯根膜，セメント質，歯槽骨の再生の場を与え，結合組織との新付着が期待できるよう考案された処置がGTRである[3,4]（図1）．1980年代後半にはGTRの原理を応用し，無歯顎症例に対して骨単独の再生が試みられるようになり，その後はインプラント埋入後にスレッドが露出するような状況下にメンブレンを設置し，インプラント周囲の硬組織の再生が積極的に行われるようになった[5]．これがGBRである（図2）．

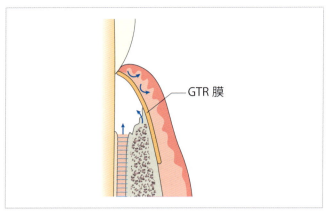

図1 GTR法
膜を設置することにより上皮の侵入を遮断し，歯根膜・セメント質・歯槽骨の再生を行う方法

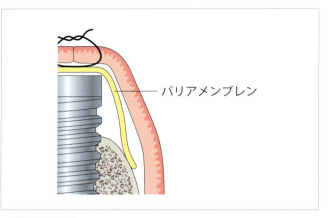

図2 GBR法
GTR法の原理を応用し，インプラント周囲の骨組織のみの再生を行う方法

2 なぜGBRが必要なのか

　先述のとおりGTR法もGBR法も骨欠損部を被覆するようにメンブレンを設置し，上方からの軟組織の進入を遮断して，メンブレン下にその他の細胞を優位に遊走させる処置であり，GBRはその内面に骨芽細胞を遊走させ，硬組織のみの再生を促す処置である．では，なぜ多くのインプラント症例にGBRが必要なのであろうか．それには，以下に示す4つの理由が考えられる．

（1）残存歯との不調和の改善

　組織学的に感染の比較的少ない前歯，小臼歯を抜去した場合，1年後におおよそ50％近くの歯槽骨が吸収し，顎堤の連続性が失われることが報告されている[6]．したがって，インプラントをそれらの部位に埋入する場合には硬組織の増大が必要となる．

（2）絶対的な骨量不足

　通常，著しく萎縮した顎堤に単にインプラントを埋入しただけでは，健全な残存歯と比較して歯冠高径の長い補綴装置を与えざるを得ず，結果的に鼓形空隙は極端に空き，患者の違和感も少なくない．補綴装置によって無理にその空隙を閉じようとすると，清掃効率が悪化し，インプラント周囲組織に問題を生じさせる可能性がある．また，垂直的な骨高径が減少した結果，解剖学的にインプラントの埋入が困難あるいは不可能な状況の症例も少なくない．抜歯後あるいは感染によって三次元的に萎縮している顎堤に対して，GBR法はその再建に有効な一手法である[7,8]．

（3）審美性の改善

　審美領域にインプラントを応用する場合，審美性の回復と維持のためにインプラントプラットフォーム周囲に三次元的な硬組織が必要となる．

　隣在歯が健全な単独歯欠損で埋入位置が適切な場合，唇舌側に2〜4mm以上の骨幅が必要であることが報告されている[9,10]．この主な理由は，補綴処置後のBiologic widthによる変化に伴うインプラントプラットフォーム周囲の硬組織に生じる幅約

GBRを成功へと導くための原理と術式 06

1.4mmの皿状骨欠損，いわゆるSaucerizationであり，これに抵抗するための骨幅が必要となる[11]．

一方，多数歯欠損症例においては上述の単独歯欠損とは考え方がやや異なる．その主な理由は歯根膜を有する天然歯牙が存在しないことにより，歯根膜喪失に伴う血液供給量の減少や，天然歯に存在する結合組織付着がないということを意味する．インプラント-インプラント間，インプラント-ポンティック間に天然歯と同等の歯間乳頭様組織を獲得しようとするならば，プラットフォームより歯冠側に硬組織を増大しなければならず，その量は埋入ポジションが適切であることを前提に最低3mmが必要とされる．すなわち，水平のみならず垂直的な骨増大がほとんどの症例で必要になる[12~15]．

（4）軟組織退縮の回避

術後のインプラント周囲組織の退縮は審美性の維持のみならず，日常の清掃性やインプラント周囲炎などのリスクという観点からも避けたいところである．天然歯とインプラントでは血液供給源が異なることが解明されている[13]．また，インプラント自体が生体組織内，特に骨内の血液循環を阻害していることも解明されている[16]．そして上顎前歯部のような部位にインプラントを埋入し，唇側骨量の少ない状況が生じたならば，残存する限られた硬組織からの血液供給量で状態を維持し続けられるかは，筆者らの臨床経験からも困難と言わざるを得ない．

また，硬組織と軟組織の幅の観点からも軟組織退縮を考察することができる．2回法レギュラープラットフォームインプラントを骨縁に埋入した多数歯欠損症例において，インプラント唇頬側の軟組織の厚みが2mm以下であると，機能開始から最初の1年間で最大1.45mmの硬組織が失われる可能性があるが，2.5mm以上の厚みがあればそれを避けることができる[17]ともいわれている．硬組織の喪失が軟組織の退縮を必ずしも意味するわけではないが，十分考えられることである．一方，硬・軟組織の増大を成功裏に行うことで，術後のインプラント周囲の硬・軟組織量は安定し，ほとんど不変か増す可能性も示唆されている[18]．これらより，術後の軟組織の維持には一定量以上の硬組織の裏打ちが必要であることが理解できる．

GBRのタイミング

1 抜歯とGBRのタイミング

GBRを成功へと導くためには，一次治癒を目標とした軟組織の完全閉鎖が達成されなければならない．通常，歯牙を抜歯すると歯槽骨は吸収する[19]．歯根破折や歯周病のような歯肉縁下の感染により抜歯した場合には，骨は垂直的・水平的により大きく吸収を起こし，それに伴い軟組織も退縮する．抜歯後1カ月ほど経過すると，抜歯窩は完全に軟組織で覆われるが，その表面形態はまだ凹凸が残っている．そのような状態での軟組織の正確な切開・剥離は容易ではない．

抜歯後2～3カ月経過すると，抜歯窩のリモデリングが収束に向かい，軟組織の形態もかなり平坦化する．大規模なGBRを行う場合は，この時期まで待つほうが軟組織の扱いが容易となる．なお，前歯や小臼歯のような単根歯の抜歯窩は歯肉の開口も小さく，大きな感染がない場合，抜歯と同時にGBRを行うこともある（表1）．

表1 抜歯とGBRのタイミング

	利　点	欠　点
抜歯と同時のGBR	① 治療期間が短縮できる ② 唇側の骨吸収が起きる前に行うので，スペースメインテナンスしやすい ③ 歯肉粘膜の減張量が少ない場合がある	① 切開・剥離が困難 ② 感染性の炎症による裂開の危険がある ③ フラップの一次閉鎖が困難な場合がある
抜歯2〜3カ月後のGBR	① 単純なフラップデザインによる切開が可能 ② 剥離が容易 ③ 感染因子がない	① 治療期間が長くなる ② バッカルウォールの喪失により，減張量が大きくなる

2 矯正とGBRのタイミング

GBRにより増大される垂直的骨量は，欠損部顎堤に隣接する天然歯の付着の高さに影響を受ける．その付着位置が目標となる骨レベルよりも根尖側に位置する場合，GBRを行う前に歯牙の矯正的挺出を行い，欠損側の付着を歯冠側へ移動させる必要がある．付着の位置をGBRと同時に歯周組織再生療法を用いて歯冠側へ回復する場合もあるが，それは歯牙周囲の骨欠損の形態や術者のスキルにより結果が大きく左右されるであろう．

なお，GBR後に欠損部顎堤方向に歯牙の移動を計画している場合は，メンブレンやチタンメッシュが移動する歯牙と干渉する可能性があるので，注意を払う必要がある．

3 GBRとインプラント埋入とのタイミング

GBRとインプラント埋入を同時に行うには，インプラントの初期固定が獲得できる既存骨量が存在しなくてはならないことは言うまでもない．もしGBRが成功しなければ，埋入されたインプラントのプラットフォームが骨縁上に露出する危険性があり，場合によってはインプラントを撤去しなければならないこともあるので注意する必要がある．GBRと同時にインプラント埋入を行うべきか否かは，施術部位，既存骨の量と骨欠損の形態，軟組織の状態，そして術者のスキルにより決定される（**Case 2**）．

骨欠損の形態

欠損部顎堤における骨増大では，歯周組織再生療法ほど術後の結果が骨欠損の形態に影響を受けるわけではない．その理由は，歯周組織再生療法と比較し，GBR法では骨が再生される空間を外界と交通しない環境にできるからである．

GBRの難易度は，顎堤の欠損形態と失われた骨量により大きく変化する．骨欠損が既存骨のハウジング内に存在する場合，骨欠損の大きさにかかわらず骨欠損内に血餅を保持しやすい環境であること，また歯肉粘膜弁の減張量も少ないことから，GBRの難易度は低い傾向にあると考えて良いだろう．しかし，既存骨のハウジングの外側に造骨する必要がある場合，血餅を保持できるスペースを確実に設ける必要があり，その減張量も大きくなる．また，垂直的要素の大きな症例のほうがGBRの難易度は上がる．

Case 2 中等度の骨欠損に対し，チタンメッシュと吸収性膜を併用したGBR，インプラントの埋入を同時に行った症例

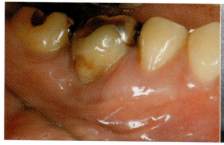
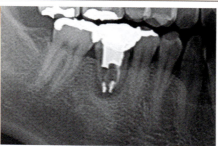

2-1, 2-2 術前．$\overline{6}$ は他院で自家歯牙移植を行ったが，歯根の外部吸収により頬側が大きく歯肉退縮し，炎症も顕著に認められる

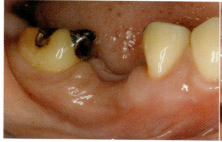
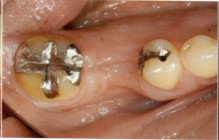
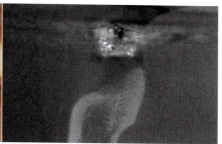

2-3, 2-4 抜歯後4カ月．抜歯後十分な待機時間を置くことで，骨欠損の形態も平坦化し，それに伴い軟組織の形態も平坦化していく．また，歯槽頂付近の軟組織の厚みも回復し，切開・剥離や減張がより簡便となる．そして，感染性異物を除去することで歯肉粘膜の炎症は改善され，術後のリスクが軽減される．欠損部顎堤の高さと幅は大きく失われているが，歯槽頂付近の角化歯肉の厚みと幅は確保されているため，GBRとインプラント埋入を同時に行うことによるリスクは低いと判断した

2-5 埋入前CT画像．舌側の骨は高さがあるが，頬側は高さ・幅ともに大きく失われている

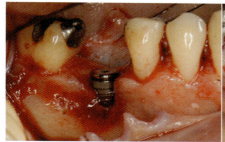
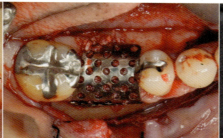
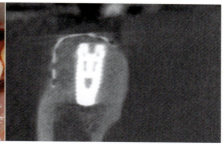

2-6 補綴的に理想的なポジションにインプラントを埋入．ボーンハウジング内に収まっているが，頬側はインプラント体が一部露出している

2-7 プラットフォーム頬側の骨幅の回復には三次元的な形態を付与・維持できるマテリアルが必要と判断．チタンメッシュと吸収性膜を用いてGBRを行った

2-8 埋入後のCT画像では，頬側に十分な幅の骨の再生空間が確保されている

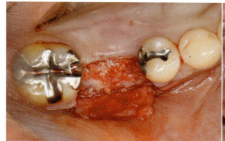
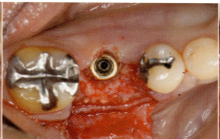
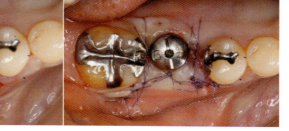

2-9 埋入後6カ月，2次手術を行った．メッシュ下に軟組織が介在しているが，その直下の組織は硬く，カバースクリュー上にも骨が添加されていた

2-10, 2-11 インプラント体の頬側にも十分な幅の硬組織が再生されている．THAを装着し，その周囲に角化歯肉を獲得するため，歯槽頂部に存在する角化組織を有茎弁にて頬側へ移動し，骨膜縫合を行った

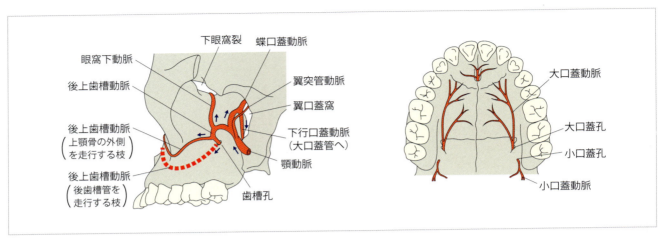

図3　上顎骨周囲の動脈

GBRにおける解剖学的留意点

1 口腔粘膜切開の組織学

　口腔粘膜は，表層の上皮組織と下層の粘膜固有層の2つの層から成る．粘膜固有層の下方には，粘膜固有層に付着している粘膜下結合組織がある．口腔内の外科処置の際は通常，上皮から内側へと切開される．対照的に，一次創閉鎖を行うための減張切開では逆の順で，まず骨膜を切開し，続いて粘膜下結合組織と，場合によっては筋層の一部を切開する．なお，裂開を避けるために上皮への切開は避ける．

　フラップの伸展を行う際，穿孔する最初の層は骨膜で，骨を取り囲む伸展性の乏しい薄い膜状の組織である．骨膜は2層から成る緻密な結合組織で，内側の（骨）形成層は前駆細胞と骨内に入り込むシャーピー線維を含み，外側の線維層は神経が分布しており，血管を含んでいる．骨膜はいくつかの細胞が密集しており，弾性線維が不足しているため柔軟性が全くない．次にメスが入る組織層の粘膜下結合組織は，密に集合したコラーゲン線維，脂肪，小さな腺組織，血管，神経を含むゆるい結合組織である．一般に，粘膜下結合組織は多数の弾性線維を含んでおり，フラップを伸展したときに歯肉と粘膜は歯冠側に移動できる．

2 フラップ伸展時における部位特異的な配慮点

（1）上顎臼歯部

　上顎臼歯部のフラップの伸展は，偶発症が少なく，比較的安全な手技である．眼窩下動脈の分枝は眼窩下孔から現れ，顔面動脈や頬動脈の分枝と吻合する．これらの血管は頬の組織内に位置し，10〜19mmの厚みがある．後上歯槽動脈は多くの組織に囲まれ，顔面横動脈は耳下腺管と頬骨弓下縁の間を前方に走行し，咬筋上にとどまる．組織内に位置しているこれらの血管は，適切にフラップ伸展手技を行っていれば損傷することはない．ステフォン管は，咬筋上を前方に走行し，第二大臼歯で直角に方向転換して口腔内で頬筋を貫く．ステフォン管はフラップを減張する部位と離れており，減張する間に

CHAPTER 06 GBRを成功へと導くための原理と術式

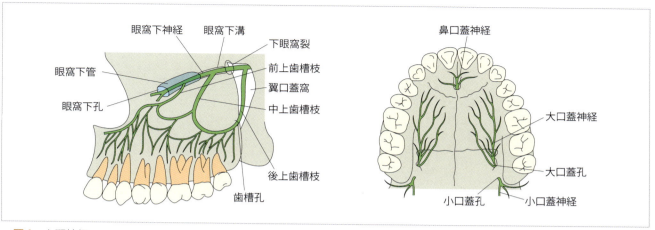

図4　上顎神経

図5　CEJから計測した動脈の位置

Low vault (flat) ＝ 7mm
（口蓋部が浅い場合）

average palate ＝ 12mm

high vault (U-shaped) ＝ 17mm
（口蓋部が深い場合）

損傷することはあまりない．一般に顔面神経（運動神経）や三叉神経（感覚神経）は，組織内深くに位置しているため，組織を歯冠側に移動する際に損傷しやすいわけではないが，上顎小臼歯部でフラップを伸展する前に，眼窩下部の下縁を触診して眼窩下孔の位置を把握しておくのが賢明である．眼窩下管は眼窩下縁の5mm下方であり，通常は瞳孔を通って垂直に引いた想像上の直線上にあるので，位置を認識する際の目安となる．フラップの減張は，眼窩下神経とその末梢枝を損傷しないよう，この神経組織から距離を保たなければならない．もし外科手術が眼窩下孔に近接して行われるならば，神経の損傷を避けるため，粘膜下結合組織内に減張切開を行う前にこの神経を孤立させるのが賢明である．副孔は11.5％の患者で見られる．一般に，血管や神経の枝がどこに存在するかを正確に知ることはできないため，組織内にあまりに深く切開しないことが望ましい．

　上顎臼歯部の口蓋側の外科手術で留意する解剖学的構造としては，大口蓋孔と大口蓋動脈がある．動脈は大口蓋孔から出て，口蓋側を前歯部に向かって走行する．大口蓋孔は，骨頂と正中縫線の中間で見られ，通常は上顎第二，第三大臼歯の口蓋側に位置している．それゆえ口蓋側で部分層弁によりフラップを広げる場合，第二大臼歯近心で処置することが賢明である．さらにこの領域で外科手術を行う場合，口蓋動脈を損傷することなく，どれくらい大きくフラップの剥離ができるかを決定するため，口蓋のドーム形態の高さを評価するべきである．動脈と切開した最深部の間を2mm離すのが賢明である．セメント-エナメル境から計測した動脈の位置に関しては，図5に示す情報が報告されている．

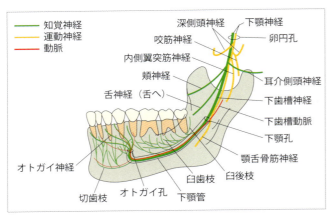

図6　下顎管，下顎神経，下歯槽動脈

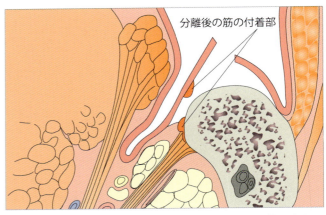

図7　舌側歯肉弁から顎舌骨筋付着部を分離後の第一大臼歯部の解剖学的断面図（Ronda 2011 [21]）

（2）上顎前歯部

上顎前歯部では，上唇動脈が粘膜と口輪筋の間に位置しているが，フラップ伸展時に損傷することはあまりない．

（3）下顎臼歯部

頰動脈は頰筋の外表面上に見られ，通常のフラップの伸展では切開による危険はあまりない．また，他の神経（運動神経，感覚神経）は組織内深く走行しており，損傷の危険はないが，オトガイ神経の3つの分枝がオトガイ孔から出ており，フラップの処置中にそれらを損傷しないよう，注意深く取り扱わなければならない．フラップをオトガイ孔領域で伸展する必要がある場合は，オトガイ孔の位置をX線写真上で確認する必要がある（図6）．

オトガイ孔領域付近でフラップの伸展を行うには，全層粘膜骨膜弁で歯肉歯槽粘膜境を越えるまで剝離し，湿ったガーゼを用いて，オトガイ孔が露出するまでフラップを剝離する．ガーゼの使用は，神経の損傷を避けるために有効である．フラップの剝離により，口角下制筋と下唇下制筋の2つの筋肉が現れる．オトガイ孔の位置を確認し，フラップがオトガイ孔下縁を根尖側に数mm越えるように，オトガイ孔の近心と遠心を鈍的に剝離する．ここをつなげることで，神経を損傷することなくフラップの基部を減張することができる．

下顎の舌側面でフラップを減張する際，もし頰側のフラップが移植部位を越えて，一次閉鎖を成し遂げるのに不十分である場合は，舌側フラップを顎舌骨筋で減張することで，さらなる被覆を獲得できる．湿ったガーゼを骨膜剝離子で押すことで，組織の鈍的な移動を行う．さらなるフラップの伸展が必要ならば，顎舌骨筋を顎舌骨筋線から押しのけることができる（図7）．フラップの遠心面から開始し，顎舌骨筋の一端が骨から

GBRを成功へと導くための原理と術式 06

離れるように指を骨膜下に挿入して押していく．

　下顎の舌側面を処置するとき，舌神経の損傷を避けるため，注意深くフラップを牽引する必要がある．舌神経は通常，骨の舌側面から水平的に2mm離れ，骨頂から根尖側に3mm離れたところでみられる．しかしながら，その位置は多様性があり，22％が皮質板に接触しており，15～20％が下顎第三大臼歯舌側の骨頂かあるいはそれより歯冠側に存在すると報告されている．したがって，下顎臼歯部舌側面では縦切開を行わないほうが賢明である．さらに，第二大臼歯遠心の舌神経の損傷を避けるために，下顎臼歯部では頰側のレトロモラーパッドで減張するのが有利である．

（4）下顎前歯部

　頰側においては，神経・血管（下歯槽神経，下唇動脈，オトガイ神経，オトガイ動脈）が組織内にあり，粘膜下組織によって保護されている．しかしながら舌側面では，フラップを翻転あるいは減張する時に注意が必要である．というのは，オトガイ下動脈や舌下動脈が舌面板を通過して副孔に入るかもしれないからである．もしこれらの血管が損傷すれば，出血が著しいであろう[20]．

チタンメッシュを用いたGBRの増大量

　バリアメンブレンを使用した水平的骨増大量は1.5～5.5mm[7]，垂直的骨増大量は3～8.5mm[8,22]という報告がある．また船登ら[23]は，チタンメッシュと吸収性膜を併用した場合の垂直的増大量は8.2±3.4mmと報告している．チタンメッシュを用いたGBRの場合，三次元的な形態を確実に付与できるため，バリアメンブレンのみを使用したGBRと比較してその増大量の限界は大きい．しかし，現実的にはフラップの伸展量と術者のスキルに依存している．

切開と剥離

1 フラップデザイン

　GBRを成功に導くためには，一次治癒による創面の早期閉鎖が不可欠である．そのためには残存歯の位置を考慮し，増大量に応じたフラップの伸展と縫合による確実な閉鎖が達成できるフラップのデザインを考えなければならない．

　次頁に示した切開線は，すべて後に行う減張切開を視野に入れたものである．一次閉鎖を必要とする全層でのフラップデザインで重要なことは，一次治癒を得るための無理のないテンションフリーでの縫合が達成できるデザインでなければならない[24]．以下にそのポイントを示した．

① 可及的にシンプルなデザインにする．
② 骨膜に達する確実な切開を行い，切開面が単一な面となるように切開する．決して切開面を挫滅させてはならない．
③ 血管や神経の走行などの解剖学的注意点に配慮したデザインにする．
④ 根尖側からの血液供給を考慮して，歯肉弁が台形になるように歯槽頂切開よりも基底部は必ず広くなるようフラップを形成する．

フラップデザイン

⦿ 上顎臼歯部

　欠損部顎堤の歯槽頂切開は，原則として角化組織内に行う．顎堤の増大規模により，その減張量は決まる．上顎では口蓋側には角化粘膜が存在し，その部位での減張によるフラップの伸展は期待できない．したがって，骨増大量は頬側フラップのみの伸展量に依存することになる

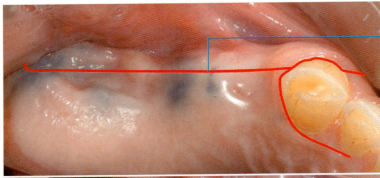

歯槽頂切開は，欠損部顎堤の頬側寄り（歯肉歯槽粘膜境より2mmほど口蓋側寄りの角化組織内）の歯肉に対し，直角方向へメスを挿入する

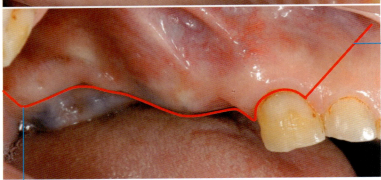

縦切開は，欠損部顎堤の1〜2歯近心側の歯牙の近心頬側の歯肉縁から始め，歯槽頂側から見て歯槽頂切開から直線，唇側から見て近心側へ45°になるように歯肉歯槽粘膜境を越えて切開する

歯槽頂切開の遠心側は，遊離端症例では上顎結節最後縁から頬粘膜方向へ減張量に応じ切開する．遠心側に歯牙が存在する場合は歯肉溝切開を行い，必要あれば遠心頬側方向へ同じく縦切開を行う．口蓋側の切開は，歯間乳頭を含めず各歯牙の最口蓋側を結ぶ線で切開する

⦿ 上顎前歯部

　上顎では頬側フラップの減張にその伸展量は依存しているため，フラップ閉鎖後，歯槽頂部の縫合は口蓋側へと移動する．垂直方向への増大量が大きい場合，血流を考慮すると歯槽頂切開は可及的に頬側寄りの角化歯肉内に行うことが望ましいと考える

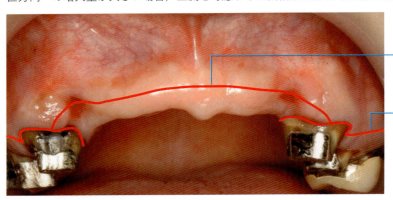

歯槽頂切開は，臼歯部と同様に頬側寄りの角化歯肉内に入れる

臼歯部とは異なり，審美領域では可及的に犬歯の遠心に歯肉歯槽粘膜境を越える縦切開を入れる．欠損部位により両側に加える場合もある

GBRを成功へと導くための原理と術式 06

◉ 下顎臼歯部

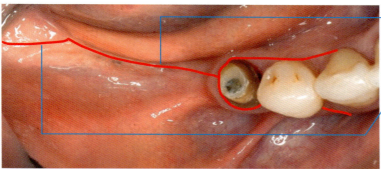

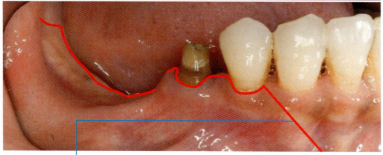

上顎とは異なり，下顎の減張は頬舌側のフラップが可能で，また欠損部の角化歯肉の幅は狭い場合が多いことから，歯槽頂切開は角化歯肉中央の最も厚い部分に加える

遊離端欠損の場合，遠心側はレトロモラーパッドまで歯槽頂切開を延長して，そのままレトロモラーパッドに沿って頬側方向へ歯肉歯槽粘膜境を越える切開線にする．レトロモラーパッドの舌側には，軟組織を支える骨が存在しないため，決して歯槽頂切開を入れてはならない．この領域にメスを入れる場合は，必ず骨の裏打ちがあることを確認してから切開する必要がある．

欠損部顎堤の遠心側に歯牙が存在する場合，頬側は歯肉溝切開を入れ，必要があれば遠心方向へ縦切開を加える．舌側は，歯牙の最舌側の歯肉縁を繋げる切開として，歯間乳頭は切開しない．下顎第二大臼歯の舌側歯頸部あたりには，舌神経が走行しているため，決して歯槽頂切開の遠心側に縦切開を行ってはならない．また近心方向にも舌神経が走行しており，下顎舌側には縦切開を加えず，欠損部近心の歯牙より2歯近心まで切開を延長することにより減張が可能となる

近心側の縦切開は，欠損部より1～2歯離して歯牙の近心頬側の歯肉縁から近心方向へ歯肉歯槽粘膜境を越えるように行う

◉ 下顎前歯部

下顎前歯部の舌側の減張はフラップ内面の切開により可能となるが，過度の減張により舌小帯とともに口腔底が挙上してしまうため，主な減張は唇側フラップで行うことになり，上顎のフラップに準じて行うほうが良いであろう．また，下顎小臼歯部の頬側根尖側にはオトガイ孔が開口するため，切開前にパノラマX線写真や，CT画像でオトガイ孔の位置を確認したうえでフラップのデザインを決定する

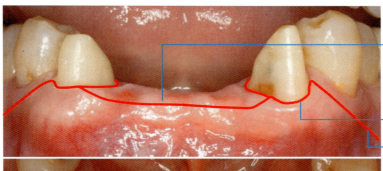

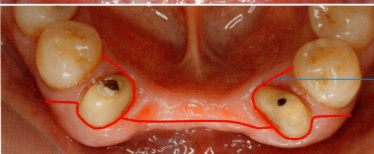

臼歯部とは異なり，歯槽頂切開は角化歯肉の幅が確保されているなら頬側寄りに加える

歯牙の唇側は，歯肉溝切開とする

縦切開は欠損部より1～2歯離して遠心方向へ45°で歯肉歯槽粘膜境を越える切開とする．必要があれば，欠損部の両側に切開する

舌側は歯牙の最舌側歯肉縁を繋げる切開として，歯間乳頭は保存する．決して舌側には縦切開を加えない

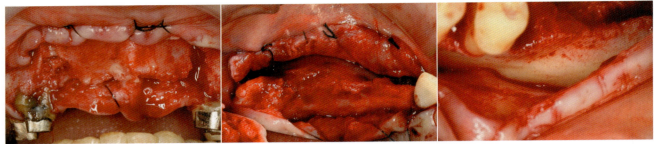

図8　リトラクタブル・スーチャー　　　　　　　　　　　　　図9　オトガイ孔の明示

2　フラップの剥離

　フラップの断端や骨膜の挫滅，そして血管や神経束の損傷を防ぐため，剥離子を決して骨面から離さず丁寧に剥離を進めることが重要である．また，術中フラップや骨面の乾燥に注意し，常に生理食塩水で湿らせることを心がける．それらフラップの愛護的な扱いが術後の治癒に大きく影響する．

(1) 上顎

　唇頬側のフラップ剥離では，眼窩下孔に注意を払う必要がある．また前歯部では，決して梨状孔を越えて剥離してはならない．もし梨状孔を越えて剥離してしまうと，鼻孔に付着する筋肉も一緒に剥離することになり，鼻孔が開いてしまうため注意する．唇頬側・口蓋側ともにフラップを決して挫滅させない．骨膜まで切開されていない部位は，必ずメスで再度同じ切開線にて骨膜を切開して剥離を進める．

　十分術野が明示できるまで剥離の範囲を広げる．術中，器具の接触によるフラップ内面の損傷を防ぐため，頬・口蓋側のフラップは減張切開後に必ずリトラクタブル・スーチャーを行う（図8）．

(2) 下顎

　頬側の剥離は必ずオトガイ孔を明示できるようにする（図9）．オトガイ孔付近の剥離の際は，鋭利な器具を直接オトガイ神経束に当てることなく，鈍的に剥離するよう注意する．そして，オトガイ孔を越えるまで根尖方向に剥離を進める．舌側では，顎舌骨筋までは剥離子などを用いて剥離する．舌側の歯肉粘膜弁は薄く，穿孔を防ぐために剥離中，決して器具を骨面から離して根尖方向に進めないように注意する．顎舌骨筋より根尖側へは，指先や生理食塩水にて湿らせた滅菌ガーゼなどにより，鈍的に剥離を進める．遊離端症例では，レトロモラーパッドを骨面から剥離して，歯冠側に挙上できるようにしておく．

減張切開

　剥離に続いて減張切開を行う．顎堤の増大量により，減張量は当然変化する．本来，骨再生スペースをチタンメッシュや骨移植材などで確保した後にそれに応じて減張切開

し，フラップの伸展を行うが，筆者はそれより先に減張切開を行っている．理由は，予定している増大量を得るためのフラップの伸展を確実に行うことができるのかを確認するため，そして術後の血腫による合併症を抑制するためである．また，縫合前に減張切開を行うと，増大部骨面に充填した骨移植材が出血により流出しやすくなる．われわれは通常，剥離直後に減張切開を行い，縫合前には止血できている状態が望ましいと考えている．

1 上顎

　上顎では，フラップの伸展は頰側のみ可能である．そこで，顎堤増大の規模は，下顎とは異なり，頰側フラップの伸展量に依存する．歯肉歯槽粘膜境の5mmほど根尖側に15cのメスを用い，深さ1mm（メスの刃先が隠れる程度）で近遠心方向に連続性をもって切開する．この深さは，厚さ0.5mmの骨膜を切開するのには十分である．剥離したフラップをフォーセップスで頰側方向へテンションをかけ，骨膜を緊張させながら切開する．切開後，歯肉バサミやキドニーシェイプナイフなどを用いて，フラップを緊張させた状態で切開部を広げるように鈍的に歯冠方向へ伸展させる．もし伸展量が不足している場合は，フラップを歯冠側へテンションをかけながら減張切開部のフラップ内面を人差し指で近遠心的になぞると，テンションのかかっている部位を触知できる．その部分をメスでより深く切開することにより，伸展量はさらに増大できる．また前歯部では，筋層へと同じ切開線でメスを進めることで，さらなるフラップの伸展が可能となる．通常，上記の方法で20mm以上の伸展量が期待できる．

　減張切開を行う時は通常，フラップの内面である骨膜面を見ながら切開する．その時に切開線はフラップの断端から一定の距離で切開してしまいがちである．しかし，上顎第二大臼歯部の歯肉歯槽粘膜境は他の部位と比較して根尖側に位置することが多く，歯肉歯槽粘膜境より歯冠側で減張切開を行いやすい部位である．もし歯肉歯槽粘膜境より歯冠側の薄いフラップ内で減張切開すると，フラップの穿孔や血流不足による術後の創の裂開を引き起こすリスクが高まる．減張切開は，歯肉歯槽粘膜境より根尖側の厚い組織内で切開するべきで，切開線と歯肉歯槽粘膜境の位置関係に注意を払い切開しなければならない．

2 下顎

　歯肉歯槽粘膜境を5mmほど越えたフラップ内面の骨膜を，15cのメスを用いて深さ1mmで近遠心方向へ連続した切開を骨膜のみに行う．上顎とは異なり，決して深く切開する必要はない．剥離したフラップをフォーセップスなどで弛まないように頰側へテンションをかけ，骨膜を緊張させて切開を行う．近遠心の縦切開の基底部を繋げるように，連続性をもって切開する．オトガイ神経の損傷を防ぐために，オトガイ孔から必ず5mm以上離して切開する必要がある．

　続いてフラップにフォーセップスで歯冠側にテンションをかけて，歯肉バサミやキドニーシェイプナイフ，15cのメスなどを用いてしごくように切開部を歯冠側へ広げる．GBRの規模により減張量を加減する．通常はこの方法で，フラップの断端が残存歯の歯冠を越えるあたりまで，減張は可能である．また下顎の頰側フラップでは，何本も骨膜切開を行う必要はない．

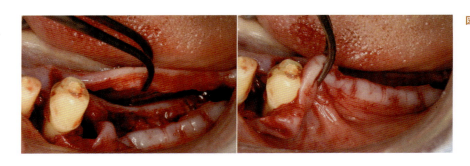

図10　下顎臼歯部のフラップ伸展量の確認

　舌側の大臼歯部は，剥離子を用いて歯肉粘膜弁を剥離して顎舌骨筋を露出させ，その後に生理食塩水で湿らせた滅菌ガーゼや指で鈍的に顎舌側筋を舌側へ裂くように剥離を進める．そして，レトロモラーパッドを剥離子で骨面から剥離することで，舌側フラップが歯冠側へ可動するようになる．可動量が不足しているようであれば，同様に根尖側へ鈍的に剥離を進める．小臼歯部は顎舌骨筋が口腔底より深く走行するため，そこまで剥離せず口腔底を越えたあたりでフラップ内面の表層組織のみを浅くメスで切開し，その切開部を舌側へ鈍的に広げることにより減張が可能となる．通常，舌側のフラップは薄いため，決して口腔底より歯冠側のフラップにメスを入れない．また舌側のフラップ内には注意すべき血管や神経が走行するため，決して深く切開してはならない．舌側の組織は伸展性に富むため，上記の方法で減張を行っても口腔底はそれほど挙上しない．

3 伸展量の確認

　上下顎ともに，縫合前にフラップの伸展量を確認する（図10）．頬舌側のフラップ同士が歯槽頂切開部で十分重なる程度に減張できているかを確認する．減張量が不足しているのであれば，上記の操作を再度行う．あまり過度に減張量を大きくすると，縫合後のフラップに弛みが生じ，メンブレンやチタンメッシュの移動を招くことになるので注意する（Case 3）．

自家血の採取

　後に行う骨移植材の準備のために，減張切開部からディスポーザブルシリンジを用いて静脈血の採取を行う．採取時は唾液の混入に注意し，採取した血液は滅菌したダッペングラスに保存する．採取量は当然，骨の増大量により変化するが，目安はダッペングラスに約半分ほど採取できればよい．採取する血液は，海綿骨内の骨髄液のほうが造血幹細胞を多く含んでいるため，減張切開部からの静脈血より望ましいと考えられる．そこで，後に行う自家骨の採取時や，インプラント埋入窩からの血液も採取しておく．

　自家血採取後は，必要に応じて電気メスなどを用いて，頬側の減張切開部を止血する．浸潤麻酔により出血量が少ない場合もあるが，麻酔液に含まれる血管収縮剤の効果がなくなった術後にフラップ内面で再度出血を起こし，血腫のリスクが高まる可能性もあるので，十分な止血に配慮する必要がある．

GBRを成功へと導くための原理と術式 06

Case 3 過度の減張により ⁊ の歯冠付近までフラップが挙上してしまった症例

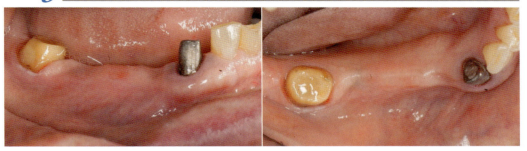

3-1，3-2 術前の口腔内．GBRと同時にインプラント埋入を計画．顎堤の幅が不足している

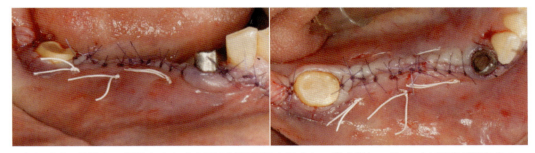

3-3，3-4 骨増大の規模を大きく上回る減張切開を行うと，縫合後にフラップの断端が隣在歯の歯冠付近に挙上される．術後の感染を抑制するには，フラップの断端が歯牙の付着と早期に再付着することが要求されるが，この状態では断端が歯牙の付着と接することができないため，ポケットからの感染のリスクが高まる．増大量に応じて減張量を加減しなければならない

自家骨の採取と皮質骨の穿孔

1 骨面の掻爬

減張切開後，骨面の掻爬を行う．ここで重要なことは，GBRを行う範囲の顎堤表面に健全な骨面を露出させることである．抜歯窩に残存する軟組織や骨面上に付着している可動組織をバックアクションチゼルや骨鋭匙，回転器具などを用いて徹底的に掻爬する．掻爬後は，生理食塩水で骨面を洗浄し，軟組織が残存していないかを確認する．

2 自家骨の採取

インプラント埋入を同時に行う場合は，インプラント窩形成時にある程度の自家骨が採取可能である．また，ボーンスクレイパーで皮質骨表面からも骨の採取は可能である．しかし，骨移植材と混和する自家骨は皮質骨よりも置換性吸収が早く，造血幹細胞を多く含む海綿骨を採取するほうが望ましい．口腔内からの自家骨採取は通常，下顎枝外斜面から採取するが，ACMドリル（販売元：フォレストワン）を用いると粉砕した皮質骨と海綿骨を簡単に採取できるので，ステージドアプローチによる下顎GBRの場合，骨増大する同一エリアからでも十分な自家骨が採取できる（**Case 4**）．私見ではあるが，自家骨の量は可及的に骨移植材総量の30％以上を採取したいと考えている．採取した自家骨は，事前にダッペングラスに採取された自家血に浸しておく．自家骨採取後は，＃1カーバイドラウンドバーを用いて皮質骨の穿孔を行い，骨髄からの出血を促す．その際は，皮質骨の火傷に注意し，生理食塩水で十分注水しなければならない．

Case 4　GBRと同一部位よりACMドリルを用いて自家骨を採取した症例

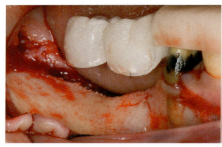 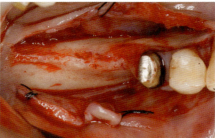

4-1, 4-2　7̄6̄部のGBR時の状態．顎堤は垂直的・水平的に吸収している

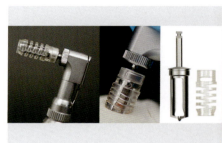 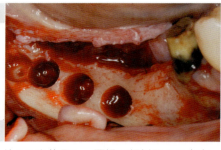 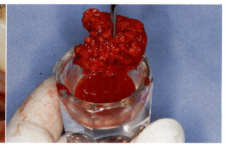

4-3, 4-4　通常，筆者は5mm径のACMドリルを使用し，顎堤の頰側面より自家骨を採取している．このドリルにはストッパーが付与されており，骨面から5mmの深さで粉砕した皮質骨と海綿骨を安全に採取することができる．ドリルの回転速度を調整することにより，粉砕骨の大きさが調整できる．また，採取部位から骨髄液も採取できる

4-5　採取された粉砕骨を自家血に浸しておくと血餅と一体となり，操作性が向上する．本症例のような規模のGBRでは，同一エリアから十分な自家骨量を採取することが可能である

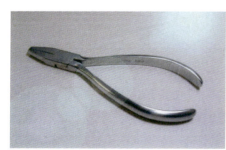 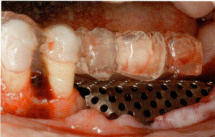

図11　ベンディングプライヤー（販売元：プロシード）

図12　トリミング，ベンディングが完了したチタンメッシュを欠損部顎堤に試適し，位置や安定性などを外科用テンプレートを装着して確認する

チタンメッシュの準備

　チタンメッシュにはある程度の強度とフレキシブルさが要求され，通常われわれは厚みが0.1mm（販売元：プロシード）のものを使用している．

　チタンメッシュで覆う範囲は，吸収性膜のみでは三次元的な形態を付与することが困難な範囲と考えてよい．まずはチタンメッシュのトリミングを行う．型紙を用いて範囲と三次元的な形態を決定し，チタンメッシュをカットする．型紙より少し大きめにメッシュをカットし，専用のベンディングプライヤー（図11）で三次元的な形態をメッシュに付与する．この時に重要なことは，骨面上に設置されたメッシュの安定性である．可

CHAPTER 06 GBRを成功へと導くための原理と術式

Case 5　下顎臼歯部の垂直性骨欠損にチタンメッシュと吸収性膜を併用してGBRを行った症例

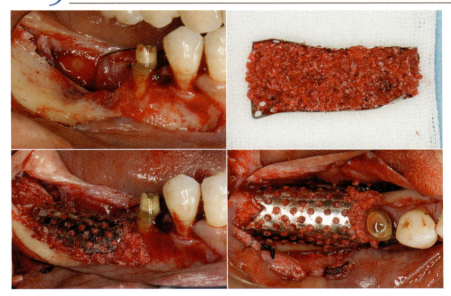

5-1　下顎右側大臼歯部の顎堤に垂直性骨欠損が認められる．目標となる骨レベルまで6mmの挙上量が必要
5-2　チタンメッシュ内面に骨移植材を盛る

5-3, 5-4　チタンメッシュの辺縁はすべて既存骨に接しており，そのポジションを安定して維持できる状態．付着を侵害しないように，残存歯から最低1mmはチタンメッシュを離す必要がある

及的に既存骨にチタンメッシュの辺縁を接触させ，安定するか否かを確認する．隣在歯の付着を侵害しないように，チタンメッシュを歯牙から最低1mmは離す（図12, Case 5，6）．

垂直的・水平的にチタンメッシュの維持安定が得られない場合は，テンティングスクリューや固定ピンを用いてメッシュの安定を図る（Case 7）．またチタンメッシュに三次元的なアーチフォームを付与する場合は，スリットを複数刻み，専用のベンディングプライヤーを用いてチタンメッシュを重ね合わせて目標となる形態を与える（Case 8）．なお，本操作は外科手術前に診断用模型上で行うこともできる．また，骨面に設置する前にチタンメッシュを光機能化処理すると，臨床的な効果が期待できる可能性がある[25]（Chapter 14参照）．

骨移植材の準備

骨造成量が大きい場合や垂直的要素が大きいGBRでは，術後の吸収量が少ない（置換性吸収が遅い）多結晶他家骨（Bio-Oss）を骨移植材として使用する場合が多い．Bio-Ossと自家骨との混合比率にかかわらず，移植材料の骨組織化割合の比較では9カ月以降は有意差が認められなかった[26] という報告もあるが，自家骨は骨移植材全体の30％以上が望ましいと考えている．また私見ではあるが，採取量が不足している場合は，GBR後の待期期間を延長すれば，DFDBAやFDBAを自家骨の代替え材料として使用できると考えている．

用意する量は当然，GBRの規模と範囲により変化する．ダッペングラスに骨移植材と自家骨を混和し，血液に浸漬して5分以上待ってから使用する．

Case 6 上顎臼歯部の垂直性骨欠損にチタンメッシュと吸収性膜を併用してGBRを行った症例

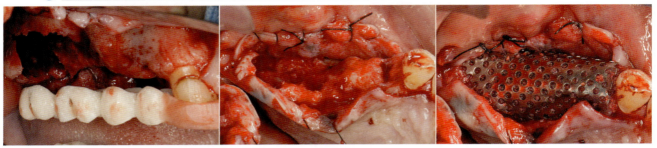

6-1, 6-2 増大量は垂直的に10mmを超えるが，そのほとんどがボーンハウジング内に収まっている．しかし，吸収性膜のみでは目標となる骨レベルまでの回復が困難と考えられる

6-3 骨欠損の近遠心側に存在する既存骨によりチタンメッシュは安定したポジションを維持できるため，テンティングスクリューや固定ピンは用いなかった

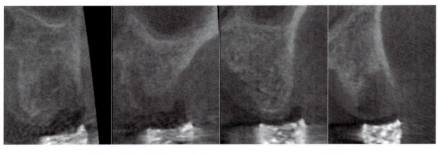

6-4 術前のCT画像

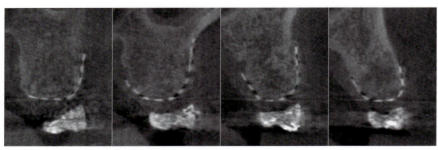

6-5 インプラント埋入前のCT画像

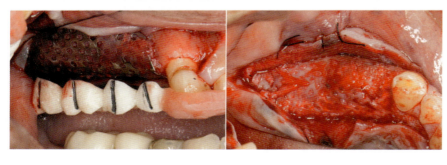

6-6, 6-7 GBR後9カ月，インプラント埋入前の状態．計画された量の増大が達成されている

チタンメッシュの設置

まず骨面の陥没している部位に骨移植材を充填する．続いて三次元的な形態を付与したチタンメッシュ内面に骨移植材を盛り，事前に試適したポジションにチタンメッシュを設置する．優しくチタンメッシュを骨面に圧接して死腔ができないように沈めていく．

CHAPTER 06 GBRを成功へと導くための原理と術式

Case 7 骨幅が萎縮した下顎臼歯部の顎堤にチタンメッシュと吸収性膜を併用してGBRを行った症例

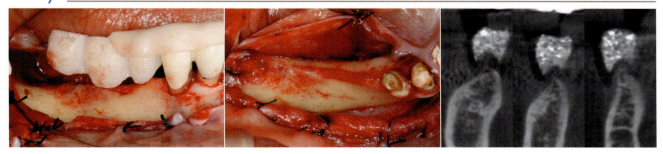

7-1〜7-3 骨の高さは存在するが，骨幅はかなり狭く，下顎骨の基底部の頬舌径も狭い

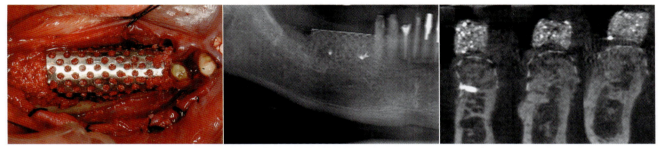

7-4〜7-6 骨移植材の根尖方向への流出を防ぐため，マイクロスクリューにてメッシュを骨面に固定した．チタンメッシュを頬舌的にスクリューで固定することにより，安定した再生スペースが確保される

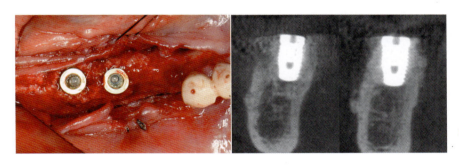

7-7, 7-8 GBR後8カ月，直径5mmのインプラントを2本埋入した

　テンプレートを装着して予定した垂直的・水平的量が達成されているかを確認する．この時，チタンメッシュ辺縁が骨面と可及的に接しているのが望ましい．また，チタンメッシュの断端が歯牙から最低1mm以上離れているかを確認する．

　チタンメッシュの安定性が思わしくない場合，必要に応じてマイクロスクリューにてチタンメッシュを骨に固定する．強くスクリューを締めすぎるとチタンメッシュの変形を招くため，注意する．また，可及的に頬舌側に強固にメッシュを固定しない．これは，術後の継時的な血餅の収縮に伴い，骨移植材が骨面方向へ沈み，チタンメッシュ内面に死腔が生じるので，時間経過に応じてチタンメッシュがフレキシブルに骨面に向かってある程度沈下できる余裕を与えるためである．したがって，スクリューによる固定は頬側か舌側のどちらかに行うべきである．また，骨移植材の量は沈下を想定して少しオーバーコレクトしておく．

　メッシュ設置後は，残った骨移植材をチタンメッシュ周辺に置き，既存骨と移行的になるようにする．

Case 8 高度に吸収した顎堤に対し，上顎洞底挙上術と同時にチタンメッシュと吸収性膜を併用してGBRを行った症例

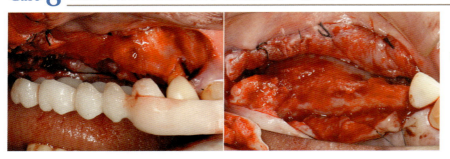

8-1，8-2 7⎦遠心部の顎堤は骨の高さが維持されている．⎣2 遠心側の付着は健全であるが，そこから遠心側に向かってスロープ状に顎堤の高さが失われている．また，⎣4 3 部の顎堤は水平的にも高度に萎縮している

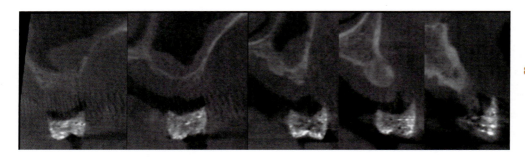

8-3 術前のCT画像．上顎洞底までの既存骨の垂直量もほとんど存在せず，上顎洞底挙上術と顎堤の増大術を同時に行うことにした

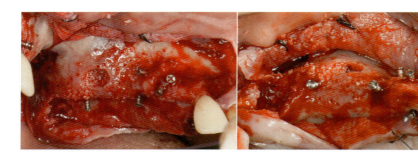

8-4，8-5 高さ6mm，幅8〜10mmの再生スペースを確保するため，複数のテンティングスクリューを使用し，チタンメッシュの安定を図った．また，三次元的なアーチフォームを付与するため，チタンメッシュに複数スリットを入れてベンディングを行った

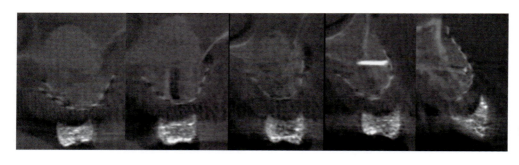

8-6 インプラント埋入前のCT画像

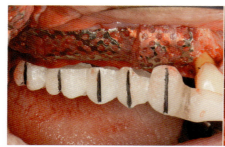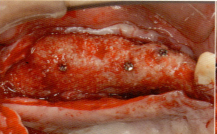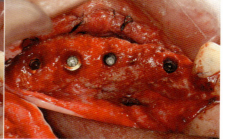

8-7〜8-9 GBR後1年，インプラント埋入時の状態．テンティングスクリューのトップまで骨再生が達成されている．予定された骨の高さと幅は確保されており，計画されたポジションにインプラントを4本埋入した

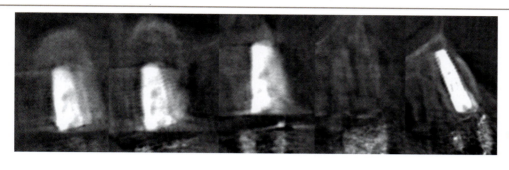

8-10 インプラント埋入時のCT画像

表2 吸収性膜と非吸収性膜の利点・欠点

	製品		利点	欠点	用途
吸収性膜 コラーゲン製剤	Bio-Gide		・操作性がよい ・露出しても感染のリスクが少ない ・伸縮性がある ・基本的に固定の必要はないが，固定もできる	・膜の作用が不確実6〜8W ・露出した場合，急速に吸収してしまう ・スペースメインテナンスが悪い ・生体由来の材料	わずかなGBR，上顎洞底挙上術のシュナイダー膜の大きな穿孔の閉鎖，歯周再生療法に用いる
	Ossix Plus		・作用期間が長い6M以上 ・露出しても吸収しづらい2〜4W ・膜の露出が小さい場合，上皮の自然閉鎖が期待できる	・操作性がやや悪い，固定が困難 ・スペースメインテナンスが悪い ・伸縮性がない ・生体由来の材料	作用期間が長いため，大規模なGBRにも使用できるが，膜の伸縮性がほとんどないため，歯周再生療法には不向き
	OsseoGuard 伸縮性のないタイプ（OsseoGuard）とあるタイプ（OsseoGuard Flex）がある		・Flexタイプは操作性がよい ・通常タイプは，硬く強度があるため，スペースメインテナンスに優れている ・作用期間はBio-Gideより長い ・露出しても急速に吸収しない ・Flexタイプは伸縮性に優れている	・厚みがあり，狭く小さい範囲での使用には不向き ・通常タイプは全く伸縮性がなく，曲面形態を付与しにくい	GBRには適しているが，厚みがあるため，歯周再生療法には不向き
非吸収性膜	Cytoplast		・完全閉鎖創が達成された場合，予定された骨造成量が期待できる ・膜の断端が露出しなければ，一部が口腔内に露出しても早急な膜除去は必要ない	・膜の除去が必要となる ・膜の断端が露出すると，急速に炎症が拡大するため，早急に膜除去が必要となる	d-PTFEオープンバリア非吸収性膜．チタンフレーム入りのもの（TRメンブレン）とないもの（NRメンブレン）がある

バリアメンブレンの種類と特徴

　本来，バリアメンブレンの使用目的は，造骨するスペースへの上皮の侵入を防ぎ，造骨できる空間を確保することであるが，上皮の侵入防止というよりも，骨面上の血餅の保持と安定が主な役割であるという報告もある[27, 28]．

　バリアメンブレンには，吸収性と非吸収性の2種類があり，それぞれ利点・欠点がある（表2）．非吸収性膜は，遮断膜としての機能性とバリア期間に優れているが，メンブ

Case 9　Cytoplast GBR完全クローズ（2回法）症例

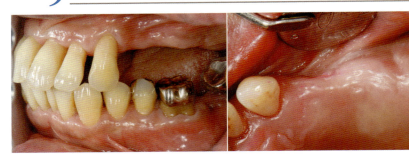

9-1，9-2　初診時．インプラント治療を希望して来院．顎堤は水平的・垂直的に骨が不足している

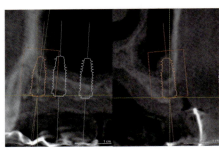
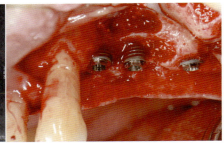

9-3　同，CT像．適切な診断からインプラントポジションを検討し，インプラント埋入と同時に上顎洞底挙上術とGBRを行う計画を立てた

9-4　計画に則って上顎洞底挙上術とインプラント埋入を終えた．かなりの骨量が不足していることがわかる

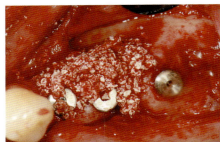
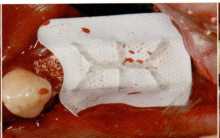
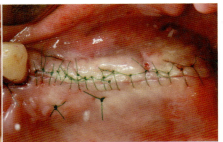

9-5〜9-7　スレッドの露出部分には異種骨とチタン強化型d-PTFE非吸収性膜（Cytoplast）を用いてGBRを行い，十分な減張切開のもと，テンションフリーの縫合を心掛けた

レンを必ず除去しなければならない．骨面への固定が可能で，強化フレーム入りのものはスペースメインテナンスに優れている．しかし吸収性膜と比較して，ハンドリングが悪い．またGBR後に軟組織が裂開した場合，メンブレンの断端が露出すると感染のコントロールが困難となり，早期の除去が必要となる．材料は非生体由来のものである．

　吸収性膜は，機能性とバリア効果期間が非吸収性膜より劣るものが多いが，ハンドリングに優れており，メンブレンの除去を必要としない．骨面への固定は困難で，吸収性膜単体でのスペースメインテナンスは非吸収性膜に劣るが，チタンメッシュとの併用により三次元的な造骨空間を確保することができる．露出すると急速に吸収してしまうものが多いが，なかには数週間バリア機能を維持できるものもある．材料は生体由来のものである．

1　Cytoplastとチタンメッシュとの比較

　垂直的GBRにおいてはスペースメイキングの関係上，骨造成のみの場合，インプラント同時埋入の場合ともTRメンブレンを使用することが多い（**Case 9**）．チタンメッシュと比較した場合，TRメンブレンの特徴は以下である．

GBR を成功へと導くための原理と術式 06

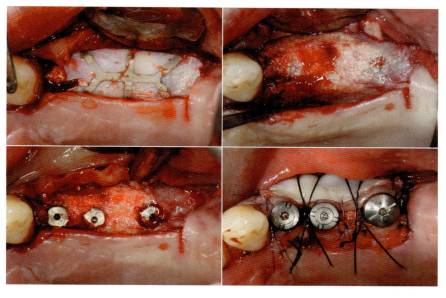

9-8 チタンメッシュやe-PTFE（GoreTex）とは異なり，d-PTFE（Cytoplast）は細胞透過性が低いため，2次手術は7カ月後に行った

9-9〜9-11 d-PTFEは表面が滑沢であるため，簡単に除去できることが特徴である．7カ月経過後も移植材はやや軟らかかったが，顎堤のボリュームは十分に回復されている．同時にFGGを行い，頰側に付着歯肉を獲得した

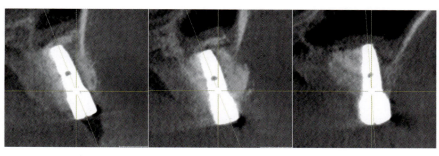

9-12 同，⌊4 5 6 部のCT画像．骨造成部位が良好に推移していることがわかる

① 剛性が低いため，スペースメイクの能力はやや劣るものの，メンブレンの除去が圧倒的に簡単で，侵襲が少ない．
② 裂開した場合でもメンブレンの断端が露出しなければ，洗浄を繰り返すことで感染を最小限に食い止めることが可能である．
③ ベンディングなどが簡単で，設置しやすい．
④ 2次手術時の撤去が容易であるため，同時にFGGやAPFなどの軟組織マネジメントが容易である．

2 Cytoplastと吸収性膜との比較

① NRメンブレンの設置に関しては吸収性と同等，TRメンブレンはより確実な減張切開と縫合を必要とする．
② メンブレンの除去が容易であり，慣れれば2次手術と同時の除去，FGGやAPFなどのマネジメントが可能である．
③ 素材のd-PTFEは$0.2 \sim 0.3 \mu m$の超微孔性で，その表面は非常に滑沢である．それゆえ，細胞透過性に乏しく，感染には強いものの，吸収性膜と比して移植材の成熟が遅い可能性がある．骨膜（粘膜）側からの透過がないことがそのメカニズムと想像されるが，裂開の有無にかかわらず，移植材の成熟を促すために1〜3カ月程度でTRメンブレンを除去し，吸収性膜で再度被覆することも検討される．

④ 裂開の程度にもよるが，メンブレンの断端が露出しなければ，適切な洗浄を繰り返すことで感染を最小限に食い止め，骨移植材の吸収量が少なくて済む場合がある．標準的プロトコールでは，裂開の場合はオープンと同じく1カ月程度での除去が推奨されるが，感染の程度によっては期間延長が有効な場合もある．吸収性膜は露出した途端に吸収が始まり，造成量の減少をきたす場合がある．

⑤ TRメンブレン設置の際のメンブレン固定用タック／スクリューの使用の有無にもよるが，硬組織とメンブレンの間に生成される結合組織がやや厚いように思える．マテリアルが生体不活性であることが理由と推測されるが，そう考えると不動性の獲得（メンブレンの固定）が望ましいのかもしれない．

メンブレンの設置

　GBRの作用機序は，上皮の侵入を一定期間防ぎ，血餅を安定して保持することにより，骨ができる空間と時間を設けることで，既存骨面から骨が増殖して設定された空間を満たしていく．しかし吸収性膜のみでは，欠損部顎堤の外形を治療計画どおりに三次元的に増大することが困難である．そこで，チタンメッシュを併用することにより，吸収性膜を使用したGBRでもそれが達成できるようになった．したがって，チタンメッシュはあくまで三次元的な形態を付与するフレームであり，最も重要なことは，軟組織を遮断して血餅を保持し，新生骨が増殖できる空間を長期的に安定して維持できる条件を満たすことであり，吸収性膜は必ず健全な既存骨と全周にわたり接触し，軟組織の侵入を阻止する必要がある．そのため，骨増大を行う範囲はすべてメンブレンで覆われていなければならない．吸収性膜で覆う範囲は，骨造成を行う範囲から少なくとも3mm以上広くし，完全に全周を覆うようにする．

　チタンメッシュをトリミングした際に使用した型紙を利用し，全周3mm広くカットする．口腔内に試適し，必要に応じてトリミングする．付着を侵害しないよう歯牙には直接接しないようにする．トリミング後，口腔内に設置し，事前に採取した血液や生理食塩水を吸収性膜に浸透させて，メンブレンをチタンメッシュや骨面に密着させる．

縫合

1 減張量の確認

　縫合前に，頬舌側のフラップを戻し，互いのフラップが5mmほど重なり合い，テンションフリーで閉鎖することができるか否かを確認する．フラップ同士の重なりが不足していたり，手を離すとフラップが大きく元に戻るような場合は，減張量が足りないことを意味する．また，上顎の口蓋側歯肉粘膜を全層弁で剥離すると，厚みがあるためフラップが変形して元に戻らないことがある．その時は，指で根尖側から歯冠側へフラップを何回か顎堤方向へ押し付けると，フラップが少し伸びる．その際，メッシュを変形させないように注意する．減張量が不足している場合は，再減張切開を頬側のフラップに行う．フラップの伸展量がどの方向に不足しているのかを確認し，その対角の減張切開部位に対し，鈍的に伸展させる．それを繰り返し行い，テンションフリーでのフラップの

GBR を成功へと導くための原理と術式 06

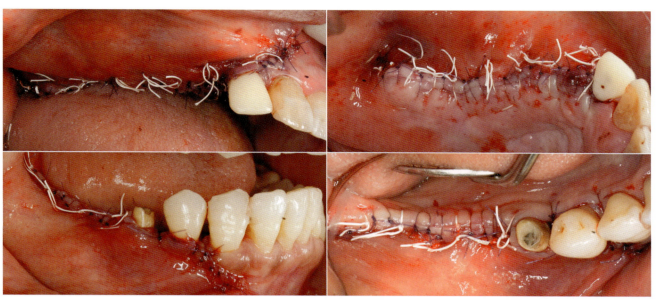

図13 縫合での最重要ポイントは，欠損部顎堤に隣接している歯牙周囲に存在する付着とフラップに早期再付着を起こさせることである．そのためには，フラップの断端と歯牙周囲の付着を接触させることを心掛けて縫合する必要があり，また過度のテンションをフラップの断端に与えて血流を阻害しないように縫合しなければならない

閉鎖が達成できるかを確認する．それでも不足している場合は，メスで同じ減張切開部をさらに深く切開する．上顎はフラップ内面の減張切開部を人差し指でなぞり，緊張している部位をメスで切開し，その後は鈍的にフラップ内面を進展させる．そして，縫合前にフラップ内面からの出血を完全に止血しておく必要がある．フラップの伸展量を確認後，出血による骨移植材の拡散やメッシュの位置，メンブレンのずれを修正する．

2 縫合時の順序と注意点

減張量を確認したら，続いて縫合を行う．

(1) 水平マットレス縫合

初めに頬舌側のフラップの近遠心的な位置決めを行い，欠損の近心に位置している天然歯の遠心側に水平マットレス縫合を行う（図13）．4-0または5-0のモノフィラメントの縫合糸（GCソフトレッチ4-0，Gore CV5，モノクリル5-0など）を使用する．刺入点は，歯槽頂切開から8〜10mm，そして近遠心的には3〜5mm離す．水平マットレス縫合の役割は，この後に行うフラップ断端の単純縫合にテンションをかけないようにするため，頬舌側のフラップを互いに寄せることを目的としている．よって，1歯に対し1糸の間隔での縫合でよく，血流の阻害という観点から，決して密に縫合してはならない．また水平マットレス縫合では，フラップの断端が少し余裕をもって接触できる程度に縫合し，過度にテンションをかけてはならない．

(2) 歯槽頂切開部の単純縫合

続いて歯槽頂切開部の単純縫合を行う．歯槽頂切開は角化組織内に行われているため，フラップの断端はある程度の厚みが確保されている．3mm以上の厚みなら，互いのフラップの断端がずれないようフォーセップスで固定し，バットジョイントで縫合する．その際，刺入点は断端から3〜4mmとし，バイトサイズを合わせて角化組織内で縫合

するようにする．

　最初に歯槽頂切開の最近心側の縫合を行う．この部位の縫合が最も重要であり，しかも最もテンションがかかる部位でもある．フラップ内面には，チタンメッシュと吸収性膜の断端，そしてフラップの近心側には外界と交通するポケットが存在する．術後の裂開が最も起こりやすい部位なので，術後感染や歯牙の付着の喪失を防止するため，歯牙とフラップを密着させることを重視し，早期に歯牙との再付着を期待したい．そこで，なるべく歯牙に近いところを単純縫合する．フラップの落ち込みを避けるためには，垂直マットレス縫合も有効である．

　次に歯槽頂切開のほぼ近遠心的中央に同じくバットジョイントで単純縫合する．後は，おおよそ4〜5mm間隔で単純縫合を追加する．この外科処置を成功へと導く鍵は一次閉鎖を早期に達成することであり，この単純縫合がとても重要である．なお，フラップ断端の厚みが3mm未満であれば，バットジョイントではなくフラップ内面同士を2〜3mm合わせてraw to rawで縫合する．

(3) 縦切開部の単純縫合

　最後に縦切開を縫合する．減張量が大きい場合，その量に応じて縦切開部のフラップは欠損側に移動するため，歯冠側切開部の断端は必ずずれた状態になる．断端を無理に合わせて縫合すると，歯槽頂切開の最近心側の縫合部に過度のテンションがかかるため，縦切開部フラップをフォーセップスにて切開線に沿って根尖側方向に緊張をもたせ，歯槽頂切開の最近心側の縫合にテンションがかかっていないことを確認しながら，最根尖側から歯冠側に向かって単純縫合を行う．縫合後，全体を客観的に観察して，歯槽頂切開部フラップがバットジョイントで互いに密着して縫合されているかを確認する．

術後の処置

　縫合後，血腫による腫脹を防ぐため，フラップ頰側基底部を優しく指で遠心から近心方向へとなぞり，フラップ内面に貯留している血液を近心側の縦切開部から排出した後，基底部をしばらく圧迫止血する．血液は栄養に富んでいるため，縫合部の些細な感染からでも貯留している血液に感染が波及し，創傷の治癒を妨げ，裂開の危険性が高まるので注意する．また，剝離したフラップと骨面が密着できなくなり，そこが感染の波及経路となるリスクが高く，術後の止血を十分行ってから帰宅させる．止血確認後，歯肉歯槽粘膜境より根尖側の粘膜下に静注用ステロイド1.0mlを注射し，術後の腫脹を抑制する．そのほか，頰舌側基底部にCO_2レーザーを1.0Wで照射し，組織の活性化を行うことも治癒の促進には有効である．

　創傷治癒の促進と裂開のリスクを回避するためには，頰・唇側の組織を過度に腫脹させないように配慮する必要がある．術後腫脹の軽減は，縫合部の緊張を緩和し，一次治癒による完全閉鎖の早期達成を導く重要なポイントである．

暫間補綴装置

　術後の創の裂開やチタンメッシュの変形を防ぐため，GBRを行ったエリアに遊離端義歯による加重を決して与えてはならない．また，中間欠損の部分床義歯については，

CHAPTER 06 GBRを成功へと導くための原理と術式

Case 10 高度に萎縮した顎堤に対し，インプラント除去と同時にチタンメッシュと吸収性膜を併用してGBRを行った症例

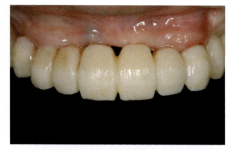

10-1 2⎯|⎯4部のGBR前の状態．3 1|部には他院で埋入されたインプラントが存在するが，埋入ポジションが悪く，また1|部のインプラントは骨のハウジングより唇側に突出しており，歯肉越しにインプラントが透けて見える．3 1|部のインプラントを除去すると，4⎯|⎯4の8歯連続欠損となり，暫間補綴装置の維持が困難となるので，その維持のために3|部のインプラントを一時的に保存．1|部のインプラントを除去し，2⎯|⎯4部のGBRを先に行う計画を立案

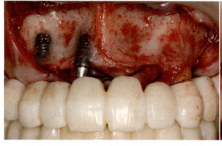 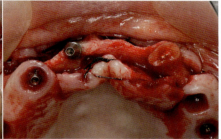

10-2，10-3 3 1|部のインプラントはともに唇側に突出しており，残存骨は高さ・幅ともに大きく失われている．|3は抜歯前に骨の高さを確保するため，事前に矯正的に挺出させた

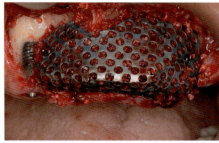 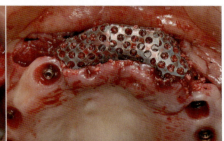

10-4，10-5 |3の抜歯と1|部のインプラントを除去後，チタンメッシュと吸収性膜を用いてGBRを行った．チタンメッシュの安定を図るため，唇側の両遠心部断端付近に1カ所ずつマイクロスクリューを用いて骨面に固定した．臼歯部の直線的なフォームとは異なり，前歯部では三次元的なアーチフォームを付与する必要があり，大規模なGBRではチタンメッシュを安定させるために骨面への固定が必要な場合が多い

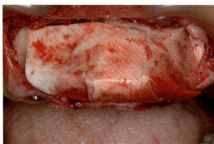 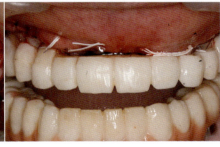 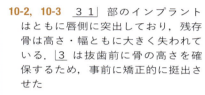

10-6，10-7 吸収性膜（Ossix plus）で造成部をすべて覆い縫合．暫間補綴装置の唇側Free gingival marginと一致する高さでチタンメッシュを設置しており，歯肉の厚みと術後の腫脹を考慮して暫間補綴装置の歯肉側を5mm以上削合してから装着した．術後に最低2mmのクリアランスを確保しておく必要がある．なお，抜糸までに補綴装置の歯肉側と腫脹した顎堤の接触がある場合は，速やかに調整して歯肉から距離を取らなければ圧迫により血流が阻害され，創面が裂開するリスクが高まるので注意する

10-8 術後40日の状態

抜糸後の十分な治癒を待ってから装着し，床がGBRを行った部位に接触しないよう十分調整して使用してもらう．しかし，基本的には可撤性の暫間補綴装置は可及的に使用しないほうが良いであろう．

また，固定性の暫間補綴装置は歯槽頂切開部に接触しないよう，術後にクリアランスを調整してから装着する（**Case 10**）．術後の腫脹を考慮して，十分なクリアランスを確保する必要がある．

術後の症状と管理

1 出血斑と浮腫

減張切開を伴う外科処置後は通常，頬部顔面の腫脹が認められる．その症状は手術後より現れ，7〜10日ほどで収束する．術後の腫脹の原因は，①出血による血腫，②フラップ内面の減張切開による組織反応の2つに大別される．

血腫は，縫合閉鎖されたフラップ内面に血液が貯留したもので，その空間に感染が及ぶと創の裂開の危険性が高まる．血腫を抑制するには，フラップ内面の止血を確認してから縫合し，また術後に貯留している血液の排出を確実に行う必要がある．術後3日ほど経過すると，貯留された血液が組織内の隙を介して顔面の皮下出血斑として現れ，その後は下部顔面へと出血斑は移動して数日で消失する．出血斑の出現と術後経過の是非とは無関係で，術前にそのことを患者に説明しておかなければ，患者の不安を煽ることとなる．

腫脹の抑制には，術後に静注用ステロイド剤の患部への注入や経口用ステロイド剤の服用は有効である．

2 Complications（感染・裂開・壊死）

Simionら[29]は，垂直的GBRの文献報告の結果を系統的にまとめたなかで，GBRにおける最も頻度の高い合併症はバリアメンブレンの露出とその後遺症で，0〜45.5％の割合で生じたと報告している．そして，この術式は一般的に容易ではなく，高度なテクニックが必要と述べている．また船登[30]は，チタンメッシュと吸収性膜を用いた垂直的GBRにおいてStaged approachでは21.2％，Simultaneous approachでは15.3％に裂開が起こったと報告しており，垂直的GBRにおいてはComplicationsのリスクが高いことが伺える．一方，Urbanら[31]は，20症例の垂直的GBRにおいてメンブレンの露出や感染などの重篤な合併症は認められなかったと報告している．

創傷の裂開の主な原因は，フラップの減張不足による縫合部組織の過度の緊張，術中のフラップへの挫滅や乾燥，血流を考慮していないフラップデザイン，そして隣在歯の付着とフラップとの再付着を侵害するようなメンブレンやチタンメッシュの設置などがあげられる．もちろん，厚いフラップよりも薄いもののほうがそのリスクは高まる．

創傷の裂開が生じると，必ずその周囲組織やメンブレンに感染が起こる．ここで重要なのは，裂開部からの感染の拡大や波及をコントロールすることである．感染が拡大すると，骨移植材全体に波及し，既存骨の吸収や隣在歯の付着の喪失を招く危険が高まる．裂開を確認した場合は，毎日洗浄を行って感染の拡大をコントロールする必要がある．炎症が改善されない場合は，再度フラップを開いて感染した材料をすべて除去し，洗浄後に縫合を行い，裂開部のフラップの自然閉鎖を待たなければならない．

(1) 非吸収性膜

非吸収性膜を使用した場合，創面の裂開が起きると上皮の自然治癒は困難となり，骨の成熟化を待たずしてメンブレンを除去しなければならないこともある（**Case 11**）．しかし創面の裂開部がメンブレンの断端から離れている場合は，早急にメンブレンを除去する必要はない．なぜなら非吸収性膜の場合，メンブレンに細胞浸透性がなく，細菌

CHAPTER 06 GBRを成功へと導くための原理と術式

Case 11 非吸収性膜を用いたGBRの裂開症例

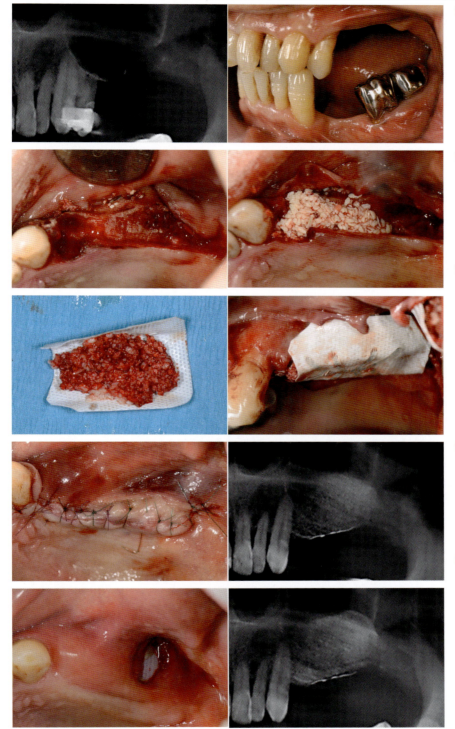

11-1, 11-2 初診時．|4 には根分岐部病変を伴う骨欠損があるため，保存不可能と診断．抜歯後に |3 遠心のアタッチメントレベルまで骨レベルを回復したうえでインプラント埋入を行う治療計画とした．それによって，メインテナンスしやすい形態となることが予想される

11-3, 11-4 |4 抜歯後，肉芽組織を徹底的に掻爬し，異種骨（Equimatrix：Osteohealth）を用いた上顎洞底挙上術と同時に，水平的・垂直的GBRを行った．なお，皮質骨穿孔は行っていない

11-5, 11-6 スペースメイクとしてチタンフレーム入りのCytoplastを使用．メンブレン内面にも骨移植材を満たすことで，死腔が生じる可能性を少なくすることができる．チタンメッシュ同様，チタンフレームの存在により意図したメンブレン形態を維持することができ，また術後の軟組織の萎縮に抵抗するだけの堅牢性を具備していると思われるが，スキャフォールドとしてはチタンメッシュのほうが優れていると考えられる

11-7, 11-8 GBR，特にチタンメッシュやチタンフレーム入りの非吸収性膜を用いた場合は，減張切開をしっかり入れたテンションフリーの縫合が成功のカギを握る．パノラマX線写真からも十分な量の造成が得られていることがわかる

11-9, 11-10 初期トラブルなどはなく，経過良好であったが，約5カ月後に部分的に裂開が生じたため，速やかにメンブレンを撤去した．裂開の有無にかかわらず，チタンメッシュと比較するとCytoplastの撤去は非常に容易である．パノラマX線写真では，メンブレン直下に一層のX線透過像が見られるが，これは微小動揺による骨膜の侵入と想像される．チタンメッシュでも起こりうる現象である

がメンブレンに侵入することができないためである（**Case 12**）．
　一方，裂開がメンブレンの断端に起こった場合は，メンブレンにより閉鎖された空間の骨造成部全体に感染が急速に波及する．その結果，術前より既存骨を失う場合もあるので，早急にメンブレンを除去しなければならない．

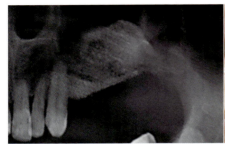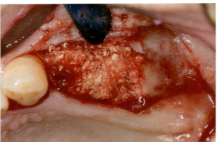

11-11, 11-12 GBR後8カ月目にインプラント埋入を行ったが, 硬組織は水平・垂直的に十分造成されていることがわかる. 骨質はType 2～3であった

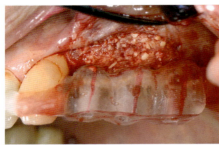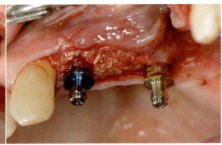

11-13, 11-14 垂直的にも硬組織の十分な再建が得られており, 計画された理想的な位置にインプラント埋入を行うことができた

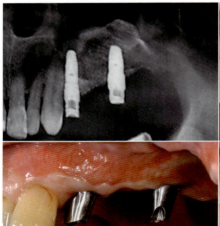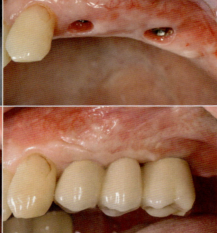

11-15～11-17 インプラント埋入後5カ月でAPFを併用した2次手術を行い, さらに2カ月後にはスクリューリテイニングのプロビジョナルを装着した. 水平・垂直的に十分な顎堤再建がなされているだけでなく, APFにより軟組織の状況も改善している

11-18 術後3年. チタン強化型非吸収性膜 (Cytoplast) はチタンメッシュと同様に, 高度に萎縮した顎堤再建に対して有効であることが示唆される

Case 12　非吸収性膜によるGBRの裂開後, 自然閉鎖した症例

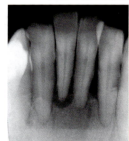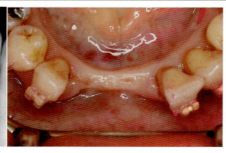

12-1, 12-2 40歳代, 女性. 歯がぐらぐら動くとの主訴で来院. 初期治療後, 咬合改善のため全顎矯正, 保存不可能な歯の抜歯を行った. Tooth Positionが概ね整った段階でGBRを計画

GBR を成功へと導くための原理と術式 06

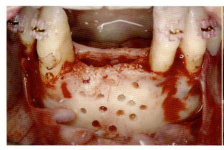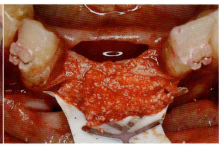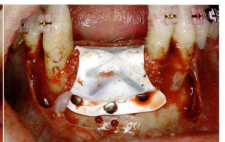

12-3〜12-5 造成量が多いため，メンブレンはチタン強化型非吸収性膜（TR Cytoplast，現在生産されていない）を，骨移植材としては自家骨と遅延性吸収型異種骨（Bio-Oss）を1：1で混合したものを用い，メンブレンの不動性獲得のためチタンピンにて固定を行った

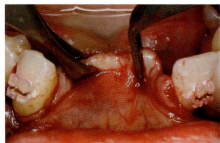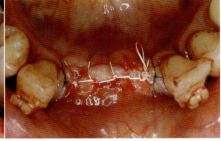

12-6，12-7 十分な減張切開を行い，テンションフリーの縫合を心掛けたが，当時の稚拙なテクニックにより切開部のテンションはややきつめとなった．なお現在では，切開線はもう少し頬側寄りの設定であり，またより細いナイロン系の糸で縫合していることを追記しておく

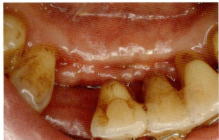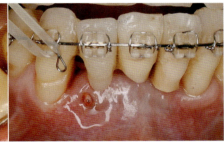

12-8，12-9 1カ月後，切開線の一部に裂開が認められ，メンブレンが触知可能であることが判明（12-8）．6カ月後には粘膜の一部にフィステルが出現（12-9）．双方とも慎重に洗浄を繰り返し，経過観察を行う

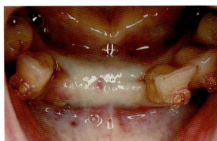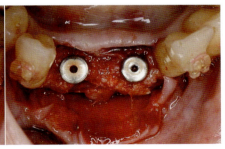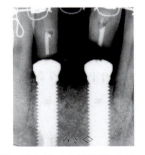

12-10，12-11 8カ月後．頬側のフィステルはそのままであるが，切開部の裂開は閉鎖しており，メンブレン除去と同時のインプラント埋入が可能となる十分な量の骨様組織の形成が確認できる

12-12 埋入後のX線写真では，水平的・垂直的に硬組織の造成が得られていることがわかる

Case 12 の考察

　6カ月後の頬側のフィステルについては，患者のバイオタイプを考えた場合は不可抗力だったのかもしれないが，早期に起こった切開部の裂開は当時の筆者の知識・技量不足が招いた結果であり，大いに反省している．幸いなことに裂開した粘膜の再閉鎖が起こったために予定したものと近い結果を得ることができたが，これはCytoplastの0.2μmという超微孔性の物理的性状により起こった事象であると考えられ，d-PTFE特有の感染に対する高い抵抗性が示唆される．しかし，どのような材料を用いようと，生物学的な原理原則に則った基本的な外科術式を実践することが最も重要であり，それを逸脱した使用方法が不適切であることは言うまでもない．

Case 13 チタンメッシュと吸収性膜によるGBR後の裂開症例

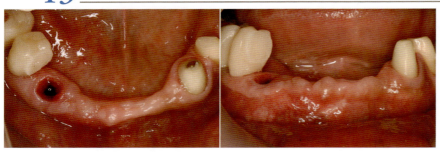

13-1, 13-2 ${}_{\overline{3+2}}$ 欠損に対し，インプラントによる修復を計画．顎堤は高さがあるが，幅が不足している

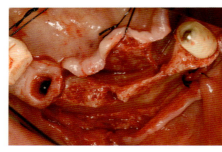 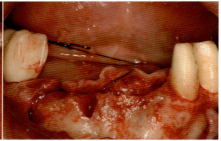

13-3, 13-4 骨の形態は鋭縁で，骨幅がかなり不足している

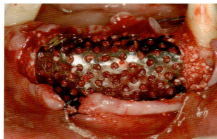 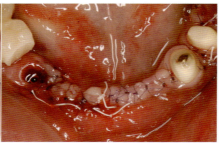

13-5, 13-6 チタンメッシュと吸収性膜（OsseoGuard Flex）を用いてGBRを行った

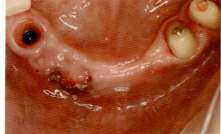 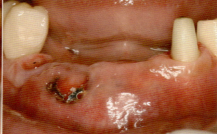

13-7, 13-8 術後1カ月ほどで，ピンホールからの感染によりチタンメッシュが露出．露出部の吸収性膜はすでに吸収され，チタンメッシュの穴から上皮が内面に一部入り込んでいる．チタンメッシュと吸収性膜の併用の場合，露出したチタンメッシュの自然閉鎖は見込めない．通常，創面の洗浄を行うのみで良く，継時的に裂開部の上皮化が進行し，感染による炎症は収束する．その場合，チタンメッシュが露出していない部位はメンブレンの吸収がほとんど起こらず，早急にメッシュを完全除去する必要はない

（2）吸収性膜

吸収性膜の場合，一部が裂開し感染しても，その部位に上皮化が起こり，炎症は収束する場合が多い．もちろん，裂開部のメンブレンは早期に吸収され，その造成骨量は目標までは達成されない．しかし，メンブレンが吸収されることにより開放創となるため，非吸収性膜のような急速な感染の拡大は通常起こらない（**Case 13**）．

チタンメッシュと吸収性膜によるGBRの場合，たとえ軟組織の裂開が起こっても広

CHAPTER 06 GBRを成功へと導くための原理と術式

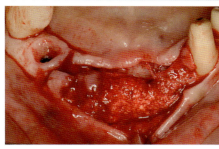
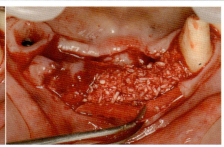

13-9, 13-10 裂開部の露出したチタンメッシュ内面に上皮が入り込み，創面部の上皮化が完了した後，チタンメッシュの露出した部分のみをカットして除去．GBR後3カ月ほど経過した後にチタンメッシュを完全除去し，裂開した歯肉粘膜の治癒を待つ．軟組織の迷入した信頼性のない骨移植材は除去し，必要あれば骨移植材を追加してGBRを行う．造成部の表層はまだ成熟していないため，必ず吸収性膜で全体を覆うようにする

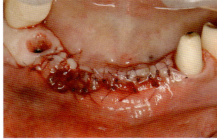
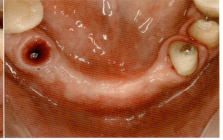

13-11 縫合後
13-12 メッシュ除去後9カ月．歯肉粘膜は完全に治癒し，インプラント埋入時の全層弁での手術に対応できる状態となっている

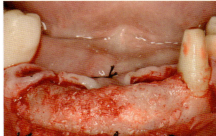
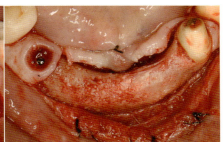

13-13, 13-14 インプラント埋入時の状態．チタンメッシュの露出が生じたが，非吸収性膜を用いたGBRのような裂開後の大規模な感染もなく，簡単な対応により予定された骨造成量が達成された

範囲にわたる骨移植材への感染がなければ，チタンメッシュの穴より上皮が入り込み上皮の連続性が自然に起こる．それは膜の吸収により開放創となるため，感染の範囲が限局化されているためと考えられる．しかし，ピンホールからの感染の場合，裂開が起こらず閉鎖された空間に感染された骨移植材が停滞することにより，急速に感染が拡大し，既存骨の吸収を招く（Case 14）．排膿が続く場合は大量の生理食塩水を排膿路から流し込み創の内部を還流させ，感染性物質を洗い流して経過を観察する．炎症が改善されない場合は，フラップを開きチタンメッシュと感染性物質の除去を決断しなければならない．これは，非吸収性膜の断端からの感染の場合でも同様である．

3 口腔前庭と角化歯肉の減少

顎堤造成術の場合，必ず減張切開による口腔前庭の減少や喪失が起こる．特に減張量が大きい場合は顕著に認められ，それに伴い角化組織幅の減少も起こる．よって，インプラントの2次手術時に口腔前庭拡張術と，必要に応じて角化組織の増大や獲得を行い，それらを改善する必要がある．

Case 14 チタンメッシュと吸収性膜によるGBR後の感染症例

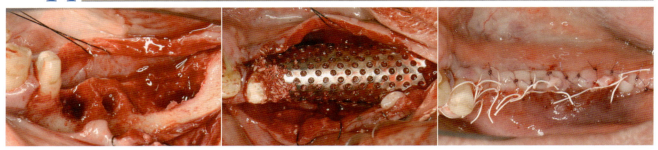

14-1〜14-3 チタンメッシュと吸収性膜を用いて垂直的GBRを行った

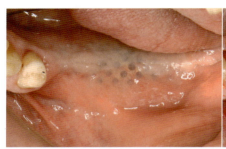

14-4 1カ月後，歯槽頂中央部にフィステルを形成．感染のコントロールを行い，炎症収束後，現状を維持した．チタンメッシュの露出はないが，歯槽頂部の歯肉粘膜はかなり薄くなり，チタンメッシュが広範囲に透けて見えている

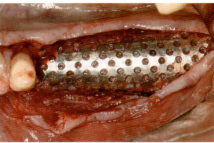

14-5 GBR後7カ月．インプラント埋入のため，歯肉粘膜を剥離

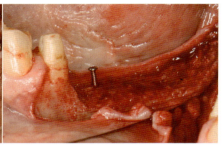

14-6 メッシュ内面に多量の肉芽が存在．信頼性のない組織をすべて除去したところ，GBR前より顎堤の骨が吸収していた

GBR後の造成骨

1 成熟

　骨移植材に軟組織が迷入している場合は時間が経過しても骨に置換されず，信頼性のない組織は除去したほうが良いと考える（**Case 15**）．しかし，造成した部位がまだ未成熟で，たとえその時はインプラントを埋入できる状態ではなかったとしても，その表面に軟組織の迷入がなければ継時的に硬い骨質へと改善する場合もある．同様に，骨造成の容積が大きい場合，造成部分の骨への置換が思わしくないこともあるが，軟組織の迷入がなければ待機時間を長くすることで新生骨が増殖し，インプラントを埋入できる環境へと変化する場合が多い（**Case 16**）．

2 予知性

　バリアメンブレンと異種骨移植材を併用したGBRは，長期的に安定し，予知性の高い治療法とする報告がある[32]．しかし，造成された歯槽骨頂が継時的に吸収した症例を経験しているのも事実である．それはインプラント埋入時，造成された骨が既存骨のような皮質骨が存在しないことも一つの要因と考えられる．造成量に対して予後を追った文献は存在するが，造成された骨質に対し検証があまりなされていないのも事実であり，造成後早期に既存骨の構造様にリモデリングされる術式と材料の検討も必要であろう（Chapter 14参照）．

Case 15　チタンメッシュ下に厚い軟組織が存在した症例

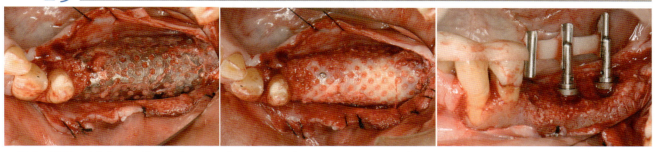

15-1〜15-3　垂直的GBR後8カ月，インプラント埋入時にチタンメッシュを除去した．チタンメッシュ下は厚い軟組織が存在し，また造成された顎堤表層には軟組織が迷入した未成熟な組織が認められた．そこで，信頼性のない組織を完全に除去し，インプラントを埋入した．ピンホールからの些細な感染でもその部位の吸収性膜は消失し，下顎のように歯肉粘膜が薄い場合は軟組織の厚みを確保するために，チタンメッシュの内側まで結合組織が入り込むことがある．また，チタンメッシュの不動性が得られていない場合にも，メッシュ内面に厚い軟組織が形成されることもある．私見ではあるが，上顎のような厚い軟組織が存在しない下顎では，チタンメッシュ内面の軟組織が多く認められるように感じる

Case 16　GBR後の待機期間を延長して，造成骨の成熟を待った症例

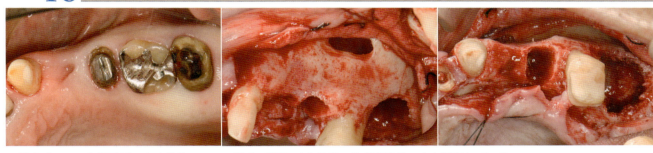

16-1　|5 7は歯根破折のため抜歯　　**16-2，16-3**　4カ月後，抜歯窩はそのまま残存している

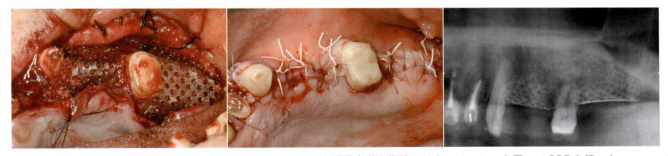

16-4〜16-6　|7の抜歯窩は上顎洞と大きく交通していた．上顎洞底挙上術後，チタンメッシュを用いてGBRを行った

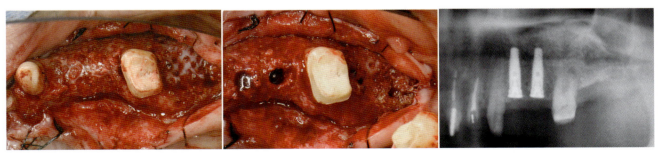

16-7〜16-9　GBR後8カ月，インプラント埋入時の口腔内．|4 5部の造成骨は硬く，2本のインプラントを埋入できた．|7部はプローブが刺さるような硬さであったが，軟組織の混入は認められなかったため，埋入は断念して吸収性膜でその部分を覆い，待機期間を延長した

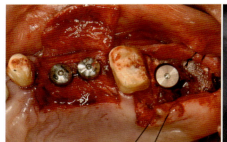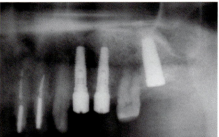

16-10, 16-11 インプラント埋入後9カ月（GBR後17カ月），⎿4 5 部の2次手術時に⎿7 部のインプラント埋入を行うことができた．時間の経過により造成骨が成熟して，硬さも増したと考えられる

まとめ

　チタンメッシュを用いた垂直的GBRは，チタンメッシュを用いない吸収性膜のみのGBRと比較して，造成量の予知性は飛躍的に向上する．しかしその反面，合併症のリスクも高まる．この種の手術を成功へと導くためには以下のことが重要となる．

① 血流を考慮したシンプルなフラップデザイン
② 造成量に相当した減張切開量
③ 欠損部顎堤の骨面の徹底的な掻爬
④ 骨面への安定性と術後の沈下を考慮したチタンメッシュのデザインと設置方法
⑤ 死腔をつくらない骨移植材とチタンメッシュの設置
⑥ フラップや骨面，隣在歯の付着部の挫滅や乾燥に配慮した組織への愛護的な手術
⑦ 術中の出血のコントロール
⑧ 一次治癒を目指したテンションフリーによるフラップの完全閉鎖
⑨ 術後の暫間補綴装置の調整と術後管理

　これらを確実に行うためには，手術前に解剖学的留意点を確認し，綿密な治療計画を立案しなければならない．また，術者のスキルにより手術結果が大きく左右されることは言うまでもなく，技量に応じた治療計画を立案するべきであろう．また，GBRはあくまでインプラントを補綴学的に理想的なポジションに埋入し，機能的・審美的な治療結果を長期的に維持・安定させるために必要な治療法の一つであり，GBRの成功はインプラントの埋入ポジションとセットで考えるべきである．

謝　辞

執筆にあたり，いつもご教授いただいております石川知弘先生に感謝いたします．

文　献

1) Gottlow J, Nyman S, Lindhe J, Karring T, Wennstrom J. New attachment formation in the human periodontium by guided tissue regeneration. Case reports. *J Clin Periodontol*. 1986 ; **13**: 604-616.
2) Kenney EB, Lekovic V, Sa Ferreira JC, Han T, Dimitrijevic B, Carranza FA Jr. Bone formation within porous hydroxylapatite implants in human periodontal defects. *J Periodontol*. 1986; **57**: 76-83.
3) Nyman S, Gottlow J, Karring T, Lindhe J. The regenerative potential of the periodontal ligament. An experimental study in the monkey. *J Clin Periodontol*. 1982; **9**: 257-265.
4) Gottlow J, Nyman S, Karring T, Lindhe J. New attachment formation as the result of controlled tissue regeneration. *J Clin Periodontol*. 1984; **11**: 494-503.
5) Dahlin C, Gottlow J, Linde A, Nyman S. Healing of maxillary and mandibular bone defects using a membrane technique. An experimental study in monkeys. *Scand J Plast Reconstr Surg Hand Surg*. 1990; **24**: 13-19.

6) Schropp L, Wenzel A, Kostopoulos L, Karring T. Bone healing and soft tissue contour changes following single-tooth extraction: a clinical and radiographic 12-month prospective study. *Int J Periodontics Restorative Dent*. 2003; **23**: 313-323.

7) Buser D, Bragger U, Lang NP, Nyman S. Regeneration and enlargement of jaw bone using guided tissue regeneration. *Clin Oral Implants Res*. 1990; **1**: 22-32.

8) Tinti C, Parma-Benfenati S, Polizzi G. Vertical ridge augmentation: what is the limit? *Int J Periodontics Restorative Dent*. 1996; **16**: 220-229.

9) Spray JR, Black CG, Morris HF, Ochi S. The influence of bone thickness on facial marginal bone response: stage 1 placement through stage 2 uncovering. *Ann Periodontol*. 2000; **5**: 119-128.

10) Grunder U, Gracis S, Capelli M. Influence of the 3-D bone-to-implant relationship on esthetics. *Int J Periodontics Restorative Dent*. 2005; **25**: 113-119.

11) Esposito M, Ekestubbe A, Grondahl K. Radiological evaluation of marginal bone loss at tooth surfaces facing single Branemark implants. *Clin Oral Implants Res*. 1993; **4**: 151-157.

12) Ericsson I, Lindhe J. Probing depth at implants and teeth. An experimental study in the dog. *J Clin Periodontol*. 1993; **20**: 623-627.

13) Berglundh T, Lindhe J, Jonsson K, Ericsson I. The topography of the vascular systems in the periodontal and peri-implant tissues in the dog. *J Clin Periodontol*. 1994; **21**: 189-193.

14) Salama H, Salama MA, Garber D, Adar P. The interproximal height of bone: a guidepost to predictable aesthetic strategies and soft tissue contours in anterior tooth replacement. *Pract Periodontics Aesthet Dent*. 1998; **10**: 1131-1141.

15) Tarnow D, Elian N, Fletcher P, Froum S, Magner A, Cho SC, Salama M, Salama H, Garber DA. Vertical distance from the crest of bone to the height of the interproximal papilla between adjacent implants. *J Periodontol*. 2003; **74**: 1785-1788.

16) Traini T, Novaes AB, Piattelli A, Papalexiou V, Muglia VA. The relationship between interimplant distances and vascularization of the interimplant bone. *Clin Oral Implants Res*. 2010; **21**: 822-829.

17) Linkevicius T, Apse P, Grybauskas S, Puisys A. The influence of soft tissue thickness on crestal bone changes around implants: a 1-year prospective controlled clinical trial. *Int J Oral Maxillofac Implants*. 2009; **24**: 712-719.

18) Schneider D, Grunder U, Ender A, Hammerle CH, Jung RE. Volume gain and stability of peri-implant tissue following bone and soft tissue augmentation: 1-year results from a prospective cohort study. *Clin Oral Implants Res*. 2011; **22**: 28-37.

19) Tan WL, Wong TL, Wong MC, Lang NP. A systematic review of post-extractional alveolar hard and soft tissue dimensional changes in humans. *Clin Oral Implants Res*. 2012; **23** Suppl 5: 1-21.

20) Greenstein G, Greenstein B, Cavallaro J, Elian N, Tarnow D. Flap advancement: practical techniques to attain tension-free primary closure. *J Periodontol*. 2009; **80**: 4-15.

21) Ronda M, Stacchi C. Management of a coronally advanced lingual flap in regenerative osseous surgery: a case series introducing a novel technique. *Int J Periodontics Restorative Dent*. 2011; **31**: 505-513.

22) Simion M, Jovanovic SA, Trisi P, Scarano A, Piattelli A. Vertical ridge augmentation around dental implants using a membrane technique and autogenous bone or allografts in humans. *Int J Periodontics Restorative Dent*. 1998; **18**: 8-23.

23) Funato A, Ishikawa T, Kitajima H, Yamada M, Moroi H. A novel combined surgical approach to vertical alveolar ridge augmentation with titanium mesh, resorbable membrane, and rhPDGF-BB: a retrospective consecutive case series. *Int J Periodontics Restorative Dent*. 2013; **33**: 437-445.

24) Kleinheinz J, Buchter A, Kruse-Losler B, Weingart D, Joos U. Incision design in implant dentistry based on vascularization of the mucosa. *Clin Oral Implants Res*. 2005; **16**: 518-523.

25) Ueno T, Yamada M, Suzuki T, et al. Enhancement of bone-titanium integration profile with UVphotofunctionalized titanium in a gap healing model. *Biomaterials*. 2010; **31**: 1546-557.

26) Handschel J, Simonowska M, Naujoks C, et al. A histomorphometric meta-analysis of sinus elevation with various grafting materials. *Head Face Med*. 2009; **5**: 12.

27) Weng D, Hurzeler MB, Quinones CR, et al. Contribution of the periosteum to bone formation in guided bone regeneration. A study in monkeys. *Clin Oral Implants Res*. 2000; **11**: 546-554.

28) Wikesjo UM, Kean CJ, Zimmerman GJ. Periodontal repair in dogs: supraalveolar defect models for evaluation of safety and efficacy of periodontal reconstructive therapy. *J Periodontol*. 1994; **65**: 1151-1157.

29) Simion M, Jovanovic SA, Tinti C, Benfenati SP. Long-term evaluation of osseointegrated implants inserted at the time or after vertical ridge augmentation. A retrospective study on 123 implants with 1-5 year follow-up. *Clin Oral Implants Res*. 2001; **12**: 35-45.

30) 船登彰芳. GBRを再考する—吸収性膜とチタンメッシュを用いた，ステージドアプローチの垂直的骨造成の臨床的評価—. 別冊QDI 天然歯 vs. インプラント オッセオインテグレイション・スタディクラブ・オブ・ジャパン 9th ミーティング抄録集. クインテッセンス出版，2011；82-91.

31) Urban IA, Lozada JL, Jovanovic SA, Nagursky H, Nagy K. Vertical ridge augmentation with titaniumreinforced, dense-PTFE membranes and a combination of particulated autogenous bone and anorganic bovine bone-derived mineral: a prospective case series in 19 patients. *Int J Oral Maxillofac Implants*. 2014; **29**: 185-193.

32) Dahlin C, Simion M, Hatano N. Long-term follow-up on soft and hard tissue levels following guided bone regeneration treatment in combination with a xenogeneic filling material: a 5-year prospective clinical study. *Clin Implant Dent Relat Res*. 2010; **12**: 263-270.

CHAPTER

07

インプラント周囲における角化歯肉の必要性をどのように考えるか?

Is there a need for keratinized gingiva around implants?

石川　亮　Ryo Ishikawa

兵庫県・石川歯科醫院

はじめに～インプラントの予後

　一般的にインプラント治療前および治療中の患者の関心は，治療の期間や費用，手術の侵襲度などが主なものであろうが，インプラント治療が完了し，機能回復の恩恵を享受した直後から，患者の関心が「いつまでこのまま無事に，快適に機能するのか？」というものへ移行するのは，ごく自然なことであろう．その答えをわれわれ担当医も患者同様，むしろそれ以上に求めなければ，その治療に対して真の意味で責任を負っているとは言えないのではないだろうか．

　そのため，インプラント周囲粘膜炎やインプラント周囲炎の発生率に関する研究報告が近年多くなされるのはごく自然な流れであり，最新のシステマティックレビューでは，周囲粘膜炎が43％，周囲炎も22％にみられたと報告されている[1]．この結果はもはや歯科医師が従来抱いてきたインプラントの予後に関する予測が幻想であったと言っても過言ではないかもしれない．

　周囲粘膜炎や周囲炎において細菌感染以外に力学的オーバーロードの関与については諸説があり，「関与しているのか？」「どのような相互関係により重症化するのか？」といった疑問も非常に興味深いトピックスではあるが，この解明は今後の研究を待ちたいと思う．

　しかし少なくとも，われわれが現時点で知り得るところである歯周炎とインプラント周囲炎の相違点に関するレビュー[2]と，原因菌による侵襲と宿主免疫の平衡により成り立つとする病因論，重度歯周病の既往歴をもつ患者のほうがインプラント周囲炎に罹患しやすいというレビュー[3, 4]，インプラント治療後の患者に対する細菌学的報告[5]をつなぎ合わせて考えると，歯周病原細菌が主因と考えることに矛盾は感じない．よって，適切な細菌コントロール（Bacterial Control）が周囲粘膜炎とそれに続く周囲炎の治療と予防に有効だとする[6]ことに異論はないであろう．

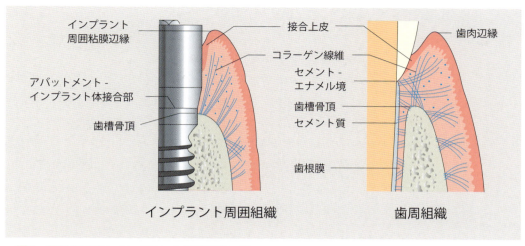

図1 天然歯周囲とインプラント周囲組織の違い

天然歯周囲とインプラント周囲組織の違い

　天然歯とインプラント周囲粘膜に共通するのは，ともにおよそ1〜2mm幅のヘミデスモゾーム結合による上皮性付着が存在する点である[7, 8]．天然歯においては，その根尖側におよそ1mm幅の結合組織性付着が存在する．しかし，インプラントにおいては，線維がその周囲を環状に走行するだけで，インプラント体には歯根膜が存在しないため，直接付着はしない（図1）．

　この構造上の違いを考慮することにより，天然歯よりもインプラント周囲のほうがより根尖側まで炎症性細胞が浸潤していたとする組織像に基づく結論も頷ける[2]．

天然歯周囲の角化歯肉

　インプラント周囲における角化歯肉の研究は，「天然歯の周囲に角化歯肉は必要か？」というテーマに端緒を発するようである．天然歯において，初の比較試験だったLöeら[9]の報告が最も著名で，後の研究にも大きな影響を与えている．この報告では，厳格な口腔衛生管理下で，角化歯肉の量と歯肉の炎症の間に関係があるか否かを観察した．その結果，2mm幅以上の角化歯肉をもつ部位では80％が健康であったのに対し，2mm以下の部位は炎症の徴候がみられたとしている．このことから，歯肉の健康維持のためには，最低2mm幅の角化歯肉（1mmの付着歯肉と1mmの非付着歯肉 unattached gingiva）が必要であると結論づけた．

　天然歯とインプラントの付着様式は異なるにも関わらず，インプラント周囲の角化歯肉幅に関する比較試験においても天然歯の2mmをそのまま引用したデザインの研究が多いことは興味深い．

文献的考察〜近年のレビュー

「インプラント周囲に角化歯肉は必要か？」というテーマについては，過去よりさまざまな論争があった．角化歯肉の存在がインプラントの予後に関連があるか否かをテーマとしたレビュー論文が，臨床家の疑問に呼応する形で近年相次いで報告されている[10〜12]．これらはいずれも高いエビデンスレベルであるにも関わらず，アブストラクトで示された著者の結論が異なる．Wennströmら[11]は「インプラント周囲に角化粘膜が存在することと健康の維持や組織の安定との関連については限定的である」として懐疑的なのに対し，Linら[10]は「角化粘膜の欠如（2mm以下）は，粘膜の炎症に関連があるだけでなく，歯肉退縮やアタッチメントロスにも関連がある」と最も踏み込んだ表現をしている．エビデンスレベルの高いレビュー論文の結論がなぜ，このような隔たりをもつことになるのか，少し考察を加えてみたい．

3本のレビュー論文を比較しやすいように表1にまとめた．注目すべき点はレビューする際に包含された論文である．Gobbatoら[12]が最も少なく7論文を採用しているが，その7論文は他の2本のレビューにもすべて含まれている．そして，Wennströmらのレビューだけが，このテーマの過去の研究の不均質性とデータ不足を理由にメタ解析を行っていない．そのため，アニマルスタディを包含していたり，ハンドサーチで得られた5論文をReviewerの意見により最後に含めている．つまり，他の2本よりもエビデンスレベルで劣ることになる．一方，LinらとGobbatoらはいずれも，臨床的指標と角化歯肉幅の関連を探るため，過去の研究の不均質性は問題視しているものの，Wennströmらと異なりメタ解析を行っている．LinらとGobbatoらは結果と結論が近似しているが，Gobbatoらは評価するための基準を設定すること自体が困難であることを理由に，歯肉退縮とアタッチメントロスを評価項目から除外している点がLinらとは異なる．

3本で結論の論調は異なるものの，科学的論文をレビューした結果である以上，角化歯肉が不適切（2mm以下）であるときプラークが堆積しやすく，炎症を惹起しやすいことに統計学的有意差がある一方，BOPとアタッチメントロス，歯肉退縮，骨吸収，インプラント生存率について有意な違いはみられなかった，という結果は当然同じである．臨床家としての感覚では，プラークが堆積しやすく炎症を惹起しやすいのに，骨吸収や生存率に関わりがないというのは違和感も覚える．骨吸収に関しては，エビデンスが得られるだけの研究が整っていないという背景を知れば，なおのこと不安である．

ここで，現時点で得られているエビデンスを再度整理してみる．

エビデンスの整理

- 角化歯肉が必要とは言い切れないとしている論文より，必要であるとしている論文のほうがエビデンスレベルは高い
- 統計上，PIとmGIに差が認められることから，「角化歯肉が欠如するとインプラント周囲粘膜炎に罹患しやすい」がエビデンスである．しかしながら，インプラント周囲炎にまで進行するかについてのエビデンスはない

これらを踏まえ，ナラティブな要因も加味しながら，臨床上の対応が求められることになると言えるだろう．

インプラント周囲における角化歯肉の必要性をどのように考えるか？ 07

表1 角化歯肉の存在とインプラントの予後

著者／年／掲載誌 結論から受ける印象	Gobbato L/2013/JOMI 必要	Lin GH, Wang HL/2013/JOP 必要	Wennström JL /2012/JCP 不要
Conclusion （abstractでの結論）	インプラント周囲の角化粘膜幅の減少は，炎症と不十分な口腔清掃を表す臨床的指標と関連があった．しかし選択されたなかでのエビデンスなので，予測価値としてはわずかである	現段階で示されたエビデンスに基づくと，インプラント周囲の適切な角化粘膜の欠如は，より多くのプラークの堆積と組織の炎症，粘膜の退縮，アタッチメントロスと関係する	まとめると，今回のレビューで得られたエビデンスとして，インプラント周囲の角化組織が，健康の維持と組織の安定に役立つかは限定的であることが示された
目的	インプラント周囲の角化粘膜幅が健康の維持と組織の安定に果たす役割について臨床的指標から調べる	インプラント周囲組織が健康の維持と安定を得るために，最少の角化歯肉量を調べる	インプラント周囲の角化組織が健康の維持と組織の安定に果たす役割について調べる
研究様式	メタ解析を伴うシステマティックレビュー	メタ解析を伴うシステマティックレビュー	システマティックレビュー
検索対象	1990〜2012年 ヒト cross-sectional studyとobservational prospective studyのみ	1965〜2012年 ヒト cross-sectional studyとlongitudinal study（prospective or retrospective）のみ	〜2011年 ヒト，アニマル アタッチメントレベル，退縮，骨吸収に対してはlongitudinal studyのみ
包含された論文数	7 cross-sectional ;5 longitudinal ;2	11 cross-sectional ;7（5＋2） longitudinal ;4（2＋2）	19（ヒト17，アニマル2） cross-sectional ;12（5＋7） longitudinal ;5（2＋3）
	3つのレビューすべてに包含された5つのcross-sectional →	Chung, et al（2006） Adibrad, et al（2009） Bouri, et al（2008） Kim, et al（2009） Zigdon, et al（2008）	※3つのレビューでは包含された論文の数が異なるものの，Gobbatoが採用した7つの論文は他の2つのレビューにもすべて包含されている
	3つのレビューすべてに包含された2つのlongitudinal →	Schrott, et al（2009） Crespi, et al（2010）	
3つのレビュー共通の基準	幅2mm以上か以下か		
3つのレビューでいずれも問題として指摘された点	研究デザインとデータの不均質性		
結果	幅2mm以下では，2mm以上に比べて有意に差が見られた項目はPI/mPIとGI（これはLinらの結果と同じ）	幅2mm以下では，2mm以上に比べて，PI/mPIとmGI，歯肉退縮，アタッチメントロスが大きく，有意差がみられた	研究デザインとデータの不均質性の問題で，統計分析は不可能だった．12のヒト研究のうち，5つは2mm以下でPIが高く，6つの研究でBIが高い．骨レベルの変化についてはデータが不足しており，患者本位の研究結果が得られた研究は見当たらなかった
備考	アタッチメントロスと退縮は，研究の不均質性を理由に対象から除外	アタッチメントロスは研究が不均質と言及しながらも包含	

　われわれは，インプラント周囲の角化粘膜の問題を考えたとき，この3論文においては評価項目にあげられておらず結論にも含まれていないが，日常臨床上決して軽視できない事柄として，"角化粘膜の欠如による，患者自身のプラークコントロールの際に伴う痛みや不快事項に対する配慮"という問題があると考えている．実はこの点については3論文すべてでコメントがなされていた．インプラント周囲に角化粘膜は不要と結論づけている印象すらあるWennströmらも，論文中には角化歯肉の存在とインプラントの健康・安定に強いエビデンスとしての関連はみられないと述べつつも，一連のインプラント治療においては，患者が固有でもっている角化粘膜の最大限の温存を試みるべきであり，患者がプラークコントロールにおいて不快と訴えた場合には，角化歯肉を増多する手術を行うべきであると述べている．彼らの論旨は，エビデンスの確証が得られない以上，安易に角化歯肉を増多する目的の移植手術を実行することは避けなければなら

ないとしており，この一点においては，われわれも強く賛同する．

他方，天然歯周囲における角化歯肉の必要性に関して，Lindheらが第1回European workshop on periodontologyにて，FGGを行い角化歯肉を増やすことに今のところ正当性はみられない[13]としており，Wennströmらは，インプラント周囲においても同様の考え方を示したのだと解釈している．レビュー論文のエビデンスレベルは高いものの，著者の意見が包含基準や結論の表現の仕方に反映される側面をもつことも，念頭に置いて読むべきであろう．アブストラクトだけでなく，内容までを注意深く読むことで，著者の偏向の有無が読み取れるのではないだろうか．その点で，この3つの著者に特段の偏向は感じられない．また臨床上，角化歯肉の量と関連があって，治療結果に影響を及ぼす可能性のある要因として「インプラント周囲の骨の厚み」があると考えている．しかし，上記の3つのシステマティックレビューにおいて骨の厚みと角化歯肉の幅の相関関係は報告されていない．この2つの要因を考慮すると，結果に影響が出るかもしれない．すなわち，薄い骨と2mm以下の付着歯肉では，インプラント周囲粘膜炎や周囲炎のリスクが上がる可能性も十分考えられると思う．

以上のことから，われわれはインプラント周囲の角化歯肉の必要性について，その是非を決定づけるほどの科学的論拠は今のところ存在しないと考えている．そのため，個々の口腔内の状況と患者背景を包括的に捉え，治療経過のなかで角化歯肉の獲得を目的とした手術を行うか否かを患者と話し合いながら決定している．

角化歯肉の有無と各臨床パラメーターとの関連

1 角化歯肉幅と歯肉退縮

角化歯肉幅が少ないと，歯肉退縮しやすい傾向にあるとした報告がいくつかある[14, 15]．前歯部では退縮が審美的に問題となるが，臼歯部はその影響が少ない（Case 1）．とは言え，現在のインプラント表面は埋入後に骨性結合を早期に得やすいラフサーフェスが主流であるため，歯肉退縮がラフサーフェスまで及ばないような硬・軟組織のマネジメントは，前歯・臼歯に関わりなく最小限必要であろう．

2 角化歯肉の厚み

臼歯部とは異なり，前歯部審美領域では歯肉退縮が臨床上問題につながる（Case 2）．前歯部では角化歯肉の幅に加え，厚みも少ないと，退縮しやすいとする報告がある[16]．

3 角化歯肉とインプラント周囲粘膜の炎症

既述のシステマティックレビューで，角化歯肉幅が2mm以下の部位は，それ以上の幅をもつ部位に比べて炎症性パラメーター（GI，mGI，PI，mPI）が明らかに高いことが示された．参考症例に示したとおり，角化歯肉が狭小である場合は，炎症コントロールのために，より繊細なブラッシングを患者に求めることになる（Case 3, 4）．

喪失した角化歯肉を獲得するため，遊離歯肉移植術を2次手術と同時に行える場合は問題ないが，1回法の場合はそのメリットを失いかねないため，その都度患者との丁寧な話し合いが必要だと考える．

CHAPTER 07 インプラント周囲における角化歯肉の必要性をどのように考えるか？

Case 1 角化歯肉幅と歯肉退縮

患者は60歳，女性．下顎左側欠損部に長期間パーシャルデンチャーを使用してきたが，インプラント治療を希望され来院．必要最低限のことだけをしてほしいとのことで，FGG（遊離歯肉移植術）は回避することにした．また下顎管のループがあるため，近心カンチレバーの設計とした

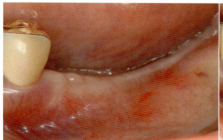

1-1 初診時

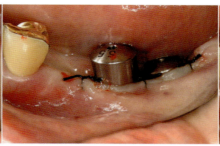

1-2 Tioblast 4.0×10mmを 6 7 部に埋入．3カ月後に2次手術を行った

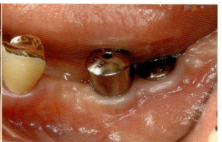

1-3 テンポラリーアバットメント装着時

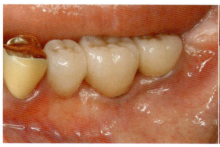

1-4 最終補綴装置装着時

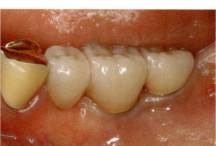

1-5，1-6 術後2年．わずかに歯肉退縮傾向が見受けられるが，X線的に骨レベルに変化はなく，臨床的にも問題はない

Case 2 角化歯肉の厚みと審美性

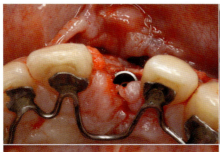

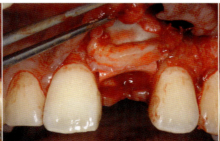

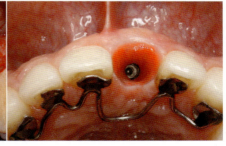

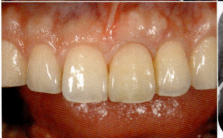

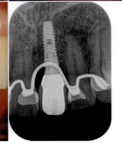

2-1〜2-5 矯正治療が終了し，抜歯6カ月後にインプラント埋入し，唇側に骨造成・結合組織移植を同時に行った．3カ月後に負荷をかけ，最終補綴へと移行した．咬合面観からもわかるように，十分な組織の造成がなされている．
インプラント周囲においても天然歯と同様に，歯肉のバイオタイプという臨床感が存在することをSanaviら[16]が示し，実際に薄いバイオタイプにおいては厚いものよりも歯肉が退縮しやすいことも示されている[17]ことから，前歯部審美領域においては，角化歯肉の幅だけでなく，厚みも考慮した総量が重要になると考えている

Case 3 角化歯肉のないことによる炎症惹起症例

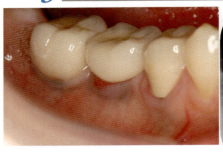
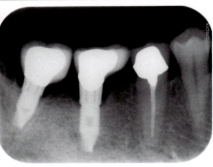

3-1 他院で受けた 7̄ 6̄| インプラント部の自発痛を主訴に来院．7̄ 6̄| 部には大臼歯形態を回復した補綴装置が装着されている

3-2 上部構造に過度なカントゥアが付与されている

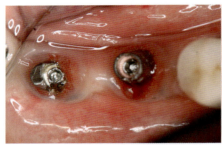
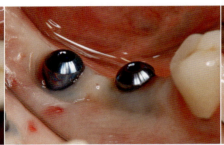
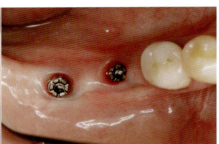

3-3 上部構造撤去後．頬側角化歯肉の欠如と周囲粘膜の炎症がわかる

3-4 Healing Abutment による安静を図った

3-5 7̄| 部の埋入位置が頬側に寄りすぎているため，さらに角化歯肉は狭小化しているのがわかる．顎堤は前方天然歯の小臼歯部よりさらに吸収している．抜歯後の自然治癒による頬側のボリュームダウンに伴い，角化歯肉も喪失しており，GBR や FGG をせずに治療した結果，清掃が極めて困難な状況となっている

臨床にて角化歯肉を喪失した場面におけるわれわれの対応

臨床にて角化歯肉を喪失してしまう状況は，以下のような場合が想定される．

1 重度歯周病罹患歯の抜歯後

重度の歯周病に罹患した歯は，支持歯槽骨の吸収に伴い歯肉退縮を起こし，角化歯肉もすでに喪失していることが多い．そのような状態から抜歯されるため，抜歯後に粘膜が治癒した時点ですでに角化歯肉がほとんど残っていない症例も珍しくない．このようにして生じた欠損部に対して，GBRを避け，径が細く短めのインプラントで対応するといった考え方がある．しかし，手術による侵襲は低くでき，治療期間が短縮されたとしても，術後のブラッシングはより根尖側で口腔前庭に近いところへ歯ブラシを挿入することを余儀なくされるため，患者に困難なセルフケアを強いることになる．これは，大臼歯部でさらに顕著になるが，術者の技量不足によるしわ寄せを，患者に押しつけていると言えるのではないだろうか．患者がブラッシングしやすい環境を，治療をとおして提供するため，GBR や FGG などの硬・軟組織双方への処置が検討されるべきであろう．また，保存不可能歯であったとしても，付着がわずかでも残っているならば，抜歯する前に矯正的挺出を行うことで，角化歯肉量を増やすことが可能になる．

インプラント周囲における角化歯肉の必要性をどのように考えるか？ 07

Case 4 角化歯肉とインプラント周囲粘膜の炎症

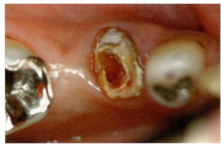
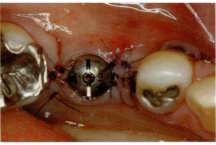

4-1 「5 は固定性補綴装置の支台歯であったが，歯根破折により保存不可能と診断

4-2 「5 6 の2歯欠損であるが，術前の診断用wax-upにより「6 の1歯の修復を計画し，抜歯と同時に2回法タイプのインプラントを1回法にて埋入した

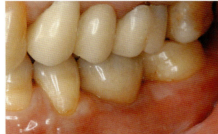
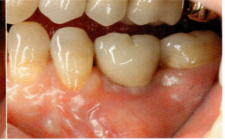

4-3 最終補綴装置装着時．頬側の角化歯肉が不足しているが，患者と相談し，この時はFGGを回避した

4-4 最終補綴装置装着後3年．メインテナンスの際にブラッシング時の疼痛を訴えたので，診査するとブラシによる擦過傷が見られた．患者にはより繊細なセルフケアを求めることになったが，この患者は協力的だった．しかし，加齢に伴い繊細なセルフケアが困難となることも想定した

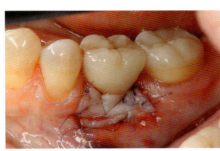
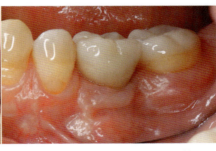
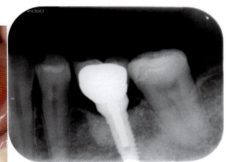

4-5 最終補綴装置装着後5年が経過し，患者は60歳代になった．この間も擦過傷を作ることがあったため，将来的なことを考えて患者と話し合った末，FGGを決断した

4-6 FGG後6カ月．安定した状態を保っており，ブラシによる擦過傷をつくることもなくなった

4-7 同，デンタルX線写真

2 GBRの手術後

　患者がセルフケアしやすい環境を提供することを，治療目標とすべきであることは先述したとおりである．そのため，まず硬組織の造成のためGBRが必要になる症例が多い．GBRでは，移植材をフラップで被覆して一次治癒を達成するために，減張切開を要する．その結果，MGJ（歯肉歯槽粘膜境）の位置は歯冠側へと移動することとなり，2次手術時にはCTG（結合組織移植）やFGGを含む軟組織への対処が必要になる．

　その対処は，下顎と上顎で異なる．下顎は元来，角化歯肉の量に限りがあるため，より多くの角化歯肉の増多を目的としたFGGが適応となる症例が多い（**Case 5, 6**）．なお，臨床では，下顎大臼歯部頬側にFGGを行っても，外斜線に沿って筋の付着があるため，移植した角化歯肉が定着せず，継時的に喪失することがある．この現象は残存歯槽骨の高さが少ない場合，顕著に認められる（**Case 7, 8**）．

Case 5　欠損部に近接した天然歯の角化歯肉もFGGにより同時に獲得

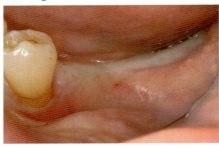
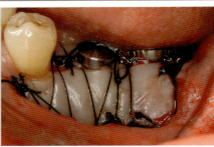

5-1　GBR後，2次手術前の状態．角化歯肉が少なく粘膜が入り込んでいる
5-2　FGGにより対応した．下顎第二大臼歯部など頬側の筋の付着位置が高位で，さらに顎堤の高さに限りがある場合は，一旦FGGにより角化歯肉を増多させても，継時的に吸収して角化歯肉幅は狭くなっていくなど限界もある

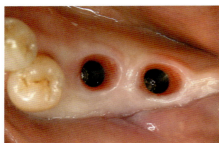
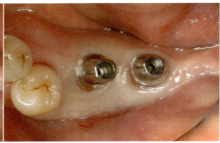

5-3　FGG後3カ月，アバットメント装着時
5-4　アバットメント装着後，最終補綴装置装着前

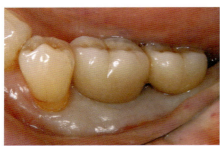
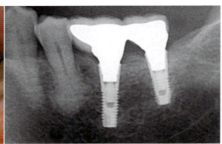

5-5，5-6　術後7年が経過したが，良好な状態を保っている

Case 6　2次手術と欠損部に近接した天然歯の歯肉縁下カリエスへの対処を同時にFGGによって対応

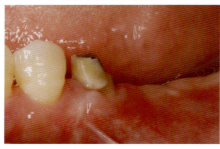
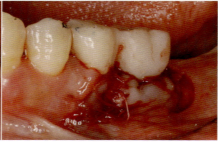

6-1，6-2　インプラント2次手術前．隣接した天然歯の歯肉縁下に及ぶカリエスが認められる．FGGと歯肉弁根尖側移動術を同時に行って対応した

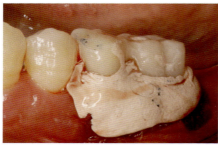
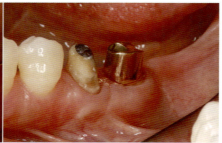

6-3　歯周包帯により創面を保護するとともに，頬粘膜が寄ってくるのを物理的に排除する
6-4　十分な角化歯肉が天然歯とインプラント双方に獲得された

インプラント周囲における角化歯肉の必要性をどのように考えるか？ 07

Case 7　FGG後に角化歯肉が維持されず，喪失した例

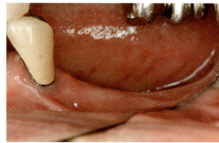
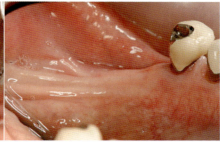

7-1，7-2　長期間のパーシャルデンチャー使用によると思われる高度な歯槽骨吸収がみられる．それに伴って角化歯肉も喪失しているが，上顎対合歯の状況から「7 部まで埋入を計画した

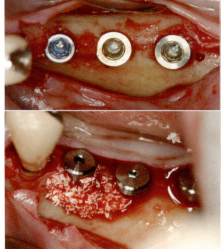
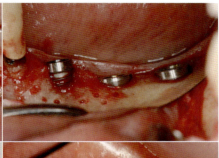
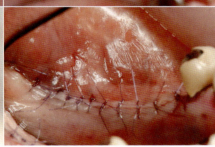

7-3〜7-6　埋入時

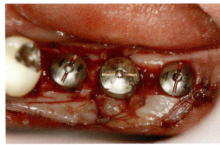
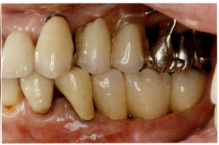

7-7　埋入後6カ月でFGGを行った．最遠心のインプラントを含め十分な量の角化歯肉を設置できた
7-8　2次手術後2カ月．最終補綴装置装着

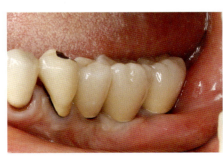
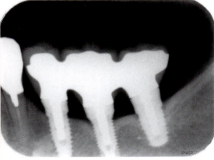

7-9　術後4年．顕著な炎症は認められないが，角化歯肉は喪失し，ブラッシングは困難な状態
7-10　治療後6年．角化歯肉は欠如しているものの，骨レベルは安定している

Case 8 FGG後の角化歯肉を安定させるため，インプラントポジションに配慮した症例

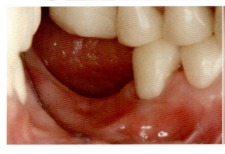
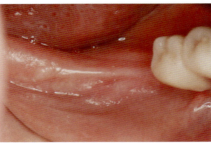

8-1, 8-2 Case 7と同様に，長期間にわたりパーシャルデンチャーを使用していたこともあり，骨の幅と角化歯肉の量が不足している

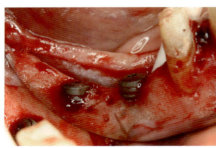
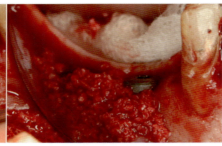

8-3, 8-4 意図的にやや浅めに埋入し，周囲に骨移植材を設置して骨造成を図った

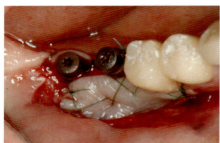
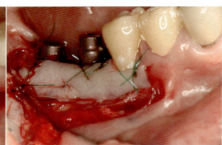

8-5, 8-6 2次手術時，角化歯肉の獲得を目的にFGGを行った

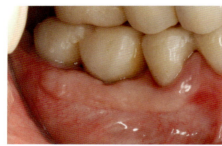
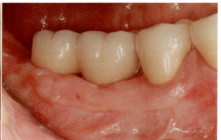

8-7 FGG後6カ月，プロビジョナル装着時
8-8 術後3年．移植した角化歯肉は安定している．FGG後に安定するか否かは残存歯槽骨の高さに依存する

　一方，上顎では口蓋部すべてが角化しているため，角化組織を振り分け，根尖側にフラップを移動させたり，隣在天然歯への対応を同時に行う目的で側方に移動させるなど，有茎のフラップの移動で対処することが多い（**Case 9**）．

結論（5-Dコンセンサス）

　「角化歯肉の有無によって，インプラントの生存率の有意差はない」という結論は統計学的に示されている．しかし一方で，同じく統計学上，角化歯肉が少なければプラークが堆積しやすく，歯肉が炎症を起こしやすいともされている．

CHAPTER 07 インプラント周囲における角化歯肉の必要性をどのように考えるか?

Case 9　FGGを用いずに2次手術と同時に欠損近接天然歯の角化歯肉も獲得した例

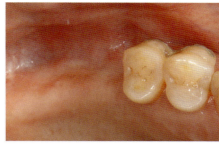
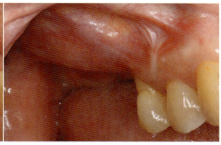

9-1, 9-2　上顎洞底挙上術後に,側方GBRを併用し,インプラント埋入を行ってから6カ月後の口腔内

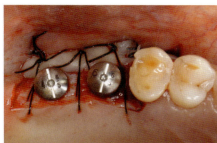
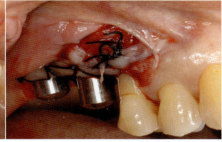

9-3, 9-4　5|近心の歯間乳頭部歯肉を部分層で弁を形成し,有茎のまま遠心に回転させて頬側に位置づけた.インプラント周囲は根尖側移動術を行った

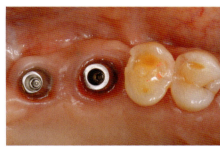
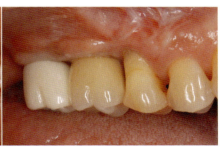

9-5, 9-6　上部構造装着前の咬合面観と装着後の側方面観.側方GBRにより頬側骨は十分であり,かつ角化歯肉も獲得できた

　われわれは治療予後について責任を負っており,生存率に統計学上の有意差がないことを根拠に,角化歯肉の量は予後に影響しないと臨床判断を下すのは危険だと考える.インプラント周囲炎を起こさせないためには,継続的な患者自身による細菌コントロールが必要不可欠で,角化歯肉の存在が患者自身のブラッシングを容易にすることに異論はないであろう.さらに角化歯肉は,摂食時の食物によって歯肉が不意に傷つけられることも防ぐ.

　たしかに失われた角化歯肉を再び獲得するためには,何らかの外科治療が必要になる.そこで,船登ら[19]の言葉を引用する.

　「必要であれば骨造成や軟組織移植を行うことが,それぞれの患者のQOLの向上に寄与できると考えている.もちろん,われわれ術者は同じ結果を達成できるのであれば,MIS(Minimally Invasive Surgery)を実践することは言うまでもない」

　真の意味で「患者のQOLの向上とは何か?」を考えたとき,それはインプラントの長期間に及ぶ機能を確保することはもちろんのこと,その患者の日々の咀嚼時の違和感や,ブラッシング時の痛みがないことも含まれるのではないだろうか? 日々われわれが向き合う患者は実に多様であるがゆえ,統計学の結果や,画一的なコンセプトにとらわれ過ぎることなく,丁寧に経過を観察し,患者の希望に耳を傾けながら話し合い,どのような選択をするかを患者ごとに決めていきたいものである.

文献

1) Derks J, Tomasi C. Peri-implant health and disease. A systematic review of current epidemiology. *J Clin Periodontol*. 2015; **42**: S158-171.
2) Berglundh T, Zitzmann NU, Donati M. Are peri-implantitis lesions different from periodontitis lesions ? *J Clin Periodontol*. 2011; **38**: 188-202.
3) Sgolastra F, Petrucci A, Severino M, Gatto R, Monaco A. Periodontitis, implant loss and peri-implantitis. A meta-analysis. *Clin Oral Implants Res*. 2015; **26**: e8-16.
4) Lee DW. Periodontitis and dental implant loss. *Evid Based Dent*. 2014; **15**: 59-60.
5) Mombelli A, Decaillet F. The characteristics of biofilms in peri-implant disease. *J Clin Periodontol*. 2011; **38**: 203-213.
6) Lang NP, Bosshardt DD, Lulic M. Do mucositis lesions around implants differ from gingivitis lesions around teeth ? *J Clin Periodontol*. 2011; **38**: 182-187.
7) Gargiulo AW, Wentz FM, Orban B. Dimensions and relations of the dentogingival junction in humans. *J Periodontol*. 1961; **32**:261-267.
8) Glauser R, Schupbach P, Gottlow J, Hämmerle CH. Periimplant soft tissue barrier at experimental one-piece mini-implants with different surface topography in humans: A light-microscopic overview and histometric analysis. *Clin Implant Dent Relat Res*. 2005; **7** Suppl 1: S44-51.
9) Löe H, Theilade E, Jensen SB. Experimental gingivitis in man. *J Periodontol*. 1965; **36**: 177-187.
10) Lin GH, Chan HL, Wang HL. The significance of keratinized mucosa on implant health: a systematic review. *J Periodontol*. 2013; **84**: 1755-1767.
11) Wennström JL, Derks J. Is there a need for keratinized mucosa around implants to maintain health and tissue stability ? *Clin Oral Implants Res*. 2012; **23**: 136-146.
12) Gobbato L, Avila-Ortiz G, Sohrabi K, Wang CW, Karimbux N. The effect of keratinized mucosa width on peri-implant health: a systematic review. *Int J Oral Maxillofac Implants*. 2013; **28**: 1536-1545.
13) Lindhe J, Echeverria J. Consensus report of session Ⅱ. *In*: Proceedings of the 1st European Workshop on Periodontology. Lang NP, Karring T ed. Quintessence Publishing, 1994; 210-214.
14) Adibrad M, Shahabuei M, Sahabi M. Significance of the width of keratinized mucosa on the health status of the supporting tissue around implants supporting overdentures. *J Oral Implantol*. 2009; **35**: 232-237.
15) Kim BS, Kim YK, Yun PY, Yi YJ, Lee HJ, Kim SG, Son JS. Evaluation of peri-implant tissue response according to the presence of keratinized mucosa. *Oral Surg Oral Med Oral Pathol Oral Radiol Endod*. 2009; **107**: e24-28.
16) Sanavi F, Weisgold AS, Rose LF. Biologic width and its relation to periodontal biotypes. *J Esthet Dent*. 1998; **10**: 157-163.
17) Kan JY, Rungcharassaeng K, Umezu K, Kois JC. Dimensions of peri-implant mucosa: an evaluation of maxillary anterior single implants in humans. *J Periodontol*. 2003; **74**: 557-562.
18) Zigdon H, Machtei EE. The dimensions of keratinized mucosa around implants affect clinical and immunological parameters. *Clin Oral Implants Res*. 2008; **19**: 387-392
19) 船登彰芳ほか. Fabric of the modern implantology. Prologue 連載をはじめるにいたって. 歯界展望. 2014；**124**：674-683.

通称「船登組」のメンバーとの出会い

船登彰芳

　人生において人との出会いは非常に大切であり，本書発刊にあたり，著者らとの出会いを年代順に紹介してみたい．5-D Japanペリオ・インプラントチーム（通称「紅組」）の中に，とりわけ酒好きで，よもやま話好きな集まり，通称「船登組」なるものが存在する．小川先生と山田先生を除き，本書の著者はすべて船登組の組員で，当然のことながら，私は宴会の場では組長と呼ばれている．出会う前の私の印象を聞いてみたところ，「すごい先生がいる」というのは歓迎できるが，大半は「すごく怖い」「おっかない」といった印象だったようで，いささか本人としては複雑であるが，それが組長と呼ばれる所以だろうか．

　藍先生とは，私が卒後に大阪の診療所に勤務して2年目のとき（1988年，当時：船登26歳，藍先生25歳），彼が新卒で入局してこられたのが出会いであった．船登組で唯一下戸の藍先生は，当時から激辛・B級グルメオタクであるが，診療はいたって真面目できっちりとした性格である．それゆえ本書でも紹介している素晴らしいGBR症例が成せるのであろう．

　石川先生とは，1999年（当時：石川先生32歳）に後輩の私的な勉強会で講演させてもらったのが出会いである．その当時から，彼の印象は風貌に似合わず理論的な考察力は抜きんでていて，それが本書でも色濃くでているように思う．

　小川先生とは，2000年（当時：小川先生33歳）に彼がマイアミで行われた国際学会にて，流暢な英語でインプラント表面性状の講演をしていたのがきっかけで，研究内容もさることながら，5歳下というその若さも驚きであった．以来，親交を深めていったが，九州男児の彼の歯に衣を着せない発言は時として誤解もされがちで，それもまた私と似ており，敬愛する先生の一人である．

　神津先生は，2000年（当時：神津先生31歳）に私がかつて所属していたスタディグループの診療所で勤務しておられた．当時も今も，彼のひょうきんな性格が災いを起こすこともあるが，そこで学んだペリオ・インプラント治療が，彼の今日の診療の礎になっている．

　山田先生とは，2006年（当時：山田先生28歳）に知人を介して銀座の居酒屋で会ったのが初対面で，大学院卒後の進路に悩んでいると相談を受け，UCLAの小川ラボに渡米する橋渡し役をさせてもらった．大学テニス部の先輩後輩という関係もあり，私にとっては弟のような存在であると同時に，3年の留学を機に彼の研究も躍進し，今では基礎学の師匠でもある．

　鈴木先生とは，2006年（当時：鈴木先生36歳）にOJの学会で講演しているのを目にし，同じインプラントメーカーを使用していることもあり，将来性を見込んで声をかけさせていただいた．現在では，船登組の若頭である．

　吉松先生とは，2008年（当時：吉松先生38歳）に私が歯水会というスタディグループで招待講演を行ったのがきっかけである．彼もまた大学の後輩で，インプラント治療もさることながら，総義歯でも講演することが多く，現在では5-D Japanのデンチャーコースの主任講師である．

　中川先生とは，実は2001年（当時：中川先生33歳）に彼がインプラントベーシックコースの受講生として参加した際に出会っていたらしいが，全く記憶がない．その後，彼は国内外の多くのコースや学会に参加し，2010年に5-D Japanで再会することになる．彼が酔っ払ったときのみ，組長から師匠に格上げされるのだが，師匠としてKenzo（鈴木先生）・Massa（中川先生）のコンビで海外にて講演している姿は頼もしいかぎりだ．

　丹野先生とは，2011年（当時：丹野先生38歳）に5-D Japanのコースを受講されたのがきっかけであった．彼はマニアックな性格で，何事も突き詰めるタイプである．また矯正治療も得意としており，インプラント・矯正の分野での今後の活躍を期待したい．

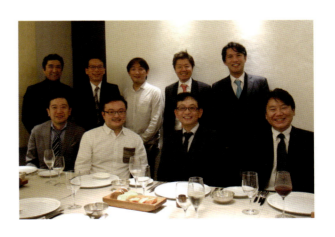

CHAPTER > 08

上顎前歯部におけるインプラント周囲のソフトティッシュマネジメント

Peri-implant soft tissue management in anterior maxillary region

藍　浩之　Hiroyuki Ai
愛知県・あい歯科

　Chapter 7では，インプラントの予後の観点からインプラント周囲の角化歯肉の必要性について文献的考察と臼歯部の症例を主として述べた．前歯部では単に角化歯肉の存在のみならず，審美性を担保するため，左右対称性と歯肉の厚みも必要になる．そこで，本章では単独歯欠損と多数歯欠損症例に分け，上顎前歯部の軟組織のマネジメントについて報告する．
　通常，インプラント埋入（1次手術）の際は全層にてフラップを形成するため，骨に関するすべての問題を解決（骨隆起の除去，不足している骨量の増大など顎堤の形態修正）できる機会となる．一方，2次手術では不足している角化組織の獲得や増大，フラップの減張により移動したMGJ（歯肉歯槽粘膜境）をインプラントと隣在する天然歯周囲のMGJの位置へ戻し，浅くなった口腔前庭を清掃しやすい深さへ回復するなど，軟組織に関する問題を隣接する歯牙を含めて解決できる機会となる．

2次手術の目的

1　臼歯部

　臼歯部における2次手術の目的は以下である．
① 埋入されたインプラント体が骨結合しているか否かの確認
② インプラント体を口腔内に露出させ，咬合力の負担に参加させる
③ インプラント周囲とそれに隣在する残存歯周囲の軟組織の厚みと質の向上を図り，また口腔前庭の深さを得て，清掃性の高い環境へと改善する
臼歯部の2次手術では，機能性とインプラントプラットフォーム周囲の清掃性を優先した軟組織の形態を得ることが目的となる．

2　上顎前歯部

　上顎前歯部では上記に加えて，審美性を得るための配慮をしなければならない．つまり，

インプラント周囲の軟組織を天然歯のそれと同調させるため，インプラントの近遠心側に存在する軟組織を天然歯間に存在する歯間乳頭の高さまで回復させる必要がある．また，将来起こりえる歯肉退縮にも配慮しなければならない．臼歯部では，インプラント特有の生物学的幅径獲得によるSaucerizationに伴う歯肉退縮が起きても[1]，歯冠長が多少長くなるだけで，高い清掃性を維持できれば大した問題は起きない．しかし上顎6前歯では，歯冠長が長くなることは対称性が失われるばかりでなく，本来，歯肉縁下に存在している上部構造物が口腔内に露出して，審美性は著しく失われる結果となりかねない．したがって，上顎前歯部での2次手術の目的は以下となる．

① 減張により歯冠側へ移動したMGJを元の位置へ戻す
② インプラントプラットフォーム周囲の軟組織の量（幅，高さ）を増やす
③ 軟組織の色調を隣在する天然歯周囲の色調に同調させる
④ 健全な天然歯周囲に類似した軟組織の形状をインプラント周囲に得る

　インプラント間に天然歯様の歯間乳頭を得るためには，骨に裏打ちされた厚い軟組織が必要であり[2]，連続した欠損に対して複数インプラントが埋入されている場合，その形状は軟組織のみで得られるわけではなく，プラットフォーム周囲に軟組織を支えるのに必要十分な骨の高さと幅が存在していなければならない[3,4]．また，最終補綴装置の歯冠形態に対するプラットフォームの三次元的な位置関係にも大きく影響を受ける[5]（Chapter 6，9参照）．そして，天然歯に類似したエマージェンスプロファイルを得るためには，骨面から軟組織表面までの限られた軟組織の厚みの範囲で補綴形態を与える必要があり，プラットフォーム周囲には可及的に厚い軟組織の獲得が必須となる．

単独歯欠損と連続歯欠損における2次手術の違い

　単独歯欠損の場合，天然歯とインプラント間に存在する歯間乳頭は天然歯周囲の歯周組織が支えているため，歯間乳頭の高さは天然歯の付着の位置に左右されることになる[6,7]．つまり，両隣在歯の付着が健全であれば，2次手術の際，インプラントプラットフォーム唇側の軟組織の厚みを増すことにのみ配慮すればよいことになる．しかし，連続歯欠損では減張によりMGJが歯冠側へと移動するため，唇側の角化歯肉が不足している場合が多く，またGBRによる骨面からの血液供給不足により，歯槽頂付近の軟組織の厚みは減少していることが多い．Linkeviciusら[8]は，歯槽頂付近の軟組織の厚みが2.0mm以下であった場合，2次手術後1年で最大1.45mmの骨吸収がプラットフォーム周囲に起こると報告しており，天然歯に類似したエマージェンスプロファイルを得るためには，軟組織の質の向上と量の増大が必須となる．

　インプラントに隣在するのが天然歯なのか，それともインプラントやポンティックなのかで，回復を期待できる軟組織の高さがおおよそ決定されるため，2次手術では単独歯欠損と連続した複数歯欠損とで分けて考える必要がある．図1に天然歯，インプラント，ポンティックでの歯間乳頭の回復する高さの平均値を示す．インプラントに何が隣接しているかで，歯槽頂の軟組織の回復しうる高さが予測でき，増大で期待できる軟組織の高さのゴールを設定するうえでも参考となるため，予知性も高まる[9]．しかし，天然歯のポジションや付着の位置，そして存在する軟組織の厚みも大きく影響することは言うまでもない．

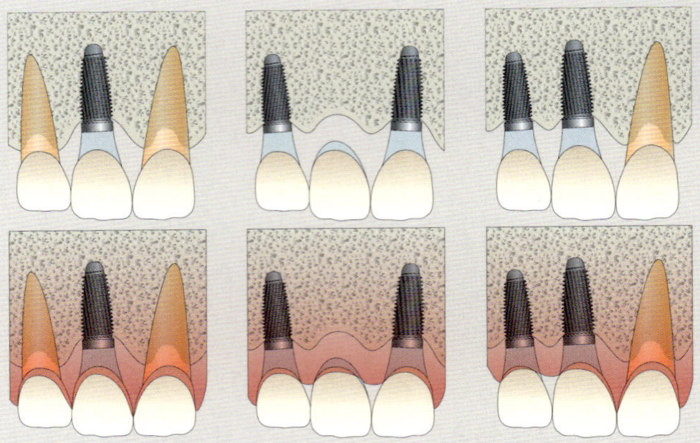

Class	Restorative Environment	Proximity Limitation	Vertical Soft Tissue Limitation
1	Tooth-Tooth	1.0mm	5.0mm
2	Tooth-Pontic	N/A	6.5mm
3	Pontic-Pontic	N/A	6.0mm
4	Tooth-Implant	1.5mm	4.5mm
5	Implant-Pontic	N/A	5.5mm
6	Implant-Implant	3.0mm	3.5mm

図1　天然歯，インプラント，ポンティックでの歯間乳頭の回復する高さの平均値（Salama, 1998[6]）

単独歯欠損

　前述のように，インプラントの近遠心側に存在する歯間乳頭の高さは天然歯の付着の位置で決定されるため，2次手術時に優先することはプラットフォーム唇側の軟組織の厚みの増大である．隣接する天然歯の付着が失われている場合[6]，歯間乳頭を健全な高さに回復させるためには付着を歯冠側へ移動させる必要があり，インプラントの治療計画を立案する際，歯周組織再生療法や矯正的挺出などを事前に考えておく必要がある．

　単独歯欠損の場合は，MGJの大きな移動が少ないため，硬組織が担保されていることが前提ではあるが，唇側の軟組織の量・形態により術式を選択する[5]．形態が維持されている場合はLimited punch out，わずかに唇側のボリュームを確保したいときはRoll technique（インプラント直上の歯肉を唇側部にロールする），かなりの量・形態を補正する場合は通常の歯肉弁を形成し，結合組織移植を併用する（**Case 1**ではFlap technique with CTG）．また，角化組織は存在するが，歯槽頂や唇側の軟組織の厚みが不足している場合は，Envelop technique（Flapを展開せず，骨膜上に部分層を形成し，その空間に上皮下結合組織を移植して，軟組織の厚みを増大する手法）を用いる．

連続歯欠損

　連続歯欠損では連続した多数歯が失われたことにより，骨の高さと幅は失われ，審美的な結果をもたらすためには，多くの場合に顎堤の増大を行う必要がある．その結果，MGJは歯冠側へと移動し，それに伴い角化歯肉も失われる．また，GBRを行うことにより，血流不足から軟組織の厚みも減少し，歯槽頂付近の軟組織形態は平坦化する．そして，欠損に隣接する歯牙の付着も失われていることが多い．

　そこで，審美的な天然歯様の軟組織形態を獲得し，将来起こりうる唇側の歯肉退縮を可及的に抑制するためには，軟組織の厚みを回復しなければならず，根尖側移動術やInterpositional graft，Onlay graft，そして後にLimited punch out等を行うなど複数の術式を組み合わせて行う場合が多い[5]（**Case 2，3**）．

CHAPTER 08 上顎前歯部におけるインプラント周囲のソフトティッシュマネジメント

Case 1 Flap technique with CTG

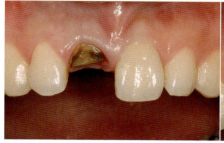
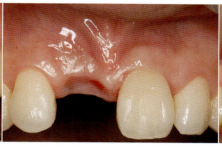
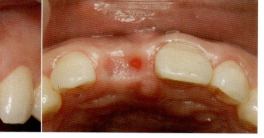

1-1 歯根破折により抜歯．2カ月後にインプラント埋入と唇側へのGBRを行った

1-2, 1-3 埋入5カ月後，2次手術前の状態．2|1の欠損側付着は健全で，軟組織の高さは維持されている．しかし，|1と比較して唇側の歯肉のボリュームが不足している

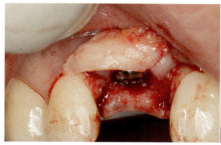
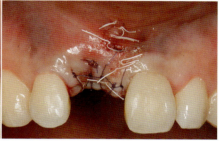

1-4, 1-5 歯槽頂切開を加え，部分層にて唇側フラップを形成し，高さ2mmのTHAを装着．厚い上皮下結合組織をアバットメント唇側に位置づけ骨膜縫合後，フラップを閉鎖

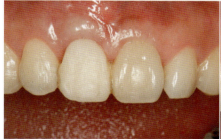
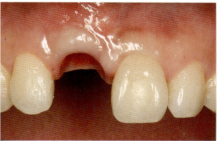
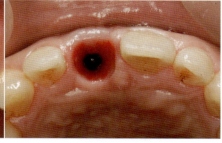

1-6〜1-8 術後2カ月でTHA上の歯肉をパンチアウトし，ネジ留めのプロビジョナルを装着した．写真は2次手術後11カ月，最終補綴装置製作前の状態．唇側の軟組織の厚みは回復し，歯間乳頭も健全歯と同等の高さに維持されている

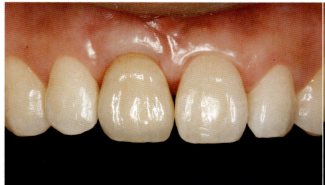
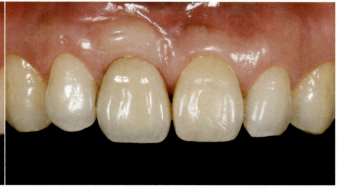

1-9, 1-10 2次手術後13カ月で，G-UCLAアバットメントとメタルセラミックスにてセメントリテインによる修復を行った（1-9：装着時，1-10：装着後6.5年）．唇側の軟組織はやや厚みを増している

Case 2 根尖側移動術 & Onlay graft

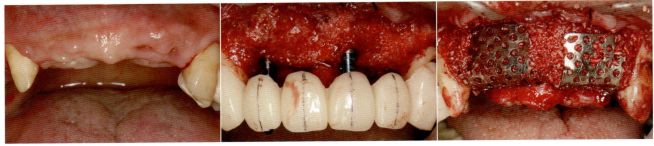

2-1 ⌊1 2 抜歯後3カ月，GBR前の状態．もともと歯肉は薄いタイプで，角化歯肉の幅も狭い

2-2, 2-3 GBR後9.5カ月．2⌋1 部にインプラントを埋入し，同時に追加的GBRを行った

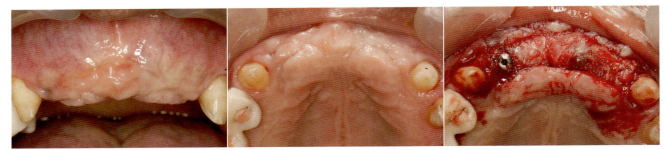

2-4, 2-5 2回に及ぶ減張切開とGBRにより，MGJは歯冠側へ大きく移動し，唇側の角化歯肉はほとんど存在していない．また，チタンメッシュの色が透けるほど歯肉粘膜は薄くなっている

2-6 歯槽頂から唇側にかけて部分層にてフラップ形成後，骨膜を切開してメッシュを除去．高さ3mmのTHAが見えている

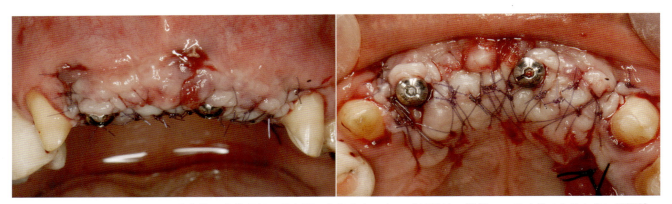

2-7, 2-8 高さ6mmのTHAに交換後，歯槽頂部の最も厚い角化歯肉のトップがTHAの唇側へスライドできるように切開線はデザインされている．歯槽頂切開線をあまり唇側寄りに設定すると，補綴装置の唇側に切開線跡が残る可能性があるため，有茎弁でフラップを唇側へスライドさせる量と，THAの唇側に必要な角化歯肉の幅と厚みを考慮して，歯槽頂切開線はデザインされなければならない．隣在歯とインプラント間および2本のインプラント間には，フラップの唇側移動に伴い上皮の欠落した部分ができる．口蓋から上皮付きの厚い（3mm）結合組織を採取し，その3つの開放創へはめ込むようにトリミングを行って骨膜縫合した（Onlay graft）

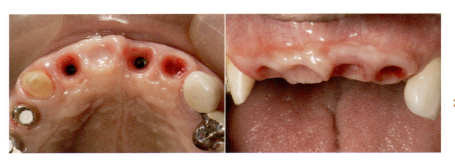

2-9, 2-10 2次手術後10.5カ月，補綴装置装着時．唇側の角化歯肉の幅と厚みは増大され，また歯間乳頭も回復している

08 上顎前歯部におけるインプラント周囲の ソフトティッシュマネジメント

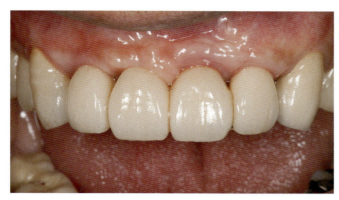

2-11 スクリューリテインによるブリッジを装着した

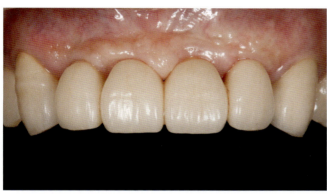
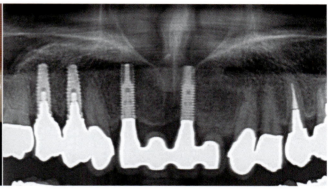

2-12, 2-13 装着後5年の状態．骨の裏打ちのある厚い角化歯肉を得ることで，インプラントおよびポンティック周囲の軟組織は安定し，歯間乳頭も装着時より回復している

Case 3 根尖側移動術 & Interpositional graft

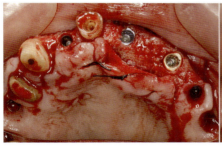
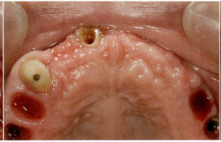
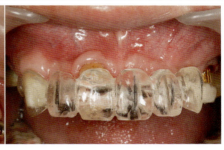

3-1 メッシュを用いたGBR後9カ月． 2|1 3部にインプラントを埋入

3-2 埋入後6.5カ月，2次手術前の状態．もともと角化歯肉は厚いタイプだが，唇側のボリュームは不足している

3-3 埋入用テンプレートの唇側最下端の3mm以上歯冠側まで，軟組織の高さは確保されている． 1|はインプラントプロビジョナル装着後，歯肉縁下に埋没して保存する予定

3-4, 3-5 インプラント埋入時に装着した高さ3mmのTHAはそのまま残し，減張切開により移動したMGJを根尖側移動術にて元へ戻し，歯槽頂に存在している角化歯肉の最も厚い部分をTHAの唇側へ位置づけた．開放創となった歯槽頂部には，Interpositional graftにて厚い軟組織を移植した．上顎前歯部のような審美領域では，歯肉の色調を同調させるため，インプラントの唇側にFGGのような口蓋上皮付きの歯肉移植を行うことは通常ない

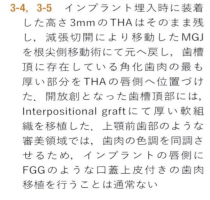
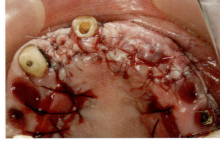
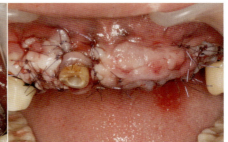

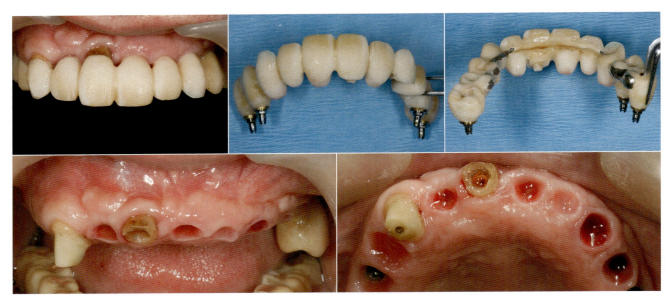

3-6〜3-10 歯肉の治癒を十分待った後，THAが露出するまで数回にわたりプロビジョナルのポンティック底にレジンを添加して形態を修正し，インプラント直上の歯肉を圧迫してスキャロップ形態を与えた

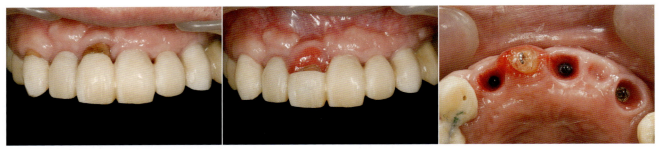

3-11 ポンティックにより圧迫されて露出したTHAを外し，プロビジョナルとインプラントをネジ留めにより直結

3-12, 3-13 その後，埋没させる予定の1|を3カ月かけて挺出させた．挺出後，歯質を削合して歯肉縁下に歯牙を埋没して保存

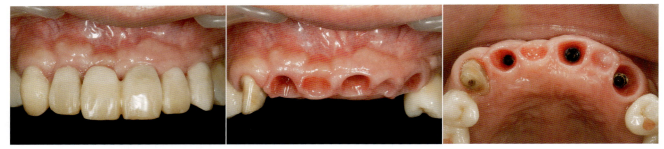

3-14〜3-16 2次手術後3年，インプラントの印象前の状態．手術により平坦化した顎堤も，十分な骨量と適切なインプラントポジション，そして厚い軟組織を得ることにより，天然歯に近似したスキャロップ形態を歯肉に与えることが可能となった．また，RST（Root Submergence Technique, Chapter 10参照）を用いて1|を保存することにより，ポンティックサイトの顎堤の吸収を抑制することが可能となる[10]

Interpositional graft

　ここで，われわれがよく用いるInterpositional graftについて**Case 3**を用いて解説する．2|部は唇側の角化歯肉の幅と厚みが不足している．一方，|2〜4部にかけては減張量が大きかったため，MGJがかなり歯冠側へと移動している（図2）．厚い口蓋側の歯肉

08 上顎前歯部におけるインプラント周囲の ソフトティッシュマネジメント

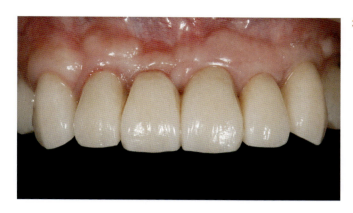

3-17 最終上部構造の装着時．歯牙を失い一度平坦化した顎堤は，軟組織の増大とプロビジョナルを用いたティッシュスカルプティングによりスキャロップ形態が得られている

図2　MGJの位置
欠損部顎堤のMGJは，2度に及ぶ減張切開により <u>1|</u> のMGJの位置に対して歯冠側に位置しており，唇側の角化歯肉が不足しているのが確認できる．このままパンチアウトしてインプラント体を露出させると可動粘膜にインプラントアバットメントが接することとなり，天然歯と調和した審美的で清掃性の高い結果を得ることは困難となる

図3　フラップデザイン
切開線を赤色線，青色矢印の基底部が歯肉のピークで，矢印の長さは移動量を示している

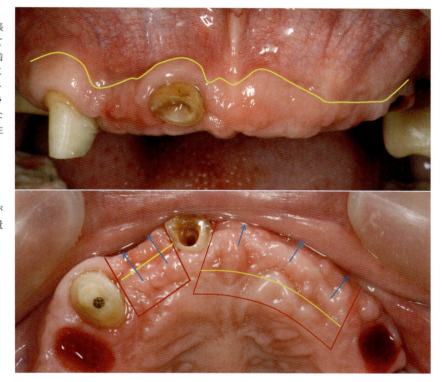

を有茎弁にて図3の黄色線まで唇側へスライドさせ，最も厚みのある歯槽頂の歯肉のピークをプラットフォームの唇側へ位置させたい．その歯肉のピークはインプラント埋入時に加えた歯槽頂切開の縫合部とほぼ一致しており，減張量が大きいほど，それは口蓋側に位置している．つまり，唇側へ移動させる量は部位により当然異なる．厚い歯肉を部分層にて唇側へ移動させることにより，FGGで起こるグラフトアイランドのような周囲軟組織との色調の不調和は回避されるが，移動量に応じて歯槽頂部に上皮の欠落した開放創が生じる．生じた開放創に角化上皮付きの厚い結合組織をブロックではめ込む術式をInterpositional graftという．Onlay graftとの違いは，角化上皮付きのブロック片の唇側に，角化組織を切除した上皮下結合組織が存在することである．移植した歯肉片の直下にはインプラントが存在しており，移植片が生着するための血液供給が不足して壊死する可能性がある．そこで，生着率を高めるために，また歯槽頂と唇側の軟組織

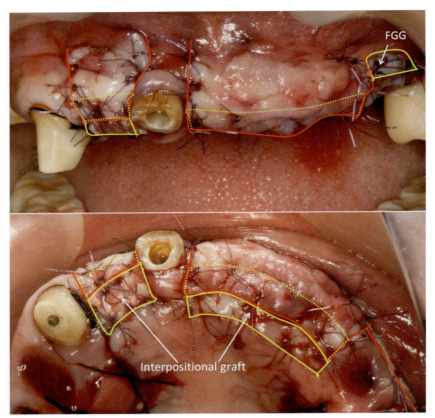

図4 根尖側移動したフラップとInterpositional graftの位置関係
　黄色い実線で囲まれた部分が移植された角化上皮付きの歯肉で，その唇側に位置している黄色い点線で囲まれた部分は，歯肉弁の顎堤側にすべり込ませた結合組織の部分である

　の厚みを増すために，スライドさせた歯肉弁と顎堤との間に上皮のない結合組織の部分をすべり込ませて骨膜縫合させる．当然，角化上皮付きの部分は周囲の軟組織と色調や質感が異なるため，最終補綴装置の唇側に露出させないよう注意しなければならない．
　図4の黄色い実線で囲まれた部分が移植された角化上皮付きの歯肉で，その唇側に位置している黄色い点線で囲まれた部分は，歯肉弁の顎堤側にすべり込ませた結合組織の部分である．前歯部のようなアーチフォームをもった顎堤では，歯槽頂に加えた切開線は曲線となり，唇側へ移動させるとその近遠心側に隣在する軟組織との境界に間隙が生じる．通常，それは隣接している軟組織を有茎弁にて近心側へ移動させることにより解決できるが，本症例の場合は 1| を残したため，2+3 のエリアを2分することにより，そしてもともと不足していた |4 5 部にFGGを行うことにより間隙の調整を行った．
　図5にInterpositional graftとOnlay graftの比較を示す．Interpositional graftでは，前述したように移植片を設置する部位と量は，歯槽頂の歯肉のピークの位置と歯肉弁を唇側へスライドさせる移動量で変化するが，おおよそ図のように移植片の下にインプラントが存在しており，血液供給が乏しいため，唇側に伸ばした結合組織のエリアでそれをまかない，そして唇側に移動させた色調の合った角化歯肉の厚みを増すことができるので，連続した欠損に対し複数のインプラントを埋入する場合，われわれは本術式を用いることが多い．

上顎前歯部におけるインプラント周囲の ソフトティッシュマネジメント 08

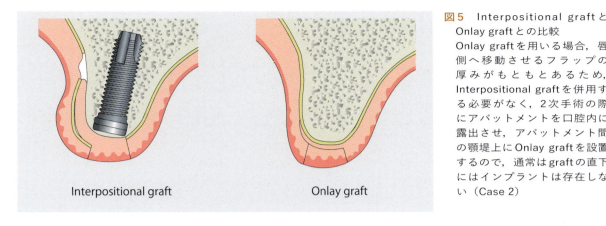

図5 Interpositional graft と Onlay graft との比較
Onlay graft を用いる場合，唇側へ移動させるフラップの厚みがもともとあるため，Interpositional graft を併用する必要がなく，2次手術の際にアバットメントを口腔内に露出させ，アバットメント間の顎堤上に Onlay graft を設置するので，通常は graft の直下にはインプラントは存在しない（Case 2）

まとめ

　インプラントには天然歯のような歯根膜や付着が存在しないため，硬・軟組織を後から増大させることが困難となる．上顎前歯部では審美的な結果を要求される場合が多く，顔貌から導かれたインプラントの三次元的なポジション，インプラントと軟組織を支える十分な硬組織の幅と高さを計画的に得ることが重要となる．そして，治療により得られた審美的な結果を長期的に維持・安定させるには，可及的に Saucerization を抑制する必要があり，2次手術では厚い軟組織と角化組織を必要な場所に獲得することが重要である．一見複雑そうにみえる2次手術の術式も，軟組織の高さの回復と幅の回復を分けて考え，それぞれに適した術式を選択し組み合わせることにより，切開のデザインは決定される．

文献

1) Esposito M, Ekestubbe A, Gröndahl K. Radiological evaluation of marginal bone loss at tooth surfaces facing single Brånemark implants. *Clin Oral Implants Res*. 1993; **4**: 151-157.
2) Linkevicius T, Apse P, Grybauskas S, Puisys A. The influence of soft tissue thickness on crestal bone changes around implants: a 1-year prospective controlled clinical trial. *Int J Oral Maxillofac Implants*. 2009; **24**: 712-719.
3) Grunder U, Gracis S, Capelli M. Influence of the 3-D bone-to-implant relationship on esthetics. *Int J Periodontics Restorative Dent*. 2005; **25**: 113-119.
4) Ishikawa T, Salama M, Funato A, Kitajima H, Moroi H, Salama H, Garber D. Three-dimensional bone and soft tissue requirements for optimizing esthetic results in compromised cases with multiple implants. *Int J Periodontics Restorative Dent*. 2010; **30**: 503-511.
5) 船登彰芳，石川知弘．4-D コンセプトインプラントセラピー 審美治療のためのティッシュマネジメントのテクニックとタイミング．クインテッセンス出版，2008．
6) Salama H, Salama MA, Garber D, Adar P. The interproximal height of bone: a guidepost to predictable aesthetic strategies and soft tissue contours in anterior tooth replacement. Pract Periodontics *Aesthet Dent*. 1998; **10**: 1131-1141.
7) Kan JY, Rungcharassaeng K, Umezu K, Kois JC. Dimensions of peri-implant mucosa: an evaluation of maxillary anterior single implants in humans. *J Periodontol*. 2003; **74**: 557-562.
8) Linkevicius T, Apse P, Grybauskas S, Puisys A. The influence of soft tissue thickness on crestal bone changes around implants: a 1-year prospective controlled clinical trial. *Int J Oral Maxillofac Implants*. 2009; **24**: 712-719.
9) Funato A, Salama MA, Ishikawa T, Garber DA, Salama H. Timing, positioning, and sequential staging in esthetic implant therapy: a four-dimensional perspective. *Int J Periodontics Restorative Dent*. 2007; **27**: 313-323.
10) Salama M, Ishikawa T, Salama H, Funato A, Garber D. Advantages of the root submergence technique for pontic site development in esthetic implant therapy. Int *J Periodontics Restorative Dent*. 2007; **27**: 521-527.

CHAPTER 09

審美インプラント治療：過去からの定石と現在の潮流 1
最終補綴を考慮した最適な三次元的インプラントポジション

The esthetics in implantology: The tactics from the past and the trends of the times
The optimal 3D implant position considering the definitive prosthesis

鈴木健造 Kenzo Suzuki
東京都・健造デンタルクリニック

中川雅裕 Masahiro Nakagawa
東京都・中川歯科医院

　インプラントが臨床応用されるようになって半世紀の間，われわれは実に多くのインプラントに纏わる進歩と革新，そしてそれらの盛衰を目の当たりにしてきた．そのなかでインプラント自体の改善・改良，ティッシュマネジメントの発展による適応症拡大と治療期間の短縮，CAD/CAMの開発による患者負担の低減などが図られたことは術者・患者双方に福音であろう．インプラント治療は多くの患者のQOLの向上に貢献してきたのであるが，当初の目的であった機能性の向上から，次第に清掃性・快適性・審美性なども要求されるようになり，現在はそれらの治療の検証時期であると言えよう．

　審美領域において良好な結果を得るためには，基本的な診査診断，および治療戦略の理論的背景が重要となる．これにより，インプラント治療の目的の一つとなる機能回復のみならず，前歯部における審美的回復に対してもある程度の予知性と永続性（ロンジェビティ）を期待することができると考えている．ただし，既存欠損あるいはこれから欠損になろうとしている部位に対して，いかに確実で，かつ患者・術者にとって負担の少ない術式（インプラント埋入，ティッシュマネジメント，およびそれらの組合せと各処置のタイミング）を選択するかが重要である．

　近年，そのようななかで特にドラスティックに変化したのはインプラント埋入に関する考え方ではないだろうか？すなわち，骨のあるところにインプラントを埋入する「外科主導型対応」から，治療戦略として審美的・機能的に理想的な歯冠ポジションを模索し，それに合わせて組織の増大などを行いながらインプラントを埋入していく「補綴主導型対応」へと変革が唱えられてきた[1]．特に前歯部審美領域におけるインプラント治療においては，このコンセプトが必須であろう．

　そこで，Chapter 9，10ではインプラント治療における審美性にフォーカスをあて，本章では主に最終補綴装置を考慮した最適な三次元的インプラントポジションについて述べる．

Case 1　インプラント埋入と反対側前歯の歯冠長延長術を同時に行った症例

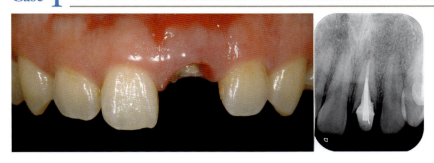

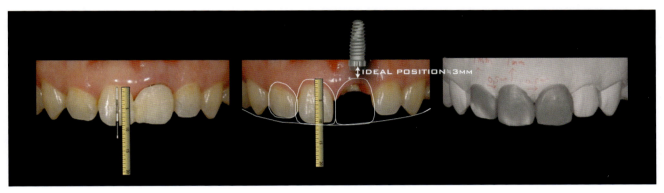

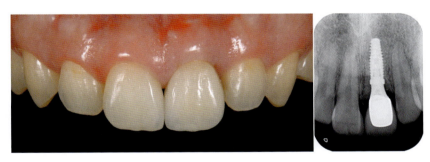

1-1〜1-5　初診時，32歳，男性．|1 部をインプラントにより修復した．当該歯だけを修復するのみでは正中離開は改善できず，さらに歯肉辺縁の位置や，前歯の形態に問題があり，歯冠長延長術により歯肉辺縁と，1| をPLV（ポーセレンラミネートベニア）で修復して正中離開の是正をし，審美的結果を導いた．当然，インプラントの垂直的位置も最終補綴形態から術前に決めている

正確な三次元的埋入とその時期の重要性

　欠損補綴の治療選択肢がインプラントならば，少しのずれが後の補綴装置や軟組織形態に大きな制約をもたらす可能性があることから，精密にインプラントを埋入することは審美的結果を左右する重要な因子の一つとなる．したがって，術前の治療計画において包括的見地から診断し，どのような処置をすれば最善の審美的結果を導けるのかを熟考のうえ，治療部位の最終形態を患者と共有して確定させることが重要である．なぜならば，治療の手段によっては自ずと埋入位置や時期が変化する可能性があるからである（**Case 1，2**）．

Case 2　骨癒合歯を抜歯後に矯正治療し，その後にインプラント治療を行った症例

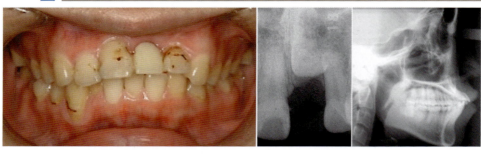

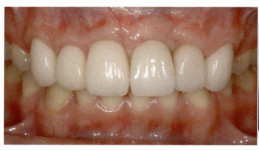

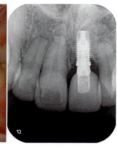

2-1〜2-5　初診時，26歳，女性．インプラント治療を希望．患者は治療計画の話し合いのなかで矯正治療を受け入れた．|1 完全骨癒合歯を抜去し，矯正治療後にインプラントを埋入した．治療計画の違いでインプラントの埋入位置に大きな違いが生じることは理解できるであろう

インプラントの三次元的埋入位置の条件

1　垂直的埋入位置の条件

　いわゆる2回法Submergedタイプのレギュラープラットフォームを有するインプラントを埋入する場合，インプラント特有の補綴処置後の生物学的幅径（Biologic Width）[2]や補綴コンポーネントの設計を考慮した埋入深度が求められる．正円形のインプラント体プラットフォームから徐々に解剖学的な歯根形態に近似する断面をアバットメントに付与しつつ，一方では歯冠形態にスキャロップを付与し，天然歯と調和させるためには，その製作のための垂直的スペース（ランニングルーム）が必要となる（図1）．具体的な数字としては，天然歯やインプラントの生物学的幅径を考慮し，術前に想定された最終補綴装置の歯肉辺縁よりおおよそ3mm下方である．この条件は単独歯も複数歯も変わらない．では，埋入深度が適切でない場合にはどのようなリスクが生じうるのであろうか．

　埋入位置が深い場合，審美的な形態は補綴装置に与えやすいが，アバットメントの着脱が困難になり，インプラント周囲組織に侵襲をきたして辺縁骨吸収を生じさせるリスクが増す（図2）．この現象は単独歯欠損ではさほど問題とならないが，多数歯欠損では深刻な審美障害として現れる可能性がある．

　埋入深度が浅ければ，周囲組織の状態は深い場合よりもよいと思われるが，補綴装置のデザインに制約をきたし，場合によってはインプラント体の露出を生じる可能性がある（図3）．

09 審美インプラント治療：過去からの定石と現在の潮流 1
最終補綴を考慮した最適な三次元的インプラントポジション

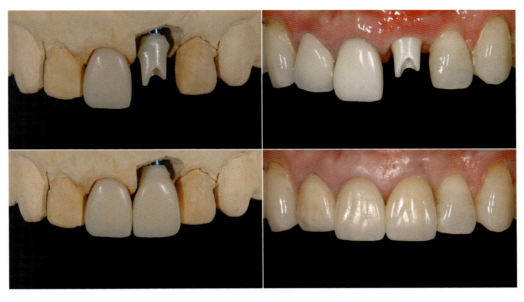

図1 最終補綴形態とインプラントのBiologic Widthを考慮して適切な埋入がなされた場合，アバットメントにはクラウンへと移行するカントゥアが無理なく付与できる

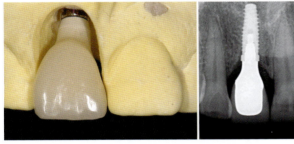

図2 補綴装置歯肉辺縁から約5mmの深度に埋入．天然歯側と比較してインプラント-補綴周囲の骨喪失量が理解できる

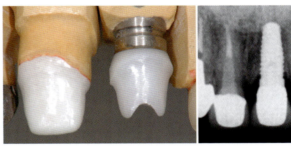

図3 補綴装置歯肉辺縁から約2mmの深度に埋入．アバットメントに付与できる自由度は少ない

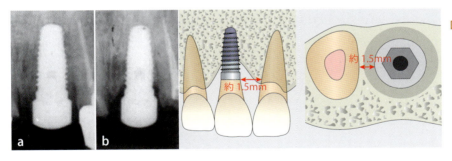

図4 ヒーリングアバットメント装着時（a）と装着後（b）．インプラント特有の生物学的幅径の確保のため，第1スレッドまで骨のリモデリングが起きたことがわかる．インプラント体が天然歯に約1.5mmよりも近接した場合，骨付着位置に異常をきたし，審美的に悪影響を及ぼすおそれがある

2 近遠心的埋入位置の条件

　レギュラープラットフォームを有する多くの2回法Submergedタイプのインプラントシステムでは，補綴処置後に第1スレッド付近まで辺縁骨吸収が生じることが知られている．その現象が生じる理由については諸説あるが，主にはインプラント体-アバットメント接合部に起因する粘膜貫通部歯肉の炎症反応と推測している．Espositoら[3]は，ブローネマルクインプラントシステムのインプラント辺縁骨吸収，いわゆるマージナルボーンロスの変化に影響を及ぼす要因をさまざまな条件下で調査した．その結果，最大で1.4mm幅の骨吸収が生じたことを報告した（図4）．

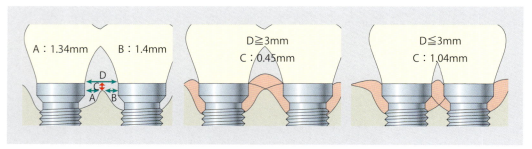

図5 インプラント同士が約3mm以下に近接すると，2つのSaucerizationが重なり，骨は失われる可能性が高い（Tarnow 2000 [4]）より）

Case 3 近遠心的な位置不正により補綴形態に支障が生じた症例

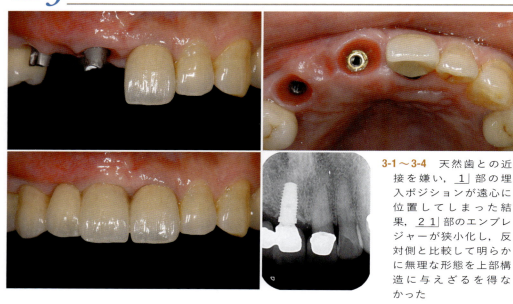

3-1〜3-4 天然歯との近接を嫌い，1｜部の埋入ポジションが遠心に位置してしまった結果，2 1｜部のエンブレジャーが狭小化し，反対側と比較して明らかに無理な形態を上部構造に与えざるを得なかった

　一方，多数歯欠損におけるインプラント-インプラント間の近遠心条件は異なり，レギュラープラットフォームのインプラントを連続して埋入する場合の近遠心的近接限界は3mmといわれている．Tarnowら[4]はインプラントを連続して埋入した場合のインプラント周囲の辺縁骨吸収とインプラント間の距離の因果関係を研究した．その結果，インプラント周囲に生じる水平的骨吸収は1.34〜1.4mmで，インプラント-インプラント間が3mmより近づいた場合に，双方の骨吸収部が重なり，骨頂部の吸収は著明となった．このことより，インプラント-インプラント間の近接限界が3mmであることを確証した（図5）．また結果として，アバットメントを装着後に水平的な骨吸収が生じることを確認し，インプラント-インプラント間に乳頭様組織を再建するのは難しく，より小径のインプラントの選択が審美領域では有効に働く可能性があることを示唆した．

　近遠心的に位置がずれた場合には適切なエンブレジャーが付与できず，アバットメントやクラウンのデザインに制約をきたすだけでなく，その後の歯肉辺縁や乳頭形態にも支障をきたし，隣接する天然歯に近接しすぎると健全な歯周組織へも悪影響を及ぼすおそれがある（Case 3）．

審美インプラント治療：過去からの定石と現在の潮流 1
最終補綴を考慮した最適な三次元的インプラントポジション　09

Case 4　唇舌的な位置不正により審美障害が予測されたため，補綴を断念した症例

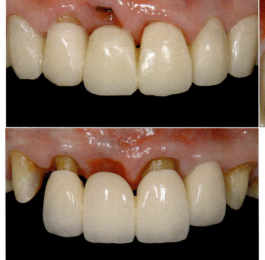
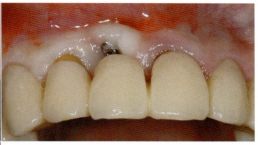

4-1〜4-3　埋入位置が過度に唇側になると，審美的な補綴が困難な状況となる．本症例は他院からの紹介にて来院された患者で，インプラントの撤去と再埋入を拒否したため，結合組織移植でスリープさせた

Case 5　埋入軸や深度の誤りによって審美障害をきたした症例

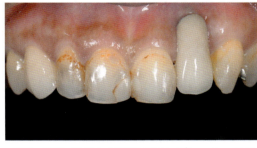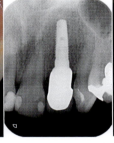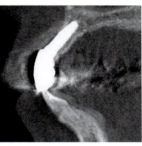

5-1〜5-3　診断と外科時にテンプレート，ステントを用いていれば，抜歯後即時埋入でもここまでずれることはない

3　唇舌的埋入位置の条件

　唇舌的な埋入位置としてSaadounら[5]は，唇側のリモデリングを避けるならば最低でも隣在歯のエナメル最大豊隆部を結んだ線より2mm口蓋側にインプラント体唇側部辺縁（カラー）が位置するように埋入すべきと述べている．

　安易にインプラントを埋入し，過度に唇側に軸が振られたり，唇側に位置づけられたならば，審美的修復が困難な状況も生じうる（Case 4）．さらに，唇舌的なインプラントの角度や埋入軸に関しては，軸が唇側に傾斜した場合はクラウンの臨床的高径は長くなりやすく（Case 5），口蓋側に傾斜した場合にはクラウンの唇側のカントゥアはリッジラップ形状を採らざるを得なく，また舌感を損なうおそれがある．

　インプラント窩形成時に唇側にドリルの軸が振られやすい症例としては，特に抜歯後即時埋入があげられる．Evansら[6]は，抜歯後即時埋入において唇舌的埋入軸の違いが審美的にどのような影響を及ぼすかを詳細に検証している．42本のインプラントを唇側寄りに埋入した群と，口蓋側寄りに埋入した群に分けて審美性を分析した．結果的に

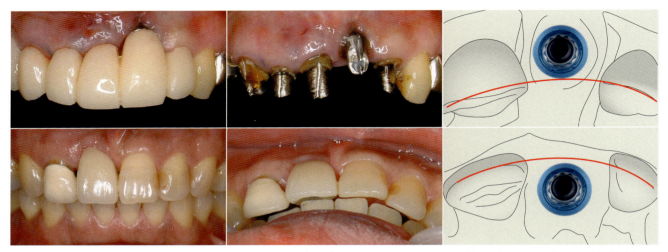

図6 通常，前歯部の抜歯後即時埋入では口蓋側骨壁に起始点を設けて埋入するが，傾斜面に埋入するがゆえに軸が唇側にぶれやすい．過度に唇側にぶれた場合には歯冠長が長くなる可能性が高く（上段），仮に口蓋側に埋入できたとしてもインプラント周囲の組織量が十分でなければ審美的結果は約束されない（下段）

唇側に軸が振られてインプラントを埋入した場合，より歯冠長は長くなってしまうこと，抜歯後即時埋入により審美的結果を達成するにはきわめて慎重なケースセレクションと高度な外科手技が要求されることを示唆している（図6）．

理想的なインプラント埋入位置のまとめ（図7）

★深度は想定される最終補綴装置の唇側歯肉辺縁より約3mm下方に位置づける．ただし，それぞれのインプラント体のデザインにより若干の差が生じうるので，各インプラント体のプロトコールを常に意識する

★唇舌的な水平的位置は歯冠断面の中央よりもやや舌側寄りで，インプラント体の中心が切縁よりも舌側に位置する．隣在歯の唇側歯頸部辺縁を結んだ線より約2mm，または遊離歯肉縁より最低約2mm舌側にインプラント体の唇側カラーを位置づけるとも言い換えられるが，インプラント径や組織の増大量によってこの位置や距離は当然のごとく前後する

★唇舌的な角度はインプラント体の長軸方向が切縁をなるべく超えないようにすると，結果的にアバットメントのアクセスホールの位置は舌側寄りに設定される．本来，インプラント体は既存骨内に埋入されることが望ましいため，症例によっては唇側に軸を傾けなければならない状況も生じうるが，その場合でもインプラント体唇側カラーの位置は変えないように注意する

★近遠心的には隣在歯との距離を1.5～2mm離すように埋入する

これらのルールを遵守しうるインプラント体を選択し，可能な限り既存骨内に埋入するが，もしインプラント体が骨内から露出するならば，GBRや骨移植などにより硬組織を再生増大する必要がほぼすべての審美症例で必要となる．このことは単独歯欠損も多数歯欠損も変わらない（図8）．

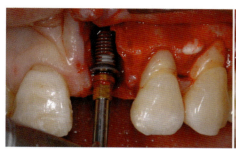
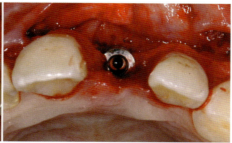

図7 理想的なインプラント埋入位置

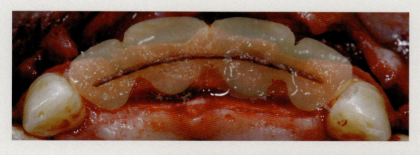

図8 インプラント埋入部位の多くは感染によって骨を多少なりとも失っており，適切な位置にインプラントを埋入しても，その周囲すべてが既存骨に覆われることは稀である．とくに審美性を重視する前歯部領域では硬・軟組織の増大再生治療がほとんどの症例で必要となる

前歯部多数歯欠損症例に対するインプラント体配置の一考察

多数歯欠損においては，先述した適切な埋入位置のみならず，力学的観点，審美的観点よりインプラントを何本，どこに配置するかを熟考する必要がある．

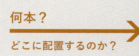
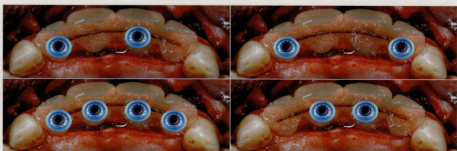

最も避けたい状況はインプラントの並列埋入で，その最大の理由は天然歯歯根膜からの血液供給がないインプラント周囲組織の生物学的限界にあろう[7]．

　そのなかでも硬・軟組織の欠損を伴う片側の中・側切歯2歯欠損は，解剖学的近遠心幅径の総和が小さい場合が多いがゆえに，組織再生によって健全な天然歯側の歯周組織の外観と同等にすることは困難を極める．

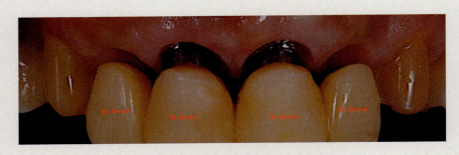

　私見ではあるが，特に側切歯の歯頸部近遠心幅径の平均値とインプラント周囲の生物学的幅径を考えると，高度な審美回復を必要とする症例では少しの埋入誤差も許容しにくいこの部位へのインプラント埋入は避けるほうが賢明かもしれない．

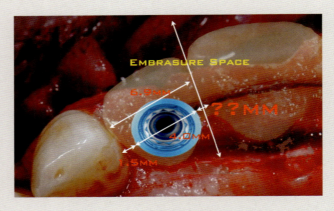

　一般的にこの部位への埋入は熟達をしていなければ，天然歯側に1.5mmの近接限界を保ちつつインプラント体を位置づけることは難しい（**Case 6**）．

Case 6　隣在歯とインプラントの近接限界を理解しつつも寄せきれなかった症例

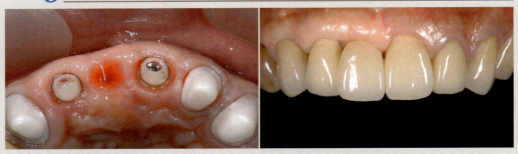

6-1，6-2　2|部インプラントの3|への近接をおそれたゆえに近心に位置づけられた．結果的に反対側と比較して2 1|間の鼓形空隙はより狭くなり，シンメトリーな組織の回復がなされなかった．現在ならば両側中切歯に埋入するであろう

仮にナローなインプラントを適切な位置に埋入したとしても，その近遠心面に1.5mm以上のスペースを設けることが難しい場合も多く，また側切歯の歯冠形態，特に側切歯と中切歯間の鼓形空隙（エンブレジャー）は狭く，アバットメントからその解剖学的歯冠形態をクラウンに付与し，かつエンブレジャーを乳頭様組織で満たすことは不可能に近いと考える．

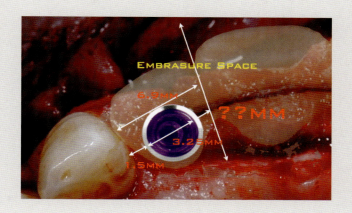

であるならば，アンテリアガイダンスが正常に機能することを前提に，この部位へは2本埋入を避け中切歯のみに埋入し，後方カンチレバーの補綴様式を採用してもよいかもしれない（**Case 7**）．

Case 7 隣在側切歯の叢生を有する上顎中切歯欠損を1本のインプラントによって改善した症例

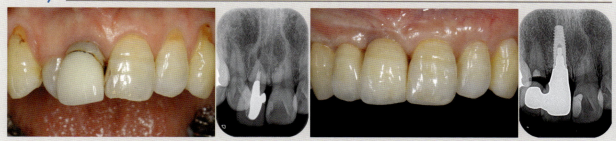

7-1～7-4 1|部のインプラント支持による遠心カンチレバーの補綴様式を採用した．矯正治療は受け入れられず，2|をRST（Root Submergence Technique）し，補綴によって叢生を改善した

　この様式は両側中切歯を含む多数歯欠損にも応用できる．前歯部4歯欠損症例において，側切歯と中切歯に1本ずつか，両側側切歯へ1本ずつ埋入する選択肢は多々目にするであろう（**Case 8，9**）．
　三次元的に十分な硬・軟組織の増大ができたとして，両側中切歯間の十分な近遠心的スペースを利用しインプラントを配置することで，審美的観点から埋入位置，補綴装置製作時の自由度や力学的観点からも有意差があるものと筆者らは考えている[8]（両側中切歯にインプラントを埋入した症例はChapter 10で提示する）が，治療戦略上やむを得ず側切歯への埋入を余儀なくされる場合もあるであろう．

Case 8 側切歯，中切歯にインプラントを埋入した症例

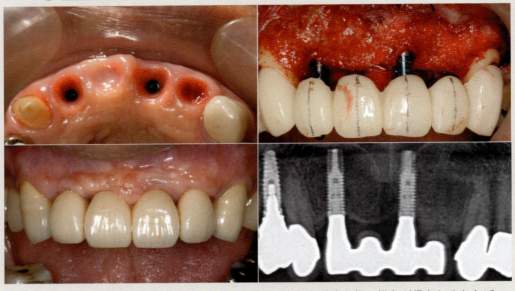

8-1〜8-4 比較的大きな形態が側切歯に与えられ，十分な近遠心径の総和が得られるならば，この位置への埋入も有効であろう．ただし，インプラント-インプラント間の硬組織を補綴後も維持することは容易ではない

Case 9 両側側切歯に埋入した症例

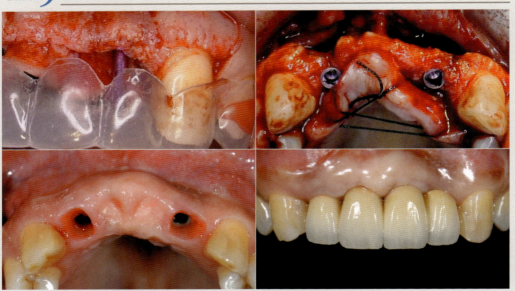

9-1〜9-4 埋入時にはステントを用いて隣在歯である犬歯に近づけているつもりでも，欠損部顎堤の傾斜や術者の心理的影響から，結果的には近心に位置づけられやすい．このような欠損にインプラントを応用した経験のある者ならば埋入ポジションや配置，三次元的な硬・軟組織の増大と，天然歯と見間違うほどの審美的な補綴処置がいかに難しいかを理解されていることであろう

Chapter 10ではそれらを踏まえて，妥当な診断によりインプラント補綴が最適であると判断された症例において，審美的結果を得るための適切なインプラント埋入のタイミングを症例別に供覧し，同時に多数歯欠損へのインプラントの配置と補綴処置についても言及し解説をする．

文　献

1) Garber DA, Belser UC. Restoration-driven implant placement with restoration-generated site development. *Compend Contin Educ Dent*. 1995; **16**: 796, 798-802, 804.
2) Ericsson I, Lindhe J. Probing depth at implants and teeth. An experimental study in the dog. *J Clin Periodontol*. 1993; **20**: 623-627.
3) Esposito M, Ekestubbe A, Grondahl K. Radiological evaluation of marginal bone loss at tooth surfaces facing single Brånemark implants. *Clin Oral Implants Res*. 1993; **4**: 151-157.
4) Tarnow DP, Cho SC, Wallace SS. The effect of inter-implant distance on the height of inter-implant bone crest. *J Periodontol*. 2000; **71**: 546-549.
5) Saadoun AP, LeGall M, Touati B. Selection and ideal tridimensional implant position for soft tissue aesthetics. *Pract Periodontics Aesthet Dent*. 1999; **11**: 1063-1072.
6) Evans CD, Chen ST. Esthetic outcomes of immediate implant placements. *Clin Oral Implants Res*. 2008; **19**: 73-80.
7) Salama H, Salama MA, Garber D, Adar P. The interproximal height of bone: a guidepost to predictable aesthetic strategies and soft tissue contours in anterior tooth replacement. *Pract Periodontics Aesthet Dent*. 1998; **10**: 1131-1141.
8) Vela-Nebot X, Mendez-Blanco V, Rodriguez-Ciurana X, Segala-Torres M, Gil-Lozano JA. Implant positioning when replacing the four maxillary incisors: a platform-switched treatment option. *Int J Periodontics Restorative Dent*. 2011; **31**: 375-381.

CHAPTER > 10

審美インプラント治療：過去からの定石と現在の潮流 2
インプラント埋入タイミングの検討と周囲組織の再構築

The esthetics in implantology: The tactics from the past and the trends of the times
Consideration of optimal timing of implant placement and reconstruction of tissue around implant

中川雅裕　Masahiro Nakagawa
東京都・中川歯科医院

鈴木健造　Kenzo Suzuki
東京都・健造デンタルクリニック

　本章では前章に引き続き，適切な診断によりインプラント補綴が選択された症例において，バイオロジーを考慮したインプラント周囲の保全および増大の検討，ならびに審美的結果を得るための適切なインプラント埋入のタイミングを症例別に供覧し，同時に多数歯欠損におけるインプラントの配置と補綴処置についても言及し解説をする．

審美領域におけるインプラント治療：ゴールへの考え方

　前歯部と臼歯部でインプラント治療に求められる最も大きな違いは審美性であろう．臼歯部（特に大臼歯）ではVertical Stop，Occlusal Stabilityの維持を担わせつつ，上部構造に清掃性を重視した形態を与える考えもあるが，前歯部においては多くの患者が上部構造周囲に審美的な軟組織が存在することを望む（図1）．また，それらを患者のスマイルと調和させるためには，前歯部の形態，アンテリアガイダンスやスマイルラインと口唇とのバランスをあらかじめ考慮しておくことが診査診断における重要な要素となる．

　前章で述べたように，審美的な結果を導くためには適切なインプラントポジションの設定が最も重要である．しかし，その審美性が長期にわたって維持されるためには，隣在歯を含めた埋入部位周囲に一定の硬・軟組織が必要であり，術前の段階で注意深く診査診断を行い，インプラント埋入のみならず，周囲組織をも考慮に入れた一連の治療計画全体を立案する必要がある．

Check point
　長期的な安定を求めるのであれば，インプラントポジションの設定と同様に，インプラント周囲組織に対する処置（ティッシュマネジメント）を適切に行うことが重要である．

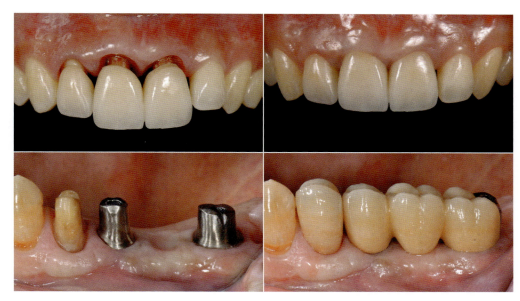

図1 審美領域のインプラントでは，天然歯と見違うような遜色のない補綴形態と，その周囲に健全な乳頭様組織の回復が求められる（両側中切歯：インプラント治療）．一方，臼歯部においては，咬合支持の重責を担わせつつ，清掃性を重視した補綴形態を付与することが求められる

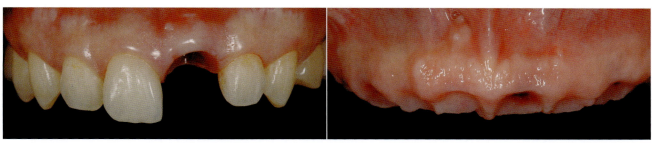

図2 前歯部インプラント治療においての術後評価は，主に軟組織に対して行われるべきであろう．すなわち，天然歯列軟組織と同等の質と量（特に歯間乳頭部）が再現されていることが望ましいが，それは決して簡単ではない[1]

インプラント周囲組織の考え方

1 乳頭様組織のバイオロジー

前歯部のインプラントにおいては歯冠修復物の適切な歯冠形態（幅径と長径）の回復はもちろんのこと，天然歯様の乳頭組織を含むインプラント周囲組織を三次元的に回復することが重要な要素の一つと考えている．

インプラントに隣接するものが天然歯，ポンティック，それともインプラントなのかによって，骨頂からの歯間乳頭の獲得可能な限界レベルが異なることは既知のとおりである（図2）．インプラント-天然歯間における乳頭様組織の高さは，隣在歯の骨付着位置（AL：アタッチメントレベル）に最も影響を受けやすいことがわかっている．したがって，診査段階における隣在歯のAL評価は，術後の乳頭様組織回復の程度を予測するうえで重要な診査項目である．隣在歯のALが健全で，かつ欠損部に対するインプラント治療が適切になされたならば，おおよそ図3に示す数値の乳頭がインプラント周囲に得られるとされる[2]．患者の審美的要望が高く，かつ欠損部隣在歯のALに問題（アタッチメントロス）が生じている場合には，インプラント埋入前に隣在歯の抜歯もしくは矯正的挺出が検討されるべきである．

Class	Restorative Environment	Proximity Limitation	Vertical Soft Tissue Limitation
1	Tooth-Tooth	1.0mm	5.0mm
2	Tooth-Pontic	N/A	6.5mm
3	Pontic-Pontic	N/A	6.0mm
4	Tooth-Implant	1.5mm	4.5mm
5	Implant-Pontic	N/A	5.5mm
6	Implant-Implant	3.0mm	3.5mm

図3　隣在歯のアタッチメントレベルが健全で，欠損部に対するインプラント治療が適切になされたならば，図に示す数値の乳頭がインプラント周囲に得られるとされる（Salama 1998 [2]）

Case 1　唇側の硬組織量が絶対的に不足している症例

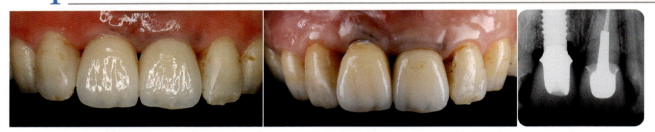

1-1〜1-3　術直後の口腔内，術後7年の口腔内とX線写真．唇側軟組織の退縮が顕著であり，唇側硬組織が喪失していることが想像できる

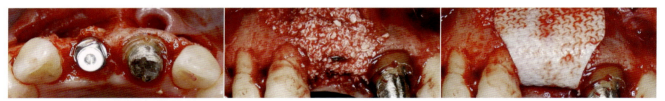

1-4〜1-6　術中．埋入深度には問題がないが，やや唇側寄りの埋入となっている．本症例では吸収性膜を使用したが，硬組織の維持のためにはより堅牢性の高いチタン補強型の非吸収性膜やチタンメッシュなどを用いるほうが望ましい

2　唇側皮質骨のバイオロジー

　残存歯の抜歯によりそれまで歯牙を支えていた固有歯槽骨（歯槽突起）が喪失することは周知の事実であり，バイオロジーを考えた場合これを回避する方法は現在のところ存在しない[3]．特に前歯部においては解剖学的に歯軸が唇側に傾斜しているため，もともと薄い唇側皮質骨は臼歯部よりもさらに吸収されやすく，のちの審美性に悪影響を与える．適切な位置にインプラントが抜歯後即時埋入されたとしても，そのままではインプラント体の唇側に骨欠損を生じる場合が多く審美性の回復は容易ではない[4]ため，ほとんどの症例で硬・軟組織の増大が必須となる．すなわち，われわれはインプラント周囲組織が維持されにくいことを認識したうえで，ティッシュマネジメントを含めた長期的に安定し得る治療戦略を検討しなくてはならない（**Case 1**）．

審美インプラント治療：過去からの定石と現在の潮流 2
インプラント埋入タイミングの検討と周囲組織の再構築

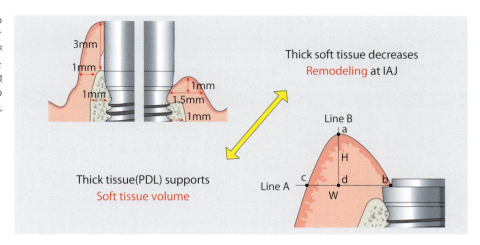

図4 インプラント周囲軟組織の高さは骨膜からの線維によって維持されている．硬組織の量が多ければリモデリングの影響を受けづらくなり，結果として線維の量は維持され軟組織はその高さを失わずにすむと考えられる

3 硬組織と軟組織のバイオロジーにおける相対的関係

Nozawaら[5]は，結合組織性付着をもたないインプラント周囲軟組織は周囲硬組織からの斜走線維が唯一の拠り処のため，その形態が維持されにくい（幅：高さ＝1.5：1）と報告している（図4）．逆に考えれば，インプラントネック部の硬組織の量が多ければ多いだけ線維の量も多くなり，三次元的な軟組織量が維持されやすくなるということがイメージできる．

一方，Linkeviciusら[6]は，約2.5mm以上の厚みをもつ軟組織はインプラントアバットメント接合部の骨吸収（リモデリング）を有意に抑制すると報告している．

以上を考え合わせると，インプラント周囲に存在する硬組織と軟組織が豊富にあればあるだけ，互いの相乗作用でそれぞれの経年的吸収量（萎縮量）は少なくなると推測され，ひいては長期的に安定すると考えられる．したがって，タイミングを見計らっての骨移植と結合組織の移植には十分に妥当性と必要性があると考えている（Chapter 8参照）．

> **Check point**
>
> インプラント周囲硬組織と軟組織の間には正の相関関係があり，治療計画を立案する段階から，いかにしてそれぞれの減少（萎縮や吸収）を抑制，補償，あるいは増大を図るかによって，治療後の長期的安定性は大きく影響を受けることが予想される．

インプラント埋入のタイミング

一般的な2回法インプラント埋入のタイミングは，初期固定が得られるだけの硬組織量の有無により，2つの術式と4つの時期に大別される（表1）．

1 Healed site（陳旧性の欠損部位）

前歯部において，すでに歯牙を失っている部位が反対側同名歯と同等の硬・軟組織のボリュームを維持している状況は稀かもしれない（Case 2）．

表1 2回法のインプラントにおけるタイミング

術式による分類	
① Simultaneous approach	硬組織増大とインプラント埋入を同日に行う
② Staged approach	硬組織増大とインプラント埋入を別日に行う
時期による分類	
① Healed site（陳旧性の欠損部位への埋入）	多くの場合が硬・軟組織増大を必要とする
② Immediate placement（抜歯後即時埋入）	抜歯と同時にインプラントの埋入 フラップの剥離翻転の有無，結合組織移植の必要性，骨移植やGBRの検討
③ Delayed [6-8 weeks] immediate placement（抜歯後6〜8週後に埋入）	軟組織の一次治癒を待ち，骨移植やGBRと同時にインプラント埋入
④ Staged approach（硬組織増大と埋入を別日に行う）	初期固定が得にくいまたは得られない場合や骨欠損が多大な状況など，骨移植やGBRとインプラント埋入を別日に行う

Case 2 ブリッジポンティック部への埋入

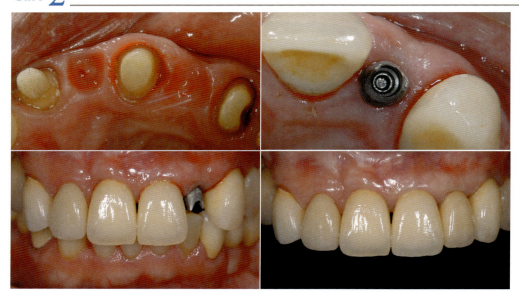

2-1〜2-4 支台歯すべての歯冠歯根比，失活歯を理由に，|2 の陳旧性欠損部にフラップレスでインプラントを埋入し補綴した．十分な硬・軟組織の幅と高さがあり，小径のインプラント体を埋入後もそれらを維持できてこそなせる手技である

2 Immediate placement into fresh extraction socket（抜歯後即時埋入）

　文字どおり歯牙の抜去と同時に抜歯窩にインプラント体を埋入する手技である[7, 8]．適応症としては，4壁骨が残存している症例，もしくは軽度の唇側部骨欠損が生じている症例に限られる．したがって，過度の骨吸収をきたしている症例は非適応症となる．

　この手技の問題点としては，インプラント埋入直前まで歯牙が存在することから，診断用テンプレートを用いた術前診断が行いにくい場合が多いことである．また，上顎前歯部の場合，抜歯窩の口蓋骨壁にインプラント窩を形成して，最終的に与える歯冠形態の切縁を大きく超えないようにインプラントを位置づける必要があるが，傾斜面にインプラント窩を形成する特性から，外科用テンプレートを使用したとしても唇側にドリルの軸が振られやすい（図5）．また，天然歯周囲の軟組織形態を維持しつつ治療を終えたいならば，フラップの剥離は避けたい．しかし，フラップレスで処置する場合は埋入自体が盲目的な処置となり，深度コントロールが難しくなる．そのような意味でも，この手技は熟練と経験が必要なアドバンスな埋入術式である（Case 3〜7）．

審美インプラント治療：過去からの定石と現在の潮流 2
インプラント埋入タイミングの検討と周囲組織の再構築

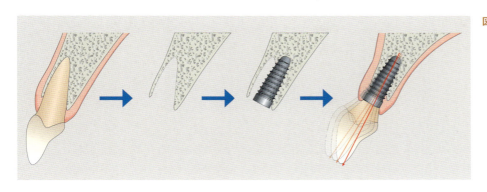

図5 抜歯窩口蓋骨壁へのインプラント窩の形成と，狙った位置へのインプラント体の埋入位置づけは難易度が非常に高い

Case 3　抜歯後即時埋入 1

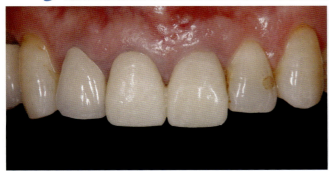
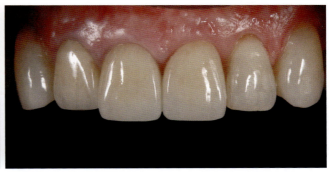

3-1，3-2　初診時と術後6年

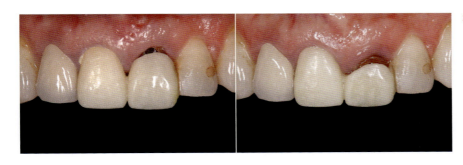

3-3，3-4　|1 の歯根破折．唇側の一部破折が原因と思われる限局的な骨欠損を確認した．矯正的挺出を併用した抜歯後即時埋入を計画した

　前章でも述べたが，この方法を用いた場合に術後長期にわたって唇側の硬・軟組織を維持し続けられるかが長らく議論されてきた．Chapter 5では，唇側に天然歯牙の一部を残す手法を紹介したが，テクニックセンシティブかつ臨床応用されてから間もなく，検証文献の少なさなどから，現時点で予知性を語ることはできないと考える．術前に浅い骨欠損が存在する場合にその改善のためや，術後の軟組織の質量低下とリセッション回避のために，抜歯前に矯正的挺出が行われてきた．骨欠損が矯正的挺出で改善できない場合は，フラップを剥離してGBRを併用することを検討するか，もしくは治癒をある程度待ち埋入の時期を遅らせる必要がある．したがって，現在では硬組織の増大や組織の保全と形態維持のため，結合組織移植を併用することが推奨されており[9]，結合組織移植を行えば経年的なリセッションの可能性よりも組織量が増す可能性のほうが高いとする報告がある[10]．

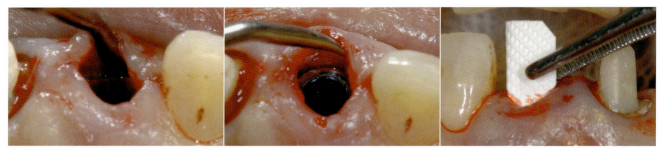

3-5〜3-7 インプラント埋入時．唇側骨の増大を目的に部分的な全層弁で剥離し，骨移植材とメンブレンを填入した

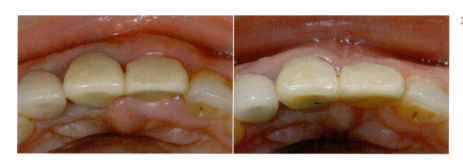

3-8，3-9 術直後と術後6カ月の状態．高さは辛うじて維持しているが，水平的な組織量が必要なインプラントプラットフォーム周辺の組織量の減少が著しい．この原因は，部分的とはいえ全層弁フラップを剥離したことによる唇側骨への血液供給の遮断と，フレームワークのないマイナーGBRが軟組織の治癒過程における収縮力を受け，圧接したことと考えている．審美領域で全層弁フラップを設けるならば，フレームワークを組み込んだGBRを行うべきであろう

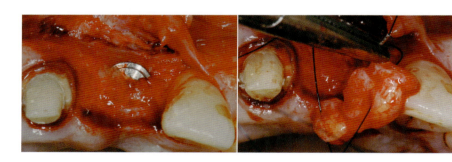

3-10，3-11 結果的に2次手術時に結合組織移植を行い，その補償とした

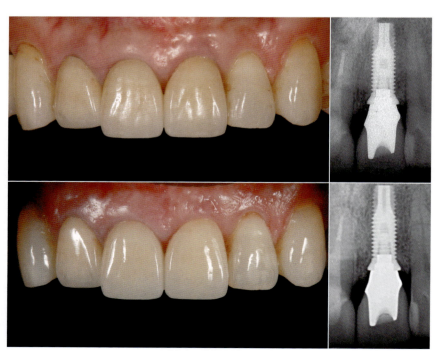

3-12〜3-15 最終補綴装着後2年と6年．組織的な悪い変化はなく，安定している．結合組織移植を行っているとはいえ，当時は経年的なリセッションやメタルディスカラーを危惧したため，ジルコニアアバットメントと同クラウンを装着した

Case 4 抜歯後即時埋入 2

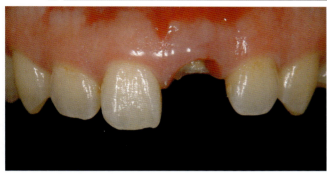
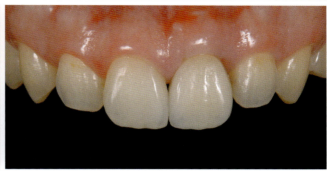

4-1, 4-2 初診時と術後3年
初診時，補綴装置脱離と根管深部に及ぶ齲蝕を認めるものの，4壁骨に欠損はない．矯正的挺出を術前に行い，インプラントの抜歯後即時埋入と同時に，唇側に部分層弁フラップを設け，その部位とインプラント直上を覆うように結合組織を移植する治療計画を立案した．また，歯冠長延長術と反対側中切歯を含んだ最終補綴形態を術前に決定し，それをもとに埋入位置を決定した

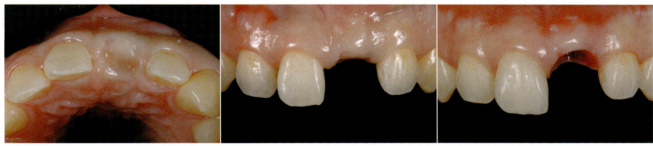

4-3〜4-5 1|と同形態の補綴にした場合には正中離開が生じるため，先行して1|にPLVを接着した

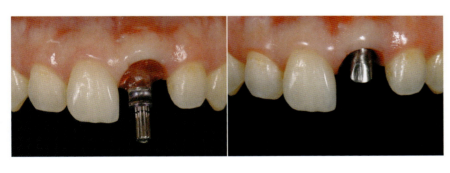

4-6, 4-7 唇側，特に歯肉辺縁に3mm以上の幅の軟組織の厚みを獲得した．これ以上の幅が存在すれば，マテリアルの違いによるディスカラーは一目に認識されにくいため[11]，通法の補綴操作によってチタンアバットメントとPFMクラウン（ポーセレン焼付鋳造冠）を装着した

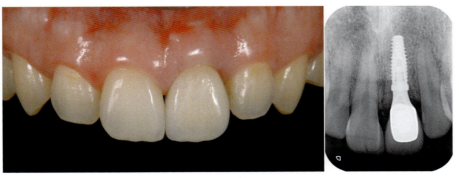

4-8, 4-9 術後3年．結合組織移植片と元の歯肉辺縁間の瘢痕以外，メタルディスカラーなどは認められない

Case 5 抜歯後即時埋入 3

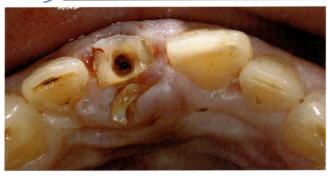
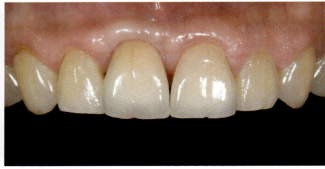

5-1, 5-2 初診時と術後3年
 1| の歯根破折を主訴に来院．矯正的挺出を応用し保存を試みるも，破折とそれに伴う口蓋側の骨欠損が深く抜歯に至る．そこで，口蓋側へのマイナーGBRと口蓋側からの有茎弁結合組織移植[12, 13]により抜歯窩の閉鎖，抜歯後即時埋入を計画した

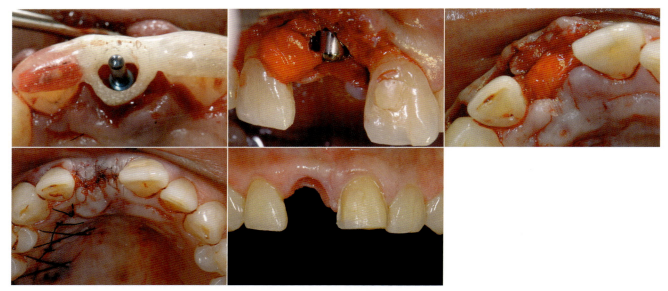

5-3〜5-7 適切な位置へ埋入するために，何度もテンプレートを用いて確認を行う．有茎弁結合組織は唇側のフラップ内に最低5mmは被包されるだけの長さを確保することが望ましい

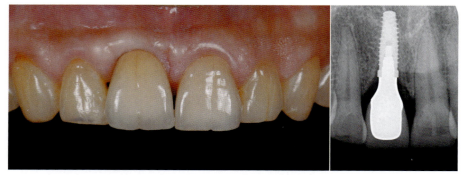

5-8, 5-9 |1 のPLV装着後，色調変化がないことを確認し，1| にチタンアバットメントとPFMクラウンを装着した
　抜歯後即時埋入では，初期固定にとらわれすぎると唇側にアクセスホールがきやすいため，注意が必要である

審美インプラント治療：過去からの定石と現在の潮流 2
インプラント埋入タイミングの検討と周囲組織の再構築

CHAPTER 10

Case 6　比較的大きな唇側骨裂開のある症例

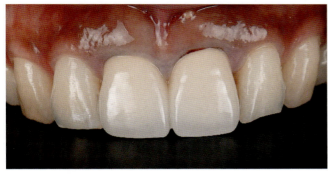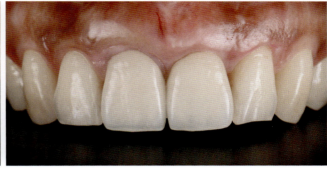

6-1，6-2　初診時と術後2.5年

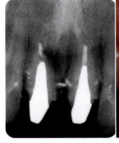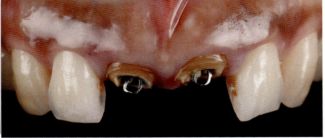

6-3　初診時．30歳代，女性．⌊1 の根尖部の腫れを主訴として来院．ポスト過形成によるパーフォレーションがあり，保存不可能と診断

6-4　矯正的挺出により，⌊1 の唇側軟組織増大と 1⌋ のフェルール確保を行った

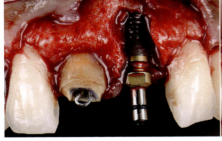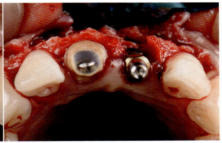

6-5，6-6　全層弁による歯肉剥離後，インプラントポジションに細心の注意を払い埋入を行った

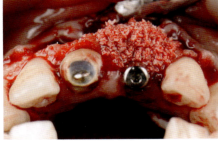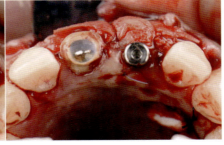

6-7，6-8　唇側には感染による大きな骨欠損があり，骨移植材の術後の吸収を見越し補償としてオーバーコレクトを行う．骨移植材は吸収性膜でカバーし，吸収性縫合糸を用いた水平マットレス縫合でしっかりと固定することで移植材の移動を抑える

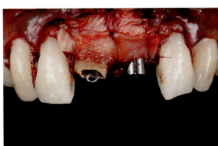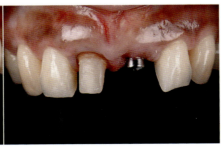

6-9　軟組織の厚みを確保するため，さらに結合組織を移植した

6-10　骨結合後，プロビジョナル印象時の状態．軟組織の三次元的形態は維持されている

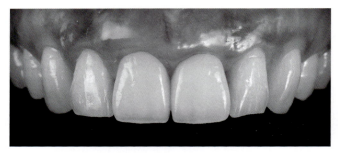
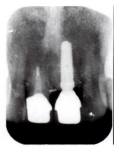
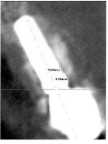

6-11 最終補綴装置装着後30カ月の状態．隣在歯の形態修正なども行い，全体として審美的整合性が得られており，インプラント周囲軟組織も三次元的に安定した状態であることが観察される

6-12，6-13 同，X線写真とCBCT像．インプラントネック部の硬組織には吸収などは観察されない．唇側には2mm程度の硬組織が観察される

Case 6 Point of View

　感染により唇側骨が失われている症例である．裂開の有無にかかわらず，フラップを開くことで完全な肉芽掻爬と同時に，骨移植材と結合組織移植によるオーバーコレクトが可能となる．重要なのは骨移植材が動かないように配慮することであり，本症例では縫合糸を用いたがメンブレンタック等も有効であろう．いずれにせよ，ここで使用する骨移植材はインプラントを支持するためのものではなく軟組織を維持するためのものといっても過言ではなく，その場合は遅吸収性骨移植材の選択が妥当であろう．また，結合組織移植は前述の症例と同様に，補償としては必須である[14]．

　裂開部分の大きさにより即時埋入の適応か否かが決定されるが，骨欠損が大きい場合は即時埋入の適応ではないと考えられ，コンベンショナルな方法，すなわち抜歯後の治癒を待ってGBR（インプラント埋入と同時か待時）を行う方法が推奨される．

　顎堤保存術（Ridge Preservation Technique）は予知性に乏しいが，少なくとも軟組織の萎縮を防ぐことは可能となるため，手術回数・費用・外科的侵襲などを考慮したうえで検討すべき価値はあるかもしれない．

Case 7　抜歯後即時埋入 4（隣接インプラント）

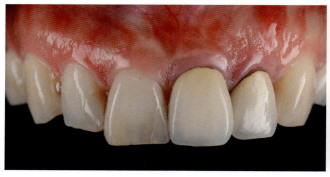
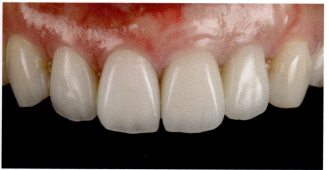

7-1，7-2 術前と術後3年

初診時．30歳代，女性，審美性の改善を希望．|1 2 は破折により保存不可能である．|1 のガムラインが 1| より低いため，この状態からの抜歯後即時埋入は軟組織の対称性を得られない可能性が高い．そこで，まず |2 をインプラントに置き換え，|1 は矯正的挺出により軟組織増大を図った後，抜歯後即時埋入を行う戦略を立てた[15, 16]．

10 審美インプラント治療：過去からの定石と現在の潮流 2
インプラント埋入タイミングの検討と周囲組織の再構築

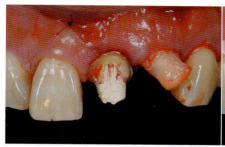
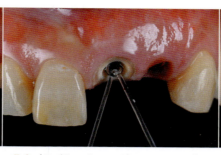
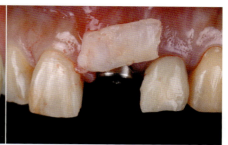

7-3 |2 の抜歯後即時埋入．破折により唇側の皮質骨が一部失われていたため，吸収性膜を併用し，さらに軟組織増大のため，口蓋からの結合組織移植を行った

7-4 |2 部のインテグレーション後，|1 の唇側歯肉の術前垂直的増大のため，プロビジョナルを固定源として |1 の挺出を開始した．術前と比較して，左側軟組織の厚みが増えていることがわかる

7-5 |1 部は挺出により1.5mm程度のアドバンテージを得た．抜歯後即時埋入と同時に，上顎結節部からの結合組織移植を行うことにより，さらなる軟組織の増大を図った．良好な初期固定を達成したため，軟組織のサポートを目的として当日にプロビジョナルを装着した

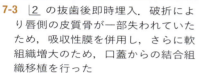

7-6 約3カ月間スカルプティングを行った後，最終補綴装置の印象を行った．本症例においては 2 1| にPLVを予定しているため，インプラント部はプロビジョナルと同時に同じプロファイルでカスタムアバットメントの製作を行っておき，右側のPLVを装着後，アバットメントのピックアップを行うという術式を選択した．ガムラインが想定外の変化を起こした場合，口腔内もしくは口腔外にてマージン修正を行うことが可能となる

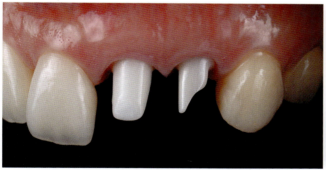
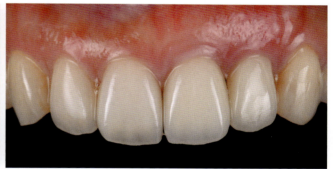

7-7 PLVの色調が安定した後，アバットメント試適～メタルキャップを使用したピックアップを行った

7-8 最終補綴装置（PFZ：ポーセレン焼付ジルコニア）を装着後1週間．埋入から4カ月程度であるが，軟組織のボリュームはキープされており，審美的状況が維持されている

Case 7 Point of View

　隣接したインプラントは，双方のインプラントネック部リモデリング（骨吸収）の影響を受けるため，軟組織の三次元的形態が最も維持されにくいとされている．すなわち術後の審美性に障害を生じるリスクが一番高いと考えられるため[17]，良好な結果を得るには治療計画を立てる段階から以下のポイントに着目しておく必要がある[18]．
①残存歯が残っている場合，いかに組織を温存するか？　あるいは術前矯正などを用いて組織を増大する手法をとれるのか？　の検討
②抜歯後即時埋入を行えるのか？　またそれが可能となる場合，付随するティッシュマネジメントとそのタイミングの選択
③すでに歯牙を喪失している場合，考え方は後述のStaged approachに準ずる

Case 8 Delayed immediate placement

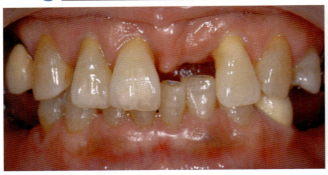 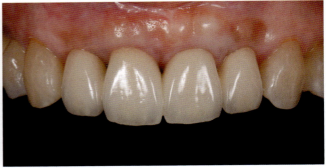

8-1, 8-2 術前と術後3年
初診時．臼歯部欠損に伴う咬合支持の喪失による上顎4前歯の動揺と咬合不調和を主訴に来院．歯周病により ２１|２ の保存は不可能であった．大臼歯の咬合支持を回復後，下顎前歯部の叢生を矯正治療にて改善しつつ，上顎4前歯欠損に対して両側中切歯にインプラントを埋入し，同時にチタンメッシュを用いたGBRにより三次元的に硬組織増大を行うことを計画した

Case 8 Point of View

　両側中切歯を含む前歯部多数歯欠損において，インプラントの埋入位置の選択は悩むところであろう．本症例では審美的・力学的に優位な埋入ポジションを検討した．上顎側切歯の解剖学的な歯冠部近遠心幅径は平均で6.9mm，歯頸部近遠心幅径は平均5.2mm，中切歯は歯冠部で平均8.6mm，歯頸部で平均6.4mmとされている．仮に側切歯に4mm径のインプラントを埋入する場合，近遠心に残る幅は約2.9mmとなる．さらに，隣在歯との距離1.5mm以上を保てば残りの幅は約1.4mmとなり，インプラント体に連結される補綴装置によって側切歯の形態とその周囲へ審美的な乳頭組織を回復することは容易ではない．また，アンテリアガイダンスを主に力学的観点においても，最前方に位置する中切歯にインプラントを埋入することが望ましいかもしれない．もしも4前歯欠損の両側側切歯にインプラントを配置したならば，リテイニングスクリューの弛み，辺縁骨吸収やインプラント体の破損などの術後の問題が生じやすいことも示唆されている[19]．上部構造製作の自由度や解剖学的なエンブレジャースペース，インプラント-インプラント間の距離3mm以上を確保しやすい場所もまた中切歯間と言えるであろう．

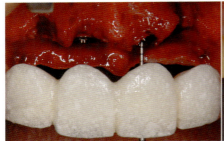 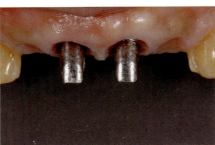

8-3, 8-4 2次手術から約4カ月後．コンベンショナルな手法により最終アバットメントとプロビジョナルブリッジ製作のため，インプラントレベルでのトランスファーを行った．その後，ジグを使い最終アバットメントのインプラント体への装着と同時に，プロビジョナルによる軟組織のスカルプティングを開始した

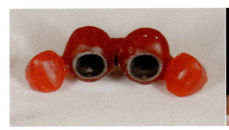 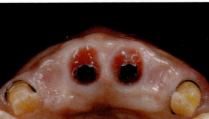 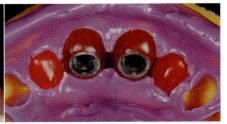

8-5～8-7 上部構造製作においては正確にアバットメントの位置をトランスファーすることが重要となる．カスタムメイドのメタルトランスファーコーピングをアバットメントに装着し，シリコーンマテリアルを用いてピックアップ印象を採得した．その後，ラボサイドでは事前に製作しておいたアバットメントコピーをメタルコーピング内に装着し，その位置をトランスファーし，通常のクラウンブリッジ製作法に従い上部構造を製作した

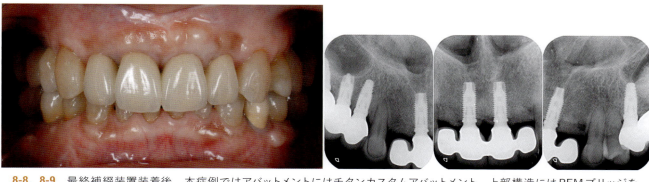

8-8, 8-9 最終補綴装置装着後．本症例ではアバットメントにはチタンカスタムアバットメント，上部構造にはPFMブリッジを選択した

Case 9 Staged approach

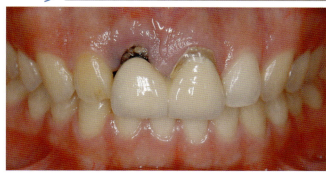
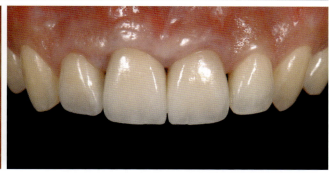

9-1, 9-2 術前と術後3年
　初診時．両側中切歯の歯根破折を主訴に来院．両歯根に破折線と根尖病変，根管内深部に達するカリエスが認められ，また ⎿2 近心の骨付着位置は 1⏌ の感染の影響により根尖側に下がっている．診断の結果，十分な初期固定が得られるだけの既存骨が存在せず，より確実な治療のためにGBRとインプラント埋入を別日に施術するStaged approachを選択した．スマイルはハイリップで，クラウンブリッジのみでの審美的回復には高難度の処置が求められる

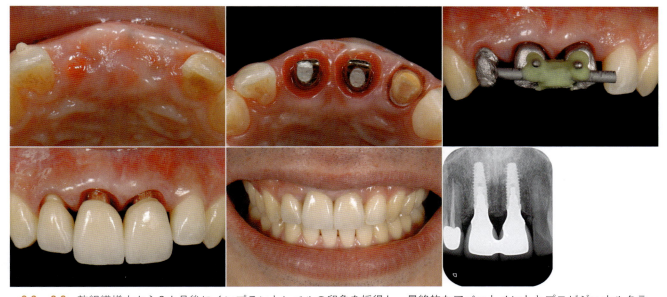

9-3〜9-8 軟組織増大から3カ月後にインプラントレベルの印象を採得し，最終的なアバットメントとプロビジョナルクラウンの製作と同時に，そのコピーを常温重合レジンで製作した．その後，最終的なアバットメントをインプラント体に装着し，プロビジョナルクラウンにより軟組織のスカルプティングを開始した．このような手法を採用することにより，辺縁骨吸収を最小限度にしうる低侵襲な補綴処置が可能となると考える．上部構造製作はCase 8と同様の方法により，アバットメントにはチタンカスタムアバットメント，上部構造にはPFMブリッジを選択し製作した

Case 9 Point of View

連続するインプラントの間に天然歯様の乳頭組織を獲得するためには，インプラント間にプラットフォームより高い位置に硬組織を増大・維持しなければならない．そのためには，垂直的な GBR やインプラント間距離を 3mm 以上保つことも重要であるが，隣接する歯根膜が存在しない多数歯欠損インプラント症例では補綴コンポーネントのインプラントレベルからの着脱回数を減らすことを考慮すべきかもしれない[20]．なぜならば，着脱による周囲組織侵襲により辺縁骨吸収を惹起させ[21]，審美的に大きな影響を与える可能性があるからである．

周囲組織を温存・維持するための新しい考え方

1 PET（Partial Extraction Therapy）

　一般的な天然歯の治療と比べて，インプラント治療はなぜ難しく，そして予知性に乏しいのであろうか？　簡潔にいえば，本来あるべき周囲組織が失われている，あるいはこれから失われていくからである．

　抜歯後に周囲組織が失われる理由は，前述のとおり歯に備わっていた歯根膜と付着器官が失われるからであり，それを回避する術は今のところ存在しない．しかし現実問題として，抜歯を余儀なくされることは決して少なくない．その場合，バイオロジーの原理原則に則った手法を用いて組織の維持・補償に努める必要があるが，それに伴って患者の時間的・肉体的・経済的な負担が増加することが多い．

　抜歯に至る理由は多岐にわたるが，①歯根破折や歯周病などの感染（炎症）によるもの，②感染はないが，フェルールの有無や歯冠歯根比の問題など力学的要因によるものの2つに大別される．①の場合はおおむねすべての歯根を除去せざるを得ないが，②では状況により歯根の一部または全部を保存することが可能な場合もある．もし歯根の一部，すなわち「歯根膜と付着線維を意図的に残存させて周囲組織を温存することができれば，審美的・機能的に安定した環境を維持できるのではないか？」という考えのもと，最近脚光を浴びるようになってきたのが PET（Partial Extraction Therapy）と呼ばれるテクニックである．

　PETには基本的に3つの手法が存在する（図6）．

① RST（Root Submergence Technique）：修復不能な歯根を骨縁レベル付近で切断後に結合組織で完全に被包したうえで，ポンティックとして扱う

② PST（Pontic Shield Technique）：歯根全体ではなく唇側から隣接面の歯根を保存することで，ポンティック部のボリュームを維持する手法．歯根破折や根尖病変などがある場合にRSTの亜型として応用する

③ SST（Socket Shield Technique）：インプラント埋入の際，歯根の唇側の一部を残すことにより，インプラント周囲軟組織を温存する手法

審美インプラント治療：過去からの定石と現在の潮流 2
インプラント埋入タイミングの検討と周囲組織の再構築

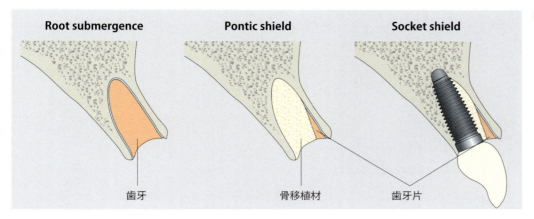

図6　PET

Case 10　感染のない短い歯根をもつ歯牙に対しSSTを適応した症例

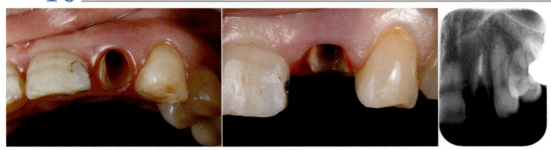

10-1〜10-3　術前．|2 歯冠修復物脱離．歯根部分は破折こそないものの、唇側から遠心にかけての残存歯質が非常に薄く、フェルールもない．挺出を行うことでフェルールは確保できるものの、歯冠歯根比は低下する．以上から再修復は予知性に乏しいと診断し、インプラント治療を選択した

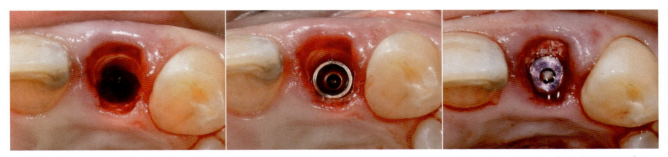

10-4〜10-6　インプラント埋入．唇側から隣接面にかけての歯根のみを残し、残りは除去した．そして、径の細いインプラント（3.5mm*13mm）を唇側歯牙片に接触しないように埋入を行った．インプラントポジションは既存骨の形態と最終的な補綴設計に依存するが、本症例では歯槽骨の形状からセメントリテイニングを選択した．ギャップの幅はそれほど大きくはなかったが、遅吸収性ウシ由来骨移植材を填入した

Case 10に、保存可能ではあるが、再修復の予知性が著しく低くなる歯牙に対してSSTを用いて治療を行った症例を供覧した．本術式は非常にシンプルであり、通常は移植なども必要としないため、患者の負担は少なくて済む．術後2年の段階ではインプラント周囲組織は術前とほぼ変わらない状態を保っており、症例を選べば患者・術者ともにその恩恵にあずかることができる[22, 23]．

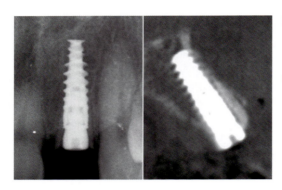

10-7 術後X線写真．歯根の一部が確認できる．基本的に付着が残っているところまでは残すことが可能であるが，逆に削除量が少なすぎると，歯根が露出する可能性があるので，注意が必要である

10-8 同，CBCT像．唇側に歯根の一部と骨移植材が不透過像として観察される

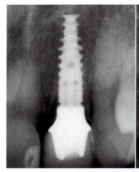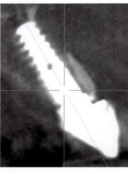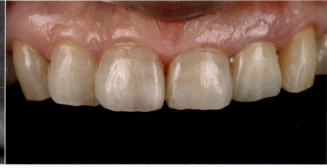

10-9，10-10 治療後2年経過時のX線写真とCBCT像．現状では歯根の吸収や移動は起こっていないことがわかる

10-11 同，口腔内．残存させた歯根，すなわち歯根膜および歯肉線維によりインプラント周囲組織は三次元的にほぼ術前の状態を維持していることがわかる

　ただし，現実的にはPETが応用されはじめてから，それほど長い時間が経過しているわけではなく，以下にあげる項目の長期的予後に関しては残念ながら完全にはわかっていないのが現状である．

① そもそも残存させた歯根の感染は完全に除去できているのか？
② 歯根とインプラントのギャップはどのような治癒となるのか？
③ ギャップに対して骨移植材を填入したほうがよいのか？
④ 術後に辺縁歯肉からの感染（インプラント周囲炎など）が起こった場合，残した歯根が特異的な悪影響を与えるのか？
⑤ 長期的には歯根が吸収したり，あるいは移動したりしてこないのか？

　これらの疑問点に対し明確な回答を導き出すには，数多くの長期的な経過をもつ症例の蓄積が必要となるため，今しばらくの時間が必要となろう．このうちいくつかの項目に関しては（標本数は多くはないものの）回答につながるような報告も存在する[24]．

審美インプラント治療：過去からの定石と現在の潮流 2
インプラント埋入タイミングの検討と周囲組織の再構築

> **文献フォーカス**
>
> Hürzelerらは，動物実験で上記のいくつかに対して参考となる結果を報告している．
> ・歯根と接する形で埋入されたインプラント表面には歯根との間に骨組織が生成され，インテグレーションが達成されていた
> ・残根の歯冠側にエナメル質が残っている場合，そこには上皮付着が形成されており，インプラントネック部分に連なっている．これは普通に埋入されたインプラントと同じである
> ・結論とすると，この術式を絶対的に否定するエビデンスはないが，注意深い応用と経過観察が必要である

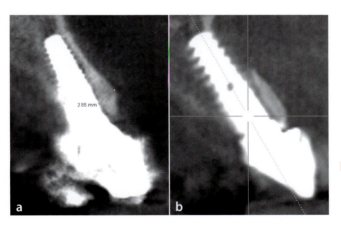

図7　2つの異なる症例のCBCT像
a：通常の抜歯後即時埋入10年後のCBCT像
b：Case 10の2年後のCBCT像

2　SST考察

われわれは過去から現在に至るまで，通常の組織増生を伴う抜歯後即時埋入インプラントを経験し，前述のとおりいくつかのエビデンスを得ることに成功してきた．ここでは唇側に残存する歯根片にフォーカスを当てて考察を加えたい．

図7aは通常の抜歯後即時埋入（ギャップに遅吸収性骨移植材填入）の10年経過症例，図7bはCase 10（SSTを適応した症例）の2年後のCT像である．双方ともインプラント唇側にX線不透過の構造物が観察されるが，図7aは骨移植材（DBBM），図7bは残存歯根片となる．図7aにおける唇側不透過像の厚みはCT計測で3mm弱であるが，遅吸収性骨移植材は10年経過しても完全に骨に置換しているとは考えにくく，悪く言えば生体に許容される異物として唇側のボリュームを保っていると考えられる．一方，図7bにおいては歯根が同じ役割を果たしていると考えられる．それゆえ，SSTにおける歯根片の考えうるリスクは従来の抜歯後即時埋入における骨移植材と同程度と考えて差し支えないのではないだろうか？　いずれにせよ，良好な長期的予後を得られるか否かは炎症と力のコントロールにかかっているため，今後も注意深く経過観察を行っていく必要がある．

まとめ　〜Summary〜

　Chapter 9, 10では「審美インプラント治療：過去からの定石と現在の潮流」と題して，前歯部インプラントにおいて審美的結果を得るための現在考えうる治療戦略を供覧した．

　インプラントには多くの利点があることは明白であるが，その特殊な機械的構造により周囲組織を維持しにくいという欠点ももちあわせているがゆえに，安易に用いた場合は期待した審美性が得られない可能性が非常に高く，まずわれわれはそのバイオロジーに精通していることが求められる．

　具体的戦略においては，最終的な上部構造から決定される三次元的なインプラント埋入ポジションが最も重要である（補綴主導型戦略）．さらに，新たに獲得された審美性を評価するうえで要となるインプラント周囲軟組織，これを長期的に安定させるための処方箋を織り込んだ治療計画が治療開始前から策定されていることが望ましい．すなわち，われわれは各種材料の特性，補綴マテリアルの適切な選択方法などについて熟知し，それらを用いた治療戦術としてのティッシュマネジメントを適切なタイミングで実践することを検討しなくてはならない．

　ひるがえって，インプラント治療は手術をしてインプラントを埋めることが目的ではなく，あくまでも患者の要望を具現化するツールのうちの一つに過ぎないことを改めて認識すべきであろう．したがって，その診断は一般的なルールに則って行われるべきであり，まずは患者の顔貌や口唇とバランスをとることのできる上部構造の位置を導き出すことから開始し，そこから適切なインプラントポジションの決定からティッシュマネジメントの検討というプロセスを経ることが重要であることを付記しておきたい．

文　献

1) Fürhauser R, Florescu D, Benesch T, Haas R, Mailath G, Watzek G. Evaluation of soft tissue around single-tooth implant crowns: the pink esthetic score. *Clin Oral Implants Res*. 2005; **16**: 639-644.
2) Salama H, Salama MA, Garber D, Adar P. The interproximal height of bone: a guidepost to predictable aesthetic strategies and soft tissue contours in anterior tooth replacement. Pract Periodontics *Aesthet Dent*. 1998; **10**: 1131-1141.
3) Araújo MG, Lindhe J. Ridge alterations following tooth extraction with and without flap elevation: an experimental study in the dog. *Clin Oral Implants Res*. 2009; **20**: 545-549.
4) Araújo MG, Sukekava F, Wennström JL, Lindhe J. Ridge alterations following implant placement in fresh extraction sockets: an experimental study in the dog. *J Clin Periodontol*. 2005; **32**: 645-652.
5) Nozawa T, Enomoto H, Tsurumaki S, Ito K. Biologic height-width ratio of the buccal supra-implant mucosa. *Eur J Esthet Dent*. 2006; **1**: 208-214.
6) Linkevicius T, Apse P, Grybauskas S, Puisys A. The influence of soft tissue thickness on crestal bone changes around implants: a 1-year prospective controlled clinical trial. *Int J Oral Maxillofac Implants*. 2009; **24**: 712-719.
7) Ross SE, Strauss T, Crossetti HW, Gargiulo AW. The immediate placement of an endosseous implant into an extraction wound: a clinical case report using the RosTR System. *Int J Periodontics Restorative Dent*. 1989; **9**: 34-41.
8) Lazzara RJ. Immediate implant placement into extraction sites: surgical and restorative advantages. *Int J Periodontics Restorative Dent*. 1989; **9**: 332-343.
9) Grunder U. Crestal ridge width changes when placing implants at the time of tooth extraction with and without soft tissue augmentation after a healing period of 6 months: report of 24 consecutive cases. *Int J Periodontics Restorative Dent*. 2011; **31**: 9-17.
10) Schneider D, Weber FE, Grunder U, Andreoni C, Burkhardt R, Jung RE. A randomized controlled clinical multicenter trial comparing the clinical and histological performance of a new, modified polylactide-co-glycolide acid membrane to an expanded polytetrafluorethylene membrane in guided bone regeneration procedures. *Clin Oral Implants Res*. 2014; **25**: 150-158.
11) Jung RE, Holderegger C, Sailer I, Khraisat A, Suter A, Hämmerle CH. The effect of all-ceramic and porcelain-fused-to-metal restorations on marginal peri-implant soft tissue color: a randomized controlled clinical trial. *Int J Periodontics Restorative Dent*. 2008; **28**: 357-365.
12) Rosenquist B. A comparison of various methods of soft tissue management following the immediate placement of implants into extraction sockets. *Int J Oral Maxillofac Implants*. 1997; **12**: 43-51.
13) Khoury F, Happe A. The palatal subepithelial connective tissue flap method for soft tissue management to cover maxillary defects: a clinical report. *Int J Oral Maxillofac Implants*. 2000; **15**: 415-418.
14) Urban IA, Lozada JL, Wessing B, Suárez-López del Amo F, Wang HL. Vertical bone grafting and periosteal vertical mattress suture for the fixation of resorbable membranes and stabilization of particulate grafts in horizontal guided bone regeneration to achieve more predictable results: A technical report. *Int J Periodontics Restorative Dent*. 2016; **36**: 153-159.
15) Kan JY, Rungcharassaeng K. Interimplant papilla preservation in the esthetic zone: a report of six consecutive cases. *Int J Periodontics Restorative Dent*. 2003; **23**: 249-259.
16) Kan JY, Rungcharassaeng K, Fillman M, Caruso J. Tissue architecture modification for anterior implant esthetics: an interdisciplinary approach. *Eur J Esthet Dent*. 2009; **4**: 104-117.
17) Tarnow D, Elian N, Fletcher P, Froum S, Magner A, Cho SC, Salama M, Salama H, Garber DA. Vertical distance from the crest of bone to the height of the interproximal papilla between adjacent implants. *J Periodontol*. 2003; **74**: 1785-1788.
18) 船登彰芳，石川知弘．4-Dコンセプトインプラントセラピー．クインテッセンス出版，2008.
19) Vela-Nebot X, Méndez-Blanco V, Rodríguez-Ciurana X, Segalá-Torres M, Gil-Lozano JA. Implant positioning when replacing the four maxillary incisors: a platform-switched treatment option. *Int J Periodontics Restorative Dent*. 2011; **31**: 375-381.
20) Abrahamsson I, Berglundh T, Sekino S, Lindhe J. Tissue reactions to abutment shift: an experimental study in dogs. *Clin Implant Dent Relat Res*. 2003; **5**: 82-88.
21) Degidi M, Nardi D, Piattelli A. One abutment at one time: non-removal of an immediate abutment and its effect on bone healing around subcrestal tapered implants. *Clin Oral Implants Res*. 2011; **22**: 1303-1307.
22) Hürzeler MB, Zuhr O, Schupbach P, Rebele SF, Emmanouilidis N, Fickl S. The socket-shield technique: a proof-of-principle report. *J Clin Periodontol*. 2010; **37**: 855-862.
23) Glocker M, Attin T, Schmidlin PR. Ridge preservation with modified "socket-shield" technique: A methodological case series. *Dent J*. 2014; **2**: 11-21.
24) Bäumer D, Zuhr O, Rebele S, Schneider D, Schupbach P, Hürzeler M. The socket-shield technique: first histological, clinical, and volumetrical observations after separation of the buccal tooth segment - a pilot study. *Clin Implant Dent Relat Res*. 2015; **17**: 71-82.

CHAPTER 11

CAD/CAMテクノロジーはどこまでインプラント治療に応用できるのか?

The practical application of CAD/CAM technology in implant treatment

吉松繁人 Shigeto Yoshimatsu
福岡県・吉松歯科医院

神津 聡 Satoshi Kohzu
東京都・神津デンタルオフィス

　インプラント治療におけるデジタル技術の進歩は著しい．このデジタル技術を応用することで，インプラント治療の安全性，精度，効率が向上すると言っても過言ではない．術前においては，CBCTによる術前診断，さらにそのデータを模型，顔貌写真と重ね合わせてできるインプラントシミュレーション，術中ではガイデッドサージェリー，光学印象による上部構造製作と幅広く普及している．そこで本章では，現時点でのインプラント治療へのデジタルテクノロジーの到達点と問題点に焦点をあててみたい．

コンピュータガイドシステムの種類

　コンピュータガイドシステム（CGS）の利点は，CBCTの撮影で得られた画像データをもとに，インプラント埋入部位の骨質を数値化するとともに，サージカルステントにより最適な部位へのインプラント埋入を手助けすることである．また，光造形の骨モデルで術前に埋入試験を行うことも可能であろう．

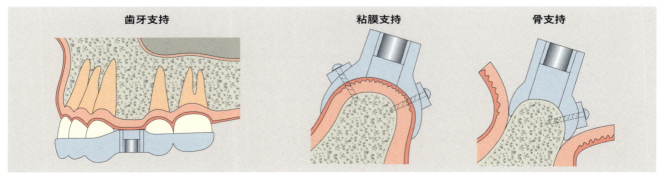

図1 固定方法によるサージカルステントの種類
粘膜支持では，粘膜の被圧変位のため不安定になるので，粘膜貫通の固定ピンで固定することを推奨する

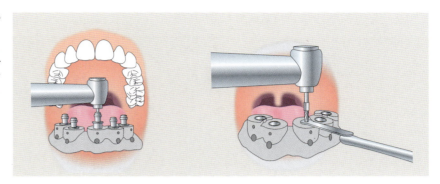

図2 術式によるサージカルステントの種類
インプラント埋入まで行うフルガイド，最終ドリリングまで行うユニバーサルガイド，イニシャルドリルでドリリングの起始点だけを確認するパイロットガイドがある

Case 1 粘膜支持症例（フラップレス）

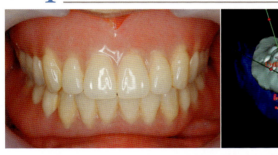
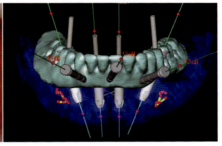

1-1，1-2 粘膜支持の特徴は，少ない侵襲で手術ができることである．初診時，本症例は上下顎がフルデンチャーであったが，下顎のデンチャーの動揺により，インプラントによる固定性補綴装置を希望された．旧義歯を参考にCBCT用のデンチャーを入れてCBCTを撮影し，治療計画を立案した．被圧により変化しないようにピンで固定して埋入を行った

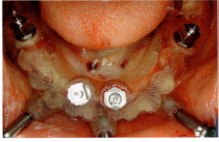
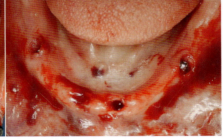

1-3，1-4 手術時．問題なく，治療計画を逸脱していない

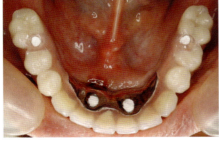
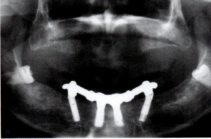

1-5，1-6 最終上部構造装着時．計画どおり効果的にインプラントが埋入されている

　CGSの種類としては固定方法により，歯牙支持タイプ，粘膜支持タイプ，骨支持タイプに分けられ，さらに術式では，インプラント埋入まで行うフルガイド，最終ドリリングまで行うユニバーサルガイド，イニシャルドリルでドリリングの起始点だけを確認するパイロットガイドに分けられる（図1，2，Case 1）．各メーカー純正のドリルでインプラント埋入まで行えるシステム，メーカー同士のコラボレーションで形成埋入するなどレパートリーは多彩である．Kühlら[1]の報告によると，フルガイドでインプラント埋入まで行うものと，ドリリングだけを行うものとでは，正確性に有意差はないと述べている．

Case 2 解剖学的注意点を避けたCGS症例

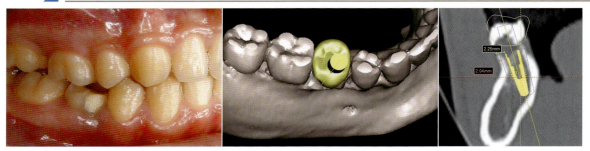

2-1〜2-3　20歳，男性．矯正治療後の第二乳臼歯の晩期残存部のインプラント治療を希望して来院．理想的埋入には裂開部に骨造成が必要となり，傾斜埋入を選択．ガイデッドサージェリーの症例となった．方向が規制される外科主導型の症例の場合，既存骨の保存が非常に重要である．どれだけ保存できるかをシミュレーションし，頬側の皮質骨の残存骨幅，対合関係も問題ないと判断した

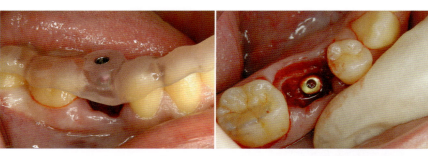

2-4　ガイドの辺縁に注目．手術時に邪魔にならないように削合し，隙間からの注水が可能である

2-5　埋入直後

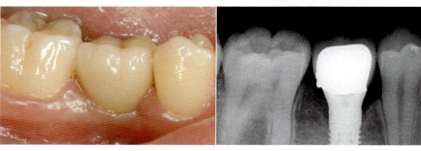

2-6，2-7　補綴セット時．デンタルX線写真でマージナルボーンロスが確認される

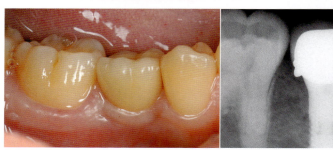

2-8，2-9　補綴処置後5年．口腔内の状態は安定しており，デンタルX線写真でもIAJ（インプラント-アバットメント境）周囲骨組織の安定が確認できる

CBCTの重要性と誤差

　インプラントの画像診断においては，パノラマX線写真のほうが放射線量は低いものの，情報量はCBCT画像のほうが圧倒的に多いことから，適切な診断のためにはCBCTの撮影が必要であろう．そして，術前に下顎（オトガイ下動脈，舌下動脈，下顎管など）や上顎（上顎洞，後上歯槽動脈など）の解剖学的形態を把握することは，医療事故などを防ぐうえでも重要である（**Case 2**）．なお，2014年のITIコンセンサス会議においてCBCTとCGSのガイドラインが示されており，CBCTの撮影規準に関して

CAD/CAM テクノロジーはどこまでインプラント治療に応用できるのか？

表1 CBCTの機種による誤差（Dreiseidler 2012 [2]）

CBCT device	Measure	Descriptive statistics						Variance analysis	
		N	Mean	Min	Max	SD	95% CI	Repeated Measures analysis of variance	
All	3D_tip	108	1.09	0.14	4.32	0.69	0.96-1.22	All	0.003
	3D_base		0.89	0.14	2.08	0.44	0.80-0.97		0.001
	Horizontal_tip		0.87	0	4.29	0.68	0.75-1		0.042
	Horizontal_base		0.65	0	2.06	0.36	0.58-0.72		0.053
	Vertical_tip		0.51	0	1.84	0.43	0.42-0.59		< 0.0005
	Vertical_base		0.49	0	1.79	0.43	0.41-0.58		< 0.0005
	Axes deviation		2.01	0	11.6	1.94	1.64-2.38		0.164
								Bonferroni post hoc analysis	
Galileos	3D_tip	36	0.82	0.12	2.53	0.50	0.64-0.98	Galileos/Picasso	0.08
	3D_base		0.65	0.16	1.14	0.33	0.57-0.78		< 0.0005
	Horizontal_tip		0.73	0	2.51	0.51	0.53-0.89		0.12
	Horizontal_base		0.54	0	1.21	0.30	0.47-0.68		0.077
	Vertical_tip		0.29	0	1.03	0.24	0.20-0.39		< 0.0005
	Vertical_base		0.25	0	1.03	0.24	0.19-0.34		< 0.0005
	Axes deviation		1.90	0	8.50	1.61	1.38-2.42		0.693
Picasso	3D_tip	36	1.36	0.34	4.32	0.84	1.07-1.64	Picasso/3D Exam	0.493
	3D_base		1.05	0.14	2.08	0.45	0.90-1.20		0.95
	Horizontal_tip		1.01	0.17	4.29	0.86	0.81-1.39		0.326
	Horizontal_base		0.76	0.14	2.06	0.39	0.63-0.89		0.28
	Vertical_tip		0.64	0	1.83	0.45	0.49-0.79		1
	Vertical_base		0.62	0	1.78	0.44	0.47-0.77		1
	Axes deviation		2.47	0	11.6	2.58	1.60-3.34		0.344
3D Exam	3D_tip	36	1.11	0.17	2.52	0.58	0.91-1.31	3D Exam/Galileos	0.039
	3D_base		0.94	0.17	1.98	0.46	0.79-1.09		0.017
	Horizontal_tip		0.81	0.12	2.52	0.57	0.62-1.01		1
	Horizontal_base		0.61	0.07	1.44	0.36	0.49-0.74		1
	Vertical_tip		0.61	0	1.81	0.48	0.44-0.77		0.002
	Vertical_base		0.60	0	1.79	0.48	0.44-0.76		0.002
	Axes deviation		1.66	0	5.6	1.46	1.17-2.15		1

表2 CGSによる誤差

	起始点	先端部	角度誤差
Tahmasebら（2014）[2]	平均1.12mm（最大4.5mm）	平均1.39mm（最大7.1mm）	－
Jungら（2009）[3]	平均0.74mm（最大4.5mm）	平均0.85mm（最大7.1mm）	－
Moraschiniら（2015）[4]	平均1.13mm（0.91～1.35mm）	平均1.46mm（1.13～1.79mm）	平均2.608°（最大6.538°）

は規格化されていないが，合併症を減らすために適応症例の術前診査で用いる一方，放射線量の減少に留意するよう声明が出されている．

CBCTの誤差としては，一般にメタルアーチファクト等を取り除く際に画像誤差が出ることが知られており，CBCTの機種によってはCGSを行った場合，インプラント埋入時に誤差が出ることも報告されている（**表1, 2**）．

CGSの誤差，改善点

通法としては，診査では補綴主導型でワックスアップにより作製されたテンプレートを使用し，デジタルプランニングとマッチさせて回避すべき解剖学的危険部位から2mm以上離す．そしてCGSの種類としては，粘膜，歯牙支持あるいはインプラント支持タイプのものを使用することを推奨している．

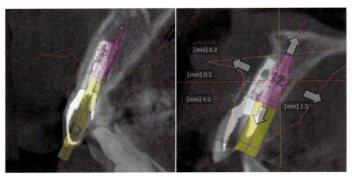

図3 フルガイドCGSの問題点
左：テーパードインプラントを使用したため，セルフタッピング時に埋入角度がずれた
右：口蓋側の硬い皮質骨にはじかれるように唇側に転位している

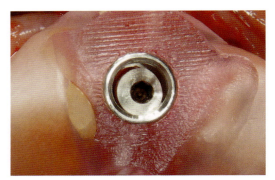

図4 ガイドとのずれ
埋入後の咬合面観．ガイドとインプラントポジションのずれが確認できる

　また，精度を上げるためにガイドの適合を上げる作業を歯科医師に委ねているので，そのテクニカルエラーを注意深くチェックしていく必要がある．特にCBCTデータの誤差，ガイド作製時の各ステップの変形やエラー，CGS上の問題などがあり，インプラント体のデザインによっては埋入時にトルクがかかりすぎると，ガイドからずれてしまうこともある（図3，4）．それらを防ぐためには，あらかじめ一旦ガイドを外し，口蓋側や下顎小臼歯部等の皮質骨などをバーで削っておいたり，シーティングサーフェスまでストレートになっているインプラント体を使用するのも一つである（**Case 3**）．CGSを行う術者は治療計画，手技の両方に精通し，誤差がある場合，手指で感じながら進められる能力が必要であり，熟練度がかなり必要なことがMoraschiniら[5]の文献からも読み取れる．近い将来，医療機器の進歩とともにGPSを内蔵したナビゲーターシステムも登場すると思われるが，システム主導型にならないよう，あくまで術者主導型のインプラント埋入を意識していくことが重要であろう．

デジタルデザインがアバットメント製作にもたらすもの

　インプラント治療の長期安定に影響する要因の一つに，インプラント上部構造の精度があげられる．安全かつ予知性の高いインプラント埋入が行われたとしても，上部構造の製作が粗末になればインプラント周囲組織の破壊につながる．CAD/CAMによる上部構造製作は，技工操作上のテクニカルエラーを最小限にできる技術として期待されている．
　現在，アバットメント製作から単独冠までの上部構造製作は，CAD/CAMが主流になりつつある．また，多数歯欠損から無歯顎に至る補綴装置のフレームワークもCAD/CAMに依存しつつある．ここで，単独冠の修復を通じてデジタルデータでインプラント上部構造を製作するうえでの問題点を改めて整理してみたい．
　CAD/CAMアバットメントの製作方法は，ワックスアップデザインとデジタルデザインの2つに大きく分けることができる（図5，6）．CAD/CAMアバットメントは，チタンやジルコニアを材料として用いることができるので，ジルコニアアバットメントであれば，鋳造で製作されていたアバットメントの欠点であるディスカラレーションへの

11 CAD/CAMテクノロジーはどこまでインプラント治療に応用できるのか?

Case 3 皮質骨を削除し,フルガイドで行った症例

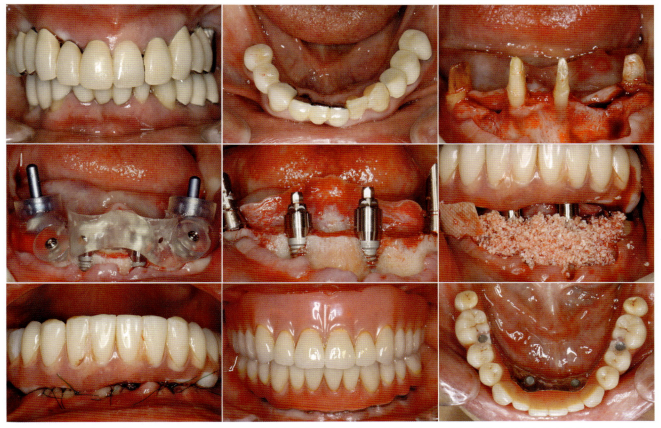

3-1～3-9 55歳,女性.上下顎にインプラント治療を希望.インプラント治療までの間,保存不可能な歯を抜歯し,プロビジョナルにて顎位を保存した.通法どおりCGSによる治療計画を立案し,手術時にガイドの適合をチェックして埋入を行った.骨の裂開部にはGBRを行い,即時荷重のプロビジョナルデンチャーを装着.治癒後に最終補綴装置を装着した

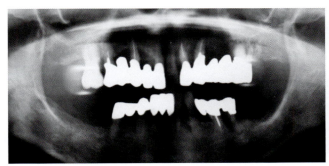 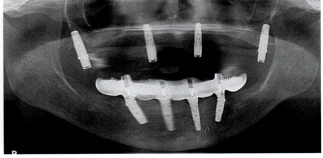

3-10, 3-11 術前と術後のパノラマX線写真.術後の良好な状態が確認できる

対応や,鋳造収縮によるIAJの不適合,鋳接部の破損などを少なくすることができる.また,デジタル印象法の発展型として,特殊なコードを刻印したCAD/CAM専用ヒーリングアバットメントを用い,光学印象を行うことが可能なシステムがある.Intra oral scanを使用してデジタルコーデッドアバットメントを用い光学印象ができるので,conventionalな印象採得で起こりうる印象,模型製作,補綴製作におけるさまざまなエラーや,患者の印象時の不快感を解決することができるようにもなった(図6)[6～8].

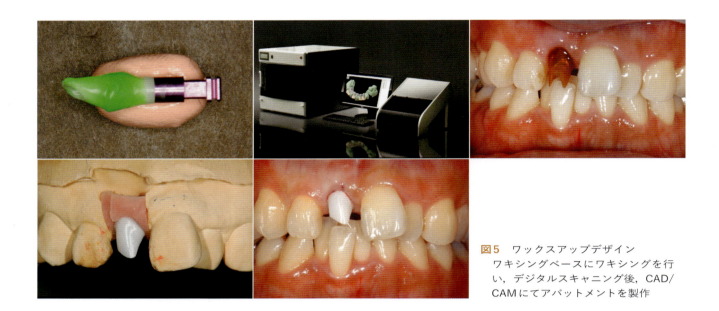

図5 ワックスアップデザイン
ワキシングベースにワキシングを行い，デジタルスキャニング後，CAD/CAMにてアバットメントを製作

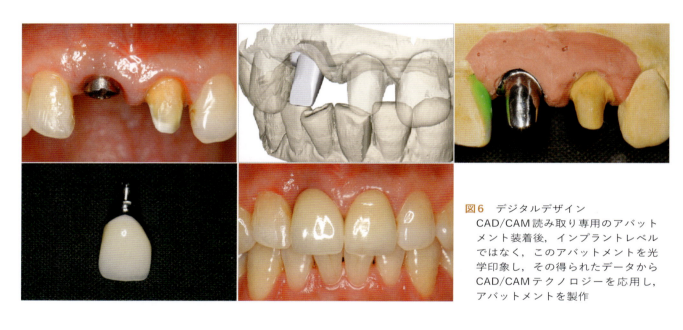

図6 デジタルデザイン
CAD/CAM読み取り専用のアバットメント装着後，インプラントレベルではなく，このアバットメントを光学印象し，その得られたデータからCAD/CAMテクノロジーを応用し，アバットメントを製作

　2回法インプラントを用いる場合，2次手術後に起こる生物学的幅径の獲得過程で骨吸収が生じること，現在ではプラットフォームスイッチやコニカルシール等のIAJ接合様式でそれらに対応していることも触れてきた（Chapter 4参照）．しかしながら，アバットメントの着脱を繰り返し行うと，インプラント周囲組織の破壊を起こしてしまう．そこで，上部構造の製作におけるヒーリングキャップやアバットメントの着脱を最小限にするため，デジタルコーデッドアバットメントを用いることは非常に有効である[9～11]．

　一方で2回法の場合，2次手術後にインプラント周囲ではリモデリングが起こり，骨吸収等が生じ，軟組織をはじめとする組織の厚みが変化するため，印象を行うタイミングが難しくなる（図7）．また，光学印象におけるデータの正確性は，術者の技量だけでなく，両隣在歯の有無等も影響する[12]．

CAD/CAM テクノロジーはどこまで インプラント治療に応用できるのか？ 11

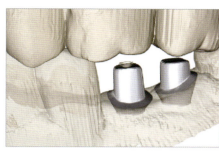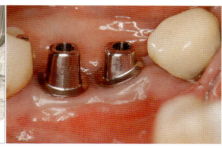

図7 2次手術後にデジタルコーテッドアバットメントを装着し，2カ月間の粘膜の治癒期間を待ってから，光学印象後にアバットメントの製作を行った．PDFデザインと比べ，アバットメント装着時の歯肉にシュリンケージが認められる

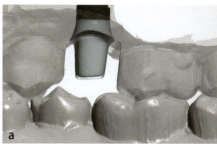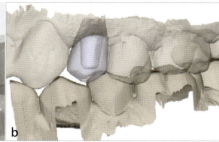

図8 両症例とも単独歯欠損のインプラントである．aはシステム初期，bはシステム改善後のデザイン図．初期はインプラントからどのような粘膜貫通部形態にするか，クリアランス，マージン形態はどのようにするかというインプラントレベルからのデザインであった．改善後は咬合関係からクラウン形態を決定し，インプラントと連続させ，マージン形態や粘膜貫通部形態をデザインしたもので，一般的にデザインしやすいものとなっている．STLデータを用いたオープンシステムが確立すればよりさまざまな補綴装置に対応できると思われる

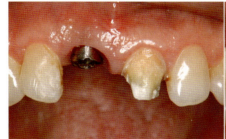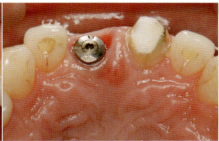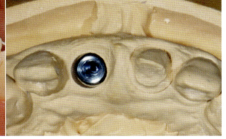

図9 光学印象での模型製作の問題点
左，中：粘膜治癒後の口腔内写真．右：間接法にてロボキャストで製作された模型．ロボキャスト模型のほうが粘膜貫通部でストレートに大きくくり抜かれているのがわかる

　通常，デジタルデザインを行うときは，IAJから上部構造をどのように立ち上げるかのみに焦点がおかれている（図8）．現在は，歯冠修復のワキシングをデジタルデザイン上で，上部構造デザインと重ね合わせることを試みているものの，メーカー間でSTLデータのやりとりを行う場合，STLデータそのものが各社で異なるため，精度にばらつきが出やすい．
　また，光学印象を直接法で用いる場合，作業模型がないので，得られたデータをもとに光造形モデルを起こして上部構造を製作しようとする試みがなされているが，まだまだ適合精度に問題がある．間接法で行う場合は，ロボキャスト技術を用い，ラボアナログ付きの模型を製作することも可能であるが，粘膜貫通部の再現性が乏しい（図9）．

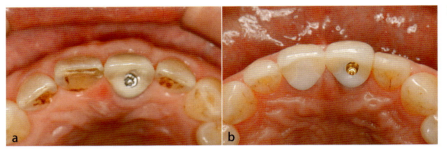

図10 アクセスホールの比較
a：チタンベースにジルコニアフレームワークを接着，その後にスクリューリテインの補綴装置を製作したもの
b：CAD/CAMにてチタンアバットメントを削り出し，ジルコニアフレームワークを接着して補綴装置を製作したもの
両者を比較すると，アクセスホールの大きさ，ホール周囲の厚みなど大きな違いが認められる

　そして，何よりの欠点はデジタルコーデッドアバットメントの形態にある．前歯部等の審美領域においてはティッシュスカルプティングを必要とするが，アバットメントの形態が円柱状であるため，スカルプティングを行うと粘膜貫通部の上皮が破壊されやすく，アバットメントの着脱を最小限にすることと相反するため，ジレンマに陥ってしまう[13]．

　以上の点を考慮すると，いまだ審美領域における光学印象は難易度の高い術式であると考えられる．アバットメント着脱を最小限にすることと，審美性を獲得するためにティッシュスカルプティングを行いながら審美的な補綴装置を製作する手法とは相反している．また，審美的な理由でジルコニアアバットメントを必要とする場合も多いが，強度を考慮すると適応症例は少なくなる[14〜17]．

　一方，CAD/CAMアバットメントの利点としては，スクリューリテインの補綴装置を製作する場合，メーカーによっては鋳造のものと比べてアクセスホールを最小限にすることができるため，強度を上げることができる．あらかじめガイドサージェリーを用い，臼歯部においては咬合面の中央に，前歯部においては基底結節と切縁の中央に位置させることで，強度を保ちながらスクリューリテインの補綴装置を製作することが可能となる（図10）．

　つまり，現時点ではデジタルデータのみでインプラント上部構造を製作することは難易度が高く，特に軟組織のマネジメントを考え，強度を有する上部構造を製作することは難しい[13, 18, 19]．

　多数歯においてはどうであろうか？　これは以下の3つの問題点をもっている．
① 多数歯の場合，光学印象ではインプラント間の距離等が正確に再現できない
② 補綴装置を製作する場合，咬合器上での歯冠形態ワックスアップのSTLデータとアバットメントのSTLデータとの重ね合わせが必要であるが，数種のSTLファイルを重ね合わせて一度に上部構造が製作できるシステムが提供されていない
③ 頰粘膜や舌等の形態がデジタルデータ上に記録されないため，機能的なニュートラルゾーン（頰舌的に適切な位置）に上部構造を狙って製作するのは難しい

　以上のことより，現時点では導入する際には，単独歯欠損で歯根形態が円柱に近い小臼歯からはじめ，その感覚に慣れてから前歯部や大臼歯部に移行するのが望ましい．また，できれば中間欠損ならびに単独歯欠損からはじめ，連結等の必要な症例はアバットメントのテーパーなどを深慮のうえでデザインする必要がある．

CAD/CAM テクノロジーはどこまでインプラント治療に応用できるのか？ 11

　CAD/CAMテクノロジーの現段階（2017年）のインプラント治療への応用を述べてきたが，冒頭でも述べたようにその進歩は著しく，今後もこの技術の応用・進化を注視していきたい．

文　献

1) Kühl S, Zürcher S, Mahid T, Muller-Gerbl M, Filippi A, Cattin P. Accuracy of full guided vs. half-guided implant surgery. *Clin Oral Implants Res*. 2013; **24**: 763-769.

2) Dreiseidler T, Tandon D, Kreppel M, Neugebauer J, Mischkowski RA, Zinser MJ, Zöller JE. CBCT device dependency on the transfer accuracy from computer-aided implantology procedures. *Clin Oral Implants Res*. 2012; **23**: 1089-1097.

3) Tahmaseb A, Wismeijer D, Coucke W, Derksen W. Computer technology applications in surgical implant dentistry: a systematic review. *Int J Oral Maxillofac Implants*. 2014; **29** Suppl: 25-42.

4) Jung RE, Schneider D, Ganeles J, Wismeijer D, Zwahlen M, Hammerle CH, Tahmaseb A. Computer technology applications in surgical implant dentistry: a systematic review. *Int J Oral Maxillofac Implants*. 2009; **24** Suppl: 92-109.

5) Moraschini V, Velloso G, Luz D, Barboza EP. Implant survival rates, marginal bone level changes, and complications in full-mouth rehabilitation with flapless computer-guided surgery: a systematic review and meta-analysis. *Int J Oral Maxillofac Surg*. 2015; **44**: 892-901.

6) Ramsey CD, Ritter RG. Utilization of digital technologies for fabrication of definitive implant-supported restorations. *J Esthet Restor Dent*. 2012; **24**: 299-308.

7) Wismeijer D, Mans R, van Genuchten M, Reijers HA. Patients' preferences when comparing analogue implant impressions using a polyether impression material versus digital impressions (Intraoral Scan) of dental implants. *Clin Oral Implants Res*. 2014; **25**: 1113-1118.

8) Joda T, Bragger U. Patient-centered outcomes comparing digital and conventional implant impression procedures: a randomized crossover trial. *Clin Oral Implants Res*. 2016; **27**: e185-e189.

9) Beuer F, Groesser J, Schweiger J, Hey J, Guth JF, Stimmelmayr M. The Digital One-Abutment/One-Time Concept. A Clinical Report. *J Prosthodont*. 2015. doi: 10.1111

10) Abrahamsson I, Berglundh T, Lindhe J. The mucosal barrier following abutment dis/reconnection. An experimental study in dogs. *J Clin Periodontol*. 1997; **24**: 568-572.

11) Degidi M, Nardi D, Piattelli A. One abutment at one time: non-removal of an immediate abutment and its effect on bone healing around subcrestal tapered implants. *Clin Oral Implants Res*. 2011; **22**: 1303-1307.

12) Giménez B, Özcan M, Martinez-Rus F, Pradies G. Accuracy of a digital impression system based on active wavefront sampling technology for implants considering operator experience, implant angulation, and depth. *Clin Implant Dent Relat Res*. 2015; **17** Suppl 1: e54-64.

13) Nam J, Aranyarachkul P. Achieving the optimal peri-implant soft tissue profile by the selective pressure method via provisional restorations in the esthetic zone. *J Esthet Restor Dent*. 2015; **27**: 136-144.

14) Bidra AS, Rungruanganunt P. Clinical outcomes of implant abutments in the anterior region: a systematic review. *J Esthet Restor Dent*. 2013; **25**: 159-176.

15) Zandparsa R, Albosefi A. An *in vitro* comparison of fracture load of zirconia custom abutments with internal connection and different angulations and thicknesses: Part II. *J Prosthodont*. 2016; **25**: 151-155.

16) Sghaireen MG. fracture resistance and mode of failure of ceramic versus titanium implant abutments and single implant-supported restorations. *Clin Implant Dent Relat Res*. 2015; **17**: 554-561.

17) Sailer I, Philipp A, Zembic A, Pjetursson BE, Hammerle CH, Zwahlen M. A systematic review of the performance of ceramic and metal implant abutments supporting fixed implant reconstructions. *Clin Oral Implants Res*. 2009; **20** Suppl 4:4-31.

18) Monaco C, Evangelisti E, Scotti R, Mignani G, Zucchelli G. A fully digital approach to replicate peri-implant soft tissue contours and emergence profile in the esthetic zone. *Clin Oral Implants Res*. 2016; **27**: 1511-1514.

19) Schneider D, Ender A, Truninger T, Leutert C, Sahrmann P, Roos M, Schmidlin P. Comparison between clinical and digital soft tissue measurements. *J Esthet Restor Dent*. 2014; **26**: 191-199.

CHAPTER

12

ネジ留め上部構造の新たな可能性

A new possibility of Superstructure with Screw retaining

船登彰芳 Akiyoshi Funato

石川県・なぎさ歯科クリニック，5-D Japan ファウンダー

上部構造の変遷
～Screw retainingからCement retainingへ，そして再びScrew retainingへ～

　2回法インプラントシステムが導入された当初は，1次手術で粘膜下にインプラントを埋入し，安静期間を設置した後に2次手術を行い，歯肉貫通部に歯肉より高いアバットメントを装着して，上部構造はアバットメント上でネジ留めする手法（以下，Screw retaining）であった（**Case 1**）．それ以降，インプラント治療の適応症の拡大とともに，すなわち無歯顎から部分欠損症例へ，そして審美領域の単独欠損症例へと応用されるなかで，多くの症例は仮着セメントもしくは永久セメントによる固定式（以下，Cement retaining）に移行していった（**Case 2**）．その理由としては，審美的要求度の高まりから，歯肉貫通部で歯根形にアバットメント形態を変更し，上部構造のマージン設定は歯肉縁下に行われるようになり，天然歯に近似した幅径の補綴装置の装着が求められようになったためである．また，技工操作が従来の補綴装置の製作過程と近似しているため，普及していったと思われる．

Case 1　これまでのネジ留め上部構造

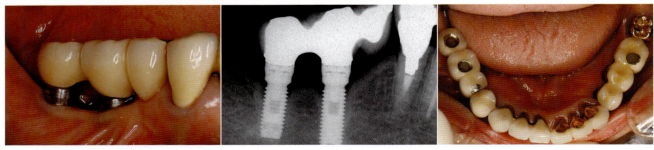

1-1〜1-3　上部構造装着18年後．かつてのプロトコールでは，歯肉縁上のアバットメントを装着し，ネジ留めするものであった

Case 2 セメント合着の上部構造

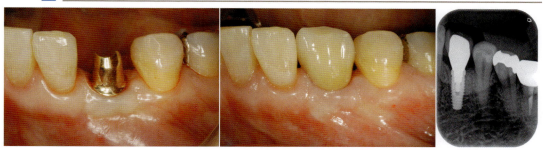

2-1〜2-3　歯根形態に類似したアバットメントを装着し，上部構造を仮着セメントで装着した

Case 3 残留セメントの問題

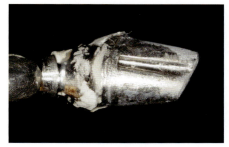

3-1　アバットメントに付着した大量の仮着セメント

　しかし近年，セメント合着の問題点がクローズアップされるようになってきた．仮着セメントを用いて装着した場合，予期せぬ脱離に遭遇したり，上部構造に何かしらの問題が起きて外そうと試みたものの，外せないなどの問題が生じてきている．加えて，残留セメントが起炎物質となり，ひいてはインプラント周囲炎（いわゆるCementitis）[1,2]を引き起こす症例が多数報告されている（Case 3）．そのため，ここ数年の間で筆者を含め多くの歯科医師が，Cement retainingに比較して簡易に外せるScrew retainingを適応症であるならば，第一選択として臨床に取り入れだしている．

Screw retainingを再考する

1　Cement retainingと比較した適応症の規制と問題点

　当然のことながら，Screw retainingは，そのアクセスホールの存在のため，インプラント埋入の長軸方向が規制される．その顕著な例が審美領域でのインプラント埋入であり，既存骨への埋入を優先した場合，アクセスホールが唇側に出現し，Screw retainingを選択できない．そのような場合はCement retainingを選択する．したがって，Cement retainingのほうがインプラント埋入方向の自由度はあると言える[3,4]（Case 4）．

Case 4 アクセスホール（インプラント長軸方向）が唇側に位置しているため，セメント合着を採用した症例

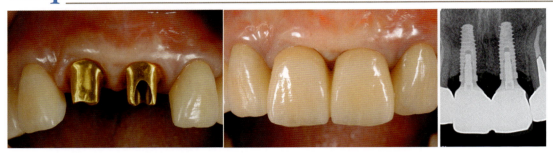

4-1〜4-3　インプラント埋入方向の違いから，|1 のアバットメントアクセスホールは唇側に位置している．そのため，Cement retaining を選択せざるをえない

Case 5 多数歯欠損症例での従来のノンヘックスのジョイント方式を用い，ネジ留めした症例

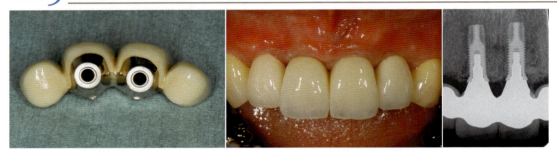

5-1〜5-3　多数歯欠損における，通常のScrew retainingではノンヘックスタイプのアバットメントを使用する

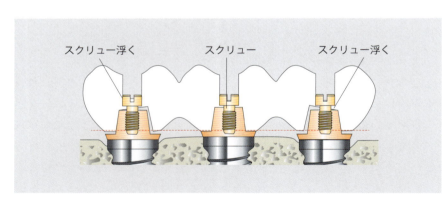

図1　Screw retainingの場合，インプラントと上部構造のわずかな不適合は，スクリューにストレスが直接加わり，後のスクリューの緩みや破折の原因になる可能性がある

　天然歯の補綴装置とインプラント上部構造の作製における最大の違いは，歯根膜をもたないインプラント上での補綴装置は，より厳密な適合のよい上部構造が求められるという点である．現在，部分欠損症例は多くの場合，Screw retainingであれば，インプラントレベルの印象を行い，その上にダイレクトにネジ留め上部構造を作製するのが通法である（Case 5）．ここで問題となるのが，口腔内と間接法による模型上のインプラント・アバットメントの位置の再現である．いかに精密印象を行ったとしても，少なからずとも接合部には，ある程度の遊びが存在し，模型と口腔内で一致させることは難しい．口

CHAPTER 12 ネジ留め上部構造の新たな可能性

Case 6 テーパージョイント機構をもったインプラント症例

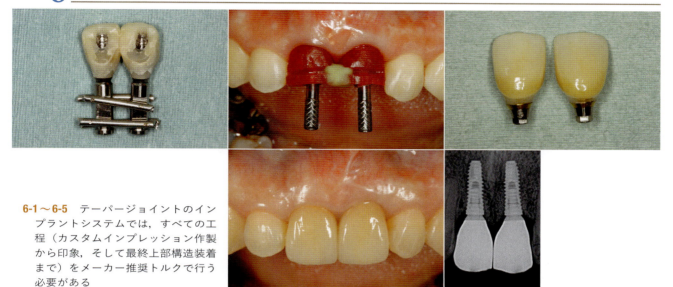

6-1～6-5 テーパージョイントのインプラントシステムでは，すべての工程（カスタムインプレッション作製から印象，そして最終上部構造装着まで）をメーカー推奨トルクで行う必要がある

腔内と模型でインプラントの位置にずれが生じた場合，Screw retainingでは，その誤差はスクリューの疲労蓄積の潜在となる（図1）．

2 口腔内装着時の注意点

Cement retainingの場合は口腔内でも天然歯の補綴装置と同じ手法で装着できるが，Screw retainingではネジを時計方向に締めながら，隣在歯のコンタクトポイントを調整しなければならない．そのため，何度もスクリューの締めつけと緩めを繰り返しながら，調整をするという煩雑さを伴う．そして，最終のメーカー推奨トルクで締めつけた結果でコンタクト調整は終了する．さらに，テーパージョイント（もしくはコニカルジョイント）では，その煩雑さはさらに増す．Yilmazら[5]によれば，テーパージョイントのインプラントとアバットメント接合を手締めとメーカー推奨トルク（20Ncm）で締めた場合では，水平方向に平均18μm，垂直方向に48μmの違いがあったとしている．このことは，バットジョイントであれば水平的回転のみに注意を払い調整することはできるが，テーパージョイントではさらに沈み込むことも考慮に入れて調整を行わなければならないことになる．そのため，テーパージョイントの作製は，すべての工程（印象から模型上の製作，口腔内の調整）をメーカー推奨のトルク値で締めつけながら行わければならないということになる（Case 6）．それゆえ，テーパージョイントの機構をもつインプラントメーカーは，多数歯欠損でScrew retainingを採用する場合，バットジョイント機構のアバットメントを介在させることを推奨している．ただし，テーパージョイント機構はバットジョイントと比較してネジの緩みが少ないことも事実であり，これもまたインプラントシステムの一長一短の特徴であろう[6]．

Case 7 窒化処理したチタンアバットメントとジルコニア上部構造を用いた2ピースScrew retaining上部構造の症例

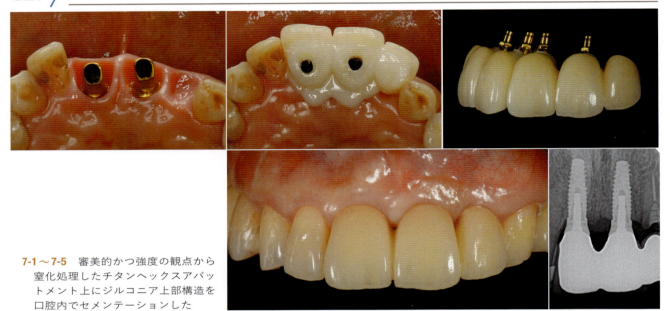

7-1〜7-5 審美的かつ強度の観点から窒化処理したチタンヘックスアバットメント上にジルコニア上部構造を口腔内でセメンテーションした

新しいScrew retaining上部構造作製の提言とその実際

1 ヘックスアバットメントを用いた2ピースScrew retaining上部構造

　Cement retainingとScrew retainingのお互いの長所を備え，かつ短所をできるだけ減じる方法として，筆者は現在，この手法を用いている．2〜3本のインプラント支台であれば，以下の2種類の方法を採用している．一つは，口腔内で単独歯用のアバットメントを装着し，上部構造の調整を終えた後に，口腔内でレジンセメントを用いて直接合着する．このことにより，模型と口腔内のわずかな誤差は修正され，インプラントとアバットメント接合部のパッシブフィットは達成され，アバットメントと上部構造の間隙はレジンセメントで補償される（Case 7）．もう一つは，模型上での適合と口腔内の適合が一致していれば，ラボサイドでレジンセメントを用いて接着を行い，後日装着している（Case 8-1〜8-4）．しかし誤差が認められれば，コーピングでの再試適からとなり，煩雑さを伴うのが欠点となる．このように本手法は，従来のCement retainingと比較して非常に煩雑さを伴うのが欠点である．しかしながら，筆者は上部構造にジルコニアを応用しているが，審美領域にこの手法を用いればマージンを深く設定できることになり，将来的に歯肉退縮を起こしたとしても，審美性は確保できるという長所もある．

　この手法の最大の利点は，多数歯欠損症例であっても単独歯用のアバットメント（ヘックス機構）を用いるため，スクリューへのストレスの軽減，緩みの防止に繋がることである．平行性のないインプラント症例では，長軸方向の良好なインプラントのヘックスを優先し，それに合わせて他のアバットメントのヘックスを調整する．また両方のヘックスを調整し，インプラントに挿入できるように調整する場合もある（Case 8-5）．

CHAPTER 12 ネジ留め上部構造の新たな可能性

Case 8 模型上で，レジンセメントを用い2ピース Screw retaining 上部構造を製作した症例

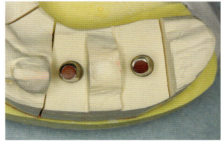
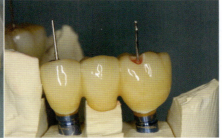

8-1, 8-2 口腔内で試適して適合に問題ないことを確認した後，模型上でセメンテーションを行った

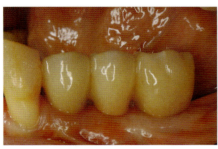
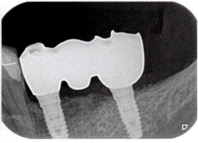
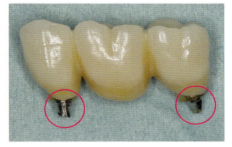

8-3, 8-4 装着された2ピース Screw retaining ジルコニア上部構造とデンタルX線写真

8-5 別症例であるが，インプラントの平行性がなければ，ヘックス同士を削合し挿入できるようにする

Case 9 多数歯症例で，通法の一次印象，ファイナルアバットメントとフレームワークを用いた二次印象を行った症例

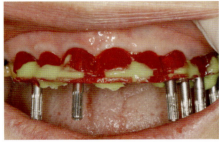
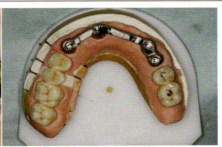

9-1, 9-2 通法に従い作製されたカスタムインプレッションコーピングを用い，一次印象を行う．技工の段階で，スムーズな挿入ができるようにヘックスが調整されたファイナルアバットメントを作製し，その上にメタルコーピングを作製する

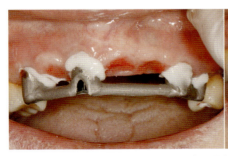
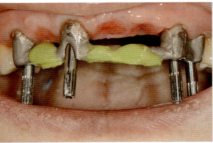
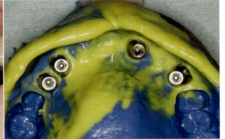

9-3, 9-4 アバットメントを口腔内に装着し，メタルコーピングをグラスアイオノマーセメントで留める．この段階で，メタルと最終アバットメントの適合は問題とならない．それよりは，合着後に口腔内においてフレームワークで一塊となったアバットメントがスムーズな着脱ができるように，必要であれば調整する

9-5 ファイナルアバットメントとメタルコーピングを一塊として取り込み印象を行った

インプラントの本数が3本以上になると，口腔内でのレジンセメントの合着は煩雑になるため，模型と口腔内でインプラントレベルでの一致を図り，口腔外で合着している．その術式を Case 9 で示す．

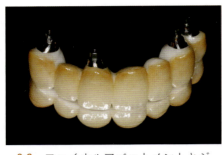
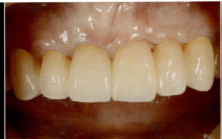
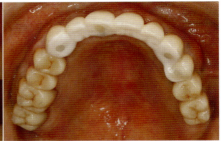

9-6 ファイナルアバットメントとジルコニアフレームワークが一体となった上部構造

9-7, 9-8 口腔内で装着された上部構造の正面観と咬合面観

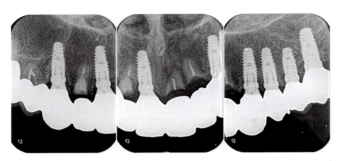

9-9 上部構造装着時のデンタルX線写真

2 アクセスホール変更の手法

　既製のヘックスアバットメントを用いた2ピースScrew retaining上部構造を応用したくとも，アクセスホールの位置で規制があることは前述した．その解決方法として国内では未発売であるが，海外ではインプラントレベルから角度を変更できるアバットメントとスクリューが登場している．従来，メーカー推奨トルクをアバットメントスクリューにかけるときには長軸方向にしかドライバーを装着できなかったが，角度を変更してもトルクをかけることのできるスクリューが使用されている．この技術は特段目新しいものではなく，工業界ではすでに使われており，歯科にも応用されたものである．欠点としては，角度を変更するため，アクセスホールが大きくなってしまうことや，専用アバットメントの高さがないことによる維持不足の懸念があるため，すべての症例に適応することは現段階では難しいことなどがあげられる（**Case 10, 11**）．

おわりに

　Screw retainingとCement retainingを比較すれば，それぞれの長所が短所となる側面があるのも事実である．本章では，Screw retainingを中心に，新たなヘックスアバットメントを用いた2ピースScrew retaining上部構造を紹介した．ただし，筆者もこの手法を採用したのは2012年からであり，長期的予後はもちあわせていない．ジルコニア・レジンセメントの経年劣化が今後どのように左右していくか，注意深く観察していく必要がある．

12 ネジ留め上部構造の新たな可能性

Case 10 アクセスホールを角度変更し，Screw retaining上部構造を装着した下顎前歯単独症例

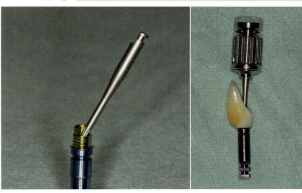

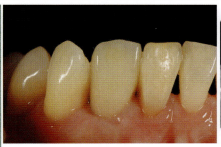

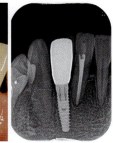

10-1, 10-2 本アバットメントスクリューは最大30°まで角度が変更可能である．下顎前歯単独症例では，わずかに舌側にアクセスホールの位置を変更することにより，ポーセレン築盛の厚みを確保できる

10-3, 10-4 装着された2ピースScrew retaining上部構造とデンタルX線写真

Case 11 咬合・上部構造（ジルコニア）の強度の観点から，アクセスホールを角度変更した多数歯欠損症例

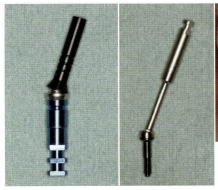

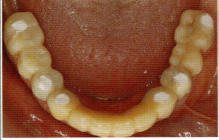

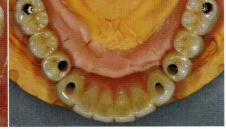

11-1, 11-2 本システムでは最大20°まで角度の変更が可能である

11-3, 11-4 プロビジョナルと最終上部構造とのアクセスホールの位置の比較．小臼歯部では頬側に位置しているため，咬合接触点の観点からアクセスホールの位置を舌側に，左側大臼歯部ではジルコニアフレーム強度の観点から舌側近心に変更した．
ただし，国内ではインプラントレベルでの角度変更はできず，アバットメントレベルでの変更となる

文　献

1) Linkevicius T, Puisys A, Vindasiute E, Linkeviciene L, Apse P. Does residual cement around implant-supported restorations cause peri-implant disease? A retrospective case analysis. *Clin Oral Implants Res*. 2013; **24**: 1179-1184.

2) Linkevicius T, Vindasiute E, Puisys A, Peciuliene V. The influence of margin location on the amount of undetected cement excess after delivery of cement-retained implant restorations. *Clin Oral Implants Res*. 2011; **22**: 1379-1384.

3) Shadid R, Sadaqa N. A comparison between screw- and cement-retained implant prostheses. A literature review. *J Oral Implantol*. 2012; **38**: 298-307.

4) Sailer I, Mühlemann S, Zwahlen M, Hämmerle CH, Schneider D. Cemented and screw-retained implant reconstructions: a systematic review of the survival and complication rates. *Clin Oral Implants Res*. 2012; **23** Suppl 6: 163-201.

5) Yilmaz B, Seidt JD, McGlumphy EA, Clelland NL. Displacement of screw-retained single crowns into implants with conical internal connections. *Int J Oral Maxillofac Implants*. 2013; **28**: 803-806.

6) Schmitt CM, Nogueira-Filho G, Tenenbaum HC, Lai JY, Brito C, Döring H, Nonhoff J. Performance of conical abutment (Morse Taper) connection implants: a systematic review. *J Biomed Mater Res A*. 2014; **102**: 552-574.

CHAPTER 13

これだけは知っておきたい光機能化
－基礎編－

UV-photofunctionalization: Scientific background and principles

小川隆広 Takahiro Ogawa
UCLA 歯学部

　Chapter 3 にて骨結合の鍵を握る6つの要素について列挙した．そのうち最も重要な要素の一つとしてインプラントの表面性状があり，その表面性状は表面形状とその他の要素によって構成されることも述べた．そして，その他の要素とは，ぬれ性，表面電荷，炭素などの不純物の蓄積が不可避に起こる現象，すなわち化学的コンタミであることも解説した[1, 2]．光機能化とは，これらのぬれ性，表面電荷，炭素などのコンタミを改善し，最適な状態にする技術である．

発端となったチタンのエイジングの発見

　これまで報告されている骨インプラント接触率（BIC）は45％±16％[3]，あるいは50～75％[4～6]である．すなわち，骨形成がインプラント全周に起こるわけではなく，インプラントと骨の間に軟組織の介在が一定程度生じてしまう（図1）．また，組織の形成が全くない欠損部位も一定程度生じる．なぜ，治癒期間を延長しても100％にはならないのであろうか．この疑問に答えを見出す発見がなされた．それがチタンのエイジング（生物学的老化）である．チタンのエイジングとは，チタンの表面が大気に露出してから，具体的には酸処理などによってチタンが加工され，新鮮面が大気に接触してからの時間経過に応じて，その骨結合の能力が減少していく現象をいう[7～13]．そして，骨結合能力の減少は上記の3要素の減退，すなわち，ぬれ性の低下，表面電荷のマイナスへの変化，炭素の蓄積と深く関連していることもわかった（図2）．このうち，ぬれ性の変化は目に見える現象として容易に確認することができ（図3），表面作製直後には超親水性であったチタン面が，3カ月後には疎水性になるという劇的な変化である．

POINT
過去の報告では，BICはいくら治癒期間を延長しても45％±16％程度しかなかった．つまり，骨結合はこれまで不完全であり，さらに向上する余地があった．そして，骨結合の不完全性の原因はチタンのエイジングにある．

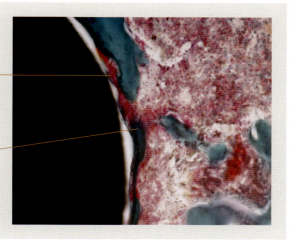

図1 通常のチタンインプラント周囲に見る組織像
骨とインプラントの間には軟組織が介在する部分が認められ,新生骨は断片的で,連続性に欠ける.つまり,骨結合とは不完全なものであった.しかし近年,この不完全な骨結合には理由があり,それはチタンインプラントのエイジングによるものであることが明らかとなった.これを解決しようとする試みが光機能化であり,光機能化により骨結合の組織像は飛躍的に改善した

軟組織の介在
現代のラフサーフェスでも軟組織の介在は骨の約25%の部分に存在する

骨形成の不連続性
上部の新生骨と下部の新生骨は断片的に存在している

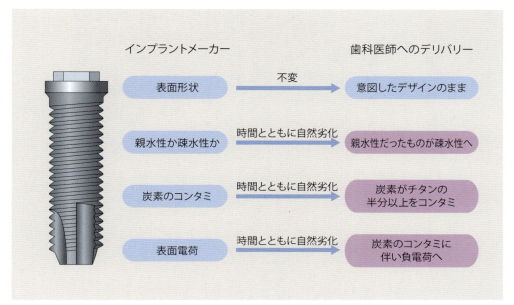

図2 オッセオインテグレーション能力の決定のための4つの決定要素とそれらの継時的推移（チタンのエイジングのメカニズム）
最上段の表面形状はインプラントメーカーによってデザイン・製作され,その後も変化しない.一方,下の3つは物理化学的要素であり,製造されてから歯科医師に渡され,使用するまでの時間経過とともに劣化する.しかし,この劣化は自然な変化であり,予防することはできない.光機能化は治療現場でこれらの劣化した3要素を回復させる技術である

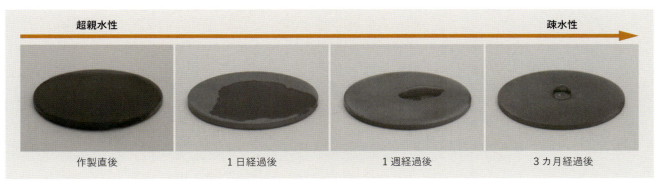

図3 チタンのエイジングの一例としてのぬれ性の低下
チタン表面は製作されてからの時間経過に応じて,超親水性から親水性そして疎水性へと変化し,疎水性ではぬれが低下した状態,すなわち撥水性となる.写真は酸処理チタン面の酸処理直後から3カ月後までのぬれ性の減退

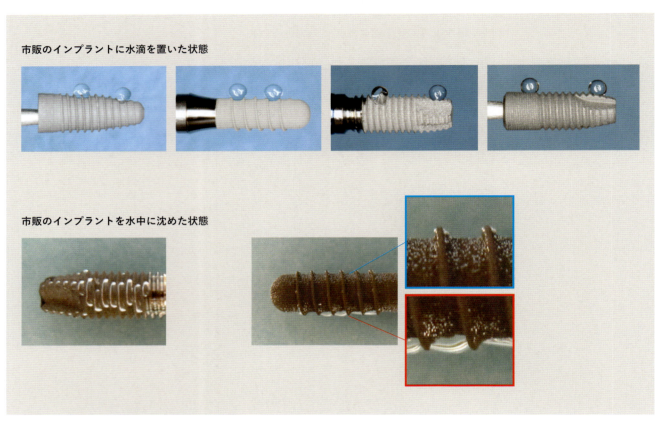

図4　チタンのエイジングと疎水性
各種市販のインプラントに水滴を置いても，流れることはない（上）．これはインプラントが疎水性であることを示しており，すでに十分エイジングしていることを意味する．また，インプラントを水中に沈めると広範囲に無数の気泡が発生する．やはり，インプラントが疎水性だからである

　ここで生じる疑問は，市販のインプラントがエイジングしているか否かである．通常，インプラント製品には滅菌有効期限が記載されているが，製造年月日は記載されていない．また，インプラント製品が消費者である歯科医師に製造後2カ月以内で届けられる可能性は極めて低いと考えられる．よって，インプラント製品はすでに十分にエイジングしており，疎水性に変化していると考えるべきであろう．実際，多種多様なインプラント製品のぬれ性を繰り返し調べたが，すべて疎水性あるいは撥水性であり（図4），インプラントを水中に入れると広範囲に気泡が発生する．また，ナノ構造を付与された表面，フッ化処理などによる表面など，いわゆる複合チタン表面も同様にエイジングすることが証明されている[14〜16]．

POINT

チタンのエイジングは，避けられない自然現象であり，ぬれ性の減退，表面電荷の負方向への変化，炭素の表面への蓄積という3つの物理化学現象の総称である．そして，これらの影響によりチタンの骨結合の能力は低下してしまう．

これだけは知っておきたい光機能化 −基礎編− 13

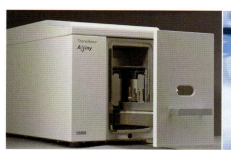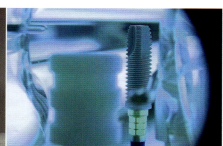

図5 光機能化の実際
セラビーム アフィニー（ウシオ電機）を用いて，インプラントや関連コンポーネントのチェアサイドにおけるコンディショニングを行う．コンディショニングは，これらの器具を患者へ使用する直前に行うことが必須である．左の写真のように，インプラントおよび処理を行うコンポーネントをステージに設置し，フルオートの20分プログラムを行うことで光機能化が施される．右の写真は紫外線照射中のインプラント

エイジングの問題を解決するために生まれた光機能化

　このエイジングを防止する目的で，インプラントが大気と触れないように生理食塩水中に保存する方法が試みられたが，インプラント表面には炭素が付着することが確認された[17, 18]．また，水中に保存することでぬれ性を保ったインプラント表面は，骨芽細胞の付着量が減少することが示されている[19]．つまり，エイジングを防止することは少なくとも現在の技術では不可能であることを意味している．
　そこで，エイジングを後戻りさせ，チタンを新鮮な状態に戻す方法が思考され，多くの検証の結果，有効性が実証されたのが光機能化である[1, 2, 20]．適切な環境下（温度，空間広さ，時間）で，インプラント体に一定の波長と強さをもった紫外線を照射することによって得られる効果である．具体的には，UV照射装置を用い，自動化されたプログラムを実行することによって達成される（図5）．光機能化により，ぬれ性が疎水性から超親水性に回復し，表面電荷がプラスへと変化する．また，コンタミしていた炭素の大部分が除去される．しかし，光機能化されたインプラントでさえ，エイジングは防止することができないので，光機能化はインプラントを使用する直前に行う必要がある．

光機能化がインプラントの表面性状に及ぼす変化と生物学的効果をもたらす原理

　光機能化はインプラントの形状以外の表面性状を最適化するものであり，表面の具体的変化と効果をまとめると以下のようになる．
① 市販のインプラントはエイジングしているために疎水性であるが，光機能化を施すと超親水性になる（図6）．新しいチタン表面であれば超親水性なので，正確にいうと光機能化により超親水性が再生することになる[8, 10, 11, 21]．疎水性のインプラントでは，気泡の発生により血液がインプラント体に効率よく接することができず，また細胞やタンパク質のインプラント界面へのアクセスも限られる．光機能化により超親水性になると，これらすべてが最大化される．
② 時間の経過とともにインプラント表面には炭化水素が付着していき，通常，インプ

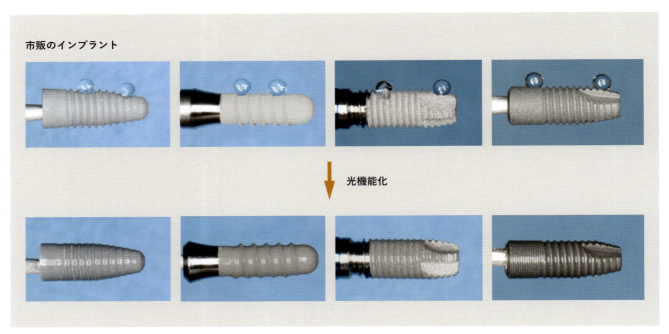

図6　光機能化による親水性の変化
上段は市販のインプラントに水滴を滴下した状態．開封したままのインプラントは疎水性（撥水性）であることがわかる．一方，これらのインプラントに光機能化を施すと，すべて超親水性へと変化した（下段）．水滴がインプラント全周に広がっていることがわかる

ラント表面の構成元素は30〜70％が炭素となってしまう．それが光機能化により10％以下に減少する[1, 8, 11, 21]．炭素のコンタミが除去されたことで，骨芽細胞はチタンによく付着するようになり，即時負荷時などの振動などに対しても取れにくくなる．また細胞増殖率も上がる．

③ インプラントにコンタミしている炭素の多くは炭化水素であり，負に帯電した性質をもつため，エイジングしているインプラントも負電荷をもつ．光機能化によりこれらのコンタミが除去されるため，インプラント表面電荷は正方向に変化する[10, 12]．骨芽細胞はマイナス電荷を帯びているため，インプラントが負電荷を帯びていると反発し合い引きつけられることはないが，光機能化インプラント面は正電荷なので，骨芽細胞をより多く引きつけることができる．

POINT

光機能化とは，チタンのエイジングを克服するというモチベーションから生まれた技術で，インプラントの表面形状以外の3要素をチェアサイドにて最適化する技術である．3要素にはそれぞれ骨結合の達成に欠かせない生物学的な意義がある．

1 光機能化が骨結合に及ぼす効果

① 光機能化により，骨系細胞の付着数は2〜5倍増加する[20〜22]．
② 動物実験において，光機能化したインプラントのBICは近似最大値である98％以上に達するが，光機能化していない場合は55％前後である[1]．図7に光機能化インプラ

これだけは知っておきたい光機能化 −基礎編− 13

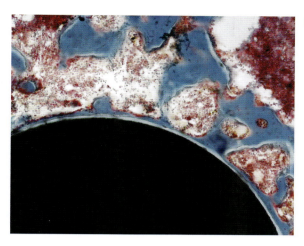

図7 光機能化インプラント周囲の組織像（治癒2週におけるラット大腿骨モデル）
黒のエリアがインプラントで，青のエリアが新生骨．この視野において，インプラント全周にわたる骨結合が確認できる．このような連続的で広範囲にわたる骨結合像はかつてのチタンインプラント研究では見ることはできない．図1と比較するとよくわかる

ント周囲に形成された骨の組織像を示す．この範囲においてインプラントはほぼ全周，骨に覆われていることがわかる．

③ 動物モデルにおいて，インプラントと骨の結合強さは光機能化により，治癒初期に3倍増加し，治癒後期にも有意に高い骨結合強さを達成する[8, 20]．

POINT

動物実験で，光機能化インプラントの治癒初期における骨結合強度は光機能化していない場合と比較して3倍．BICは近似100％に達する．

2 光機能化の骨結合以外の生物学的効果

（1）汎用性

光機能化の効果は，理論的にチタン関連のすべての生体材料に有効である．なかでも，チタンメッシュへの効果については研究が進み，周囲骨の形成促進が証明されている[23～25]（Chapter 14参照）．

（2）抗細菌性ならびに抗バイオフィルム特性

新たな光機能化の効果として，バクテリアフォビック特性（抗細菌性）が発見された[26]．光機能化を施すことにより，ヒト口腔内細菌のチタン表面の付着が1/5～1/3に抑えられ，バイオフィルムの形成も大きく抑えられる[27]（図8，9）．ここで興味深いのは，生理食塩水にて保存されているインプラントは，逆に細菌をよく引きつけることが報告されている[28]．このことから，光機能化と生理食塩水保存インプラントは親水性という点では似ているが，全く異なるものであることがわかる．

（3）抗炎症性

光機能化した表面は，細胞の付着や安定を容易にするため，細胞への機械的ストレスが減る．また，光機能化面は脱炭素により，クリーンな表面となるため，細胞が受ける科学的ストレスも減る．その結果，通常細胞が生体材料と接するときに多かれ少なかれ発生する炎症反応が，光機能化チタンでは抑えられることがわかっている[29]．

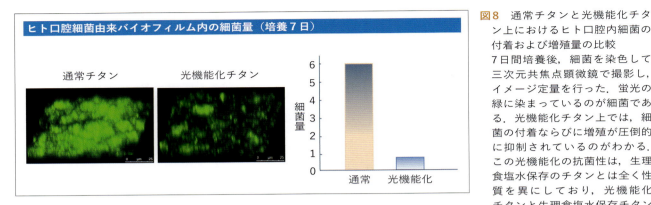

図8 通常チタンと光機能化チタン上におけるヒト口腔内細菌の付着および増殖量の比較
7日間培養後，細菌を染色して三次元共焦点顕微鏡で撮影し，イメージ定量を行った．蛍光の緑に染まっているのが細菌である．光機能化チタン上では，細菌の付着ならびに増殖が圧倒的に抑制されているのがわかる．この光機能化の抗菌性は，生理食塩水保存のチタンとは全く性質を異にしており，光機能化チタンと生理食塩水保存チタンは親水性という共通点はあっても，全く生物学的に異なることを証明している

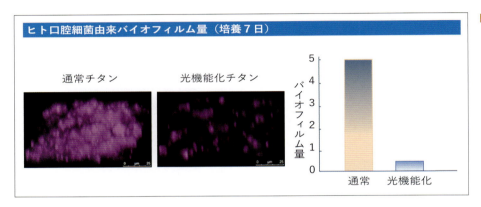

図9 通常チタンと光機能化チタン上におけるヒト口腔内細菌が形成したバイオフィルム量の比較
7日間培養後，バイオフィルム中の細胞外高分子多糖体を染色して三次元共焦点顕微鏡で撮影してイメージ定量を行った．蛍光の紫に染まっているのがバイオフィルム．光機能化チタン上では，その形成が大幅に抑制されているのがわかる

(4) 骨質の向上

光機能化は，BICの増加のみならず，骨結合した骨の石灰化の質を向上させ，骨吸収に対しより抵抗性のある骨を形成することがわかっている[30,31]．光機能化を行うことで，インプラント界面に石灰化度の高い骨が形成され（図10），その高いBICや良質の支持骨により，実験的に発生させたインプラント周囲炎の進行が抑えられることもわかった[31]．

(5) 軟組織付着の強化

光機能化の軟組織への影響も研究が進んでいる[32]．ヒト歯肉上皮細胞のチタンへの接着細胞数は2倍程度増加し，また接着した強さも2倍程度増加する．また，ヘミデスモゾーム接着様式を司るタンパク質の発現が光機能化チタン上で増加する．これらのことは，光機能化されたチタンは軟組織封鎖にプラスに働くことを示唆している．

POINT

- 光機能化の効果に関する最近の発見（抗菌性の付与，周囲骨の骨質の強化）．光機能化インプラントの周囲骨は実験的インプラント周囲炎に耐吸収性を示した．
- 光機能化されたインプラントは，生理食塩水に保存したインプラントと，ぬれ性については共通しているが，性質や効果が全く異なる．

これだけは知っておきたい光機能化 −基礎編− 13

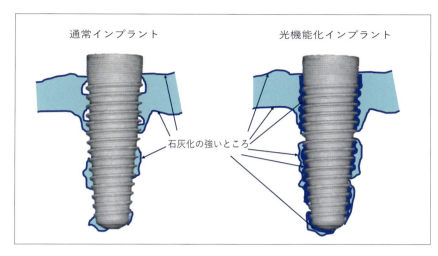

図10 通常インプラントと光機能化されたインプラント周囲におけるオッセオインテグレーションした骨の石灰化度の違い
水色の部分が骨，上部が皮質骨，下部が骨髄内を示す．青の濃いラインは石灰化の強い部分を示す．インプラント界面に着目すると，通常インプラントの界面では石灰化の強い部分は存在せず，一方，光機能化インプラントでは界面の全範囲にわたって結合した骨は強く石灰化していた．皮質骨，骨髄領域ともにBICが光機能化インプラントで有意に高いことも併せて表現されている

光機能化の治療学的な特徴〜サーフェス技術とは異なる点〜

① ユニバーサル性．光機能化は，特定のメーカーのインプラントに固執したものでなく，チタン材料に共通した技術であるため，チタンやチタン合金製のインプラントであれば有効であることが科学的に予測される．実際，これまでテストしたすべてのチタン表面で有効性が確認されている[9, 14, 15, 20, 33〜35]．ただし，HAコーティングされたインプラントに関しては検証されていないので，今後の課題である．

② ドクター主導，現場重視型医療．これまでのサーフェス技術は，メーカーがデザインし作製していた．形状に関してはこれからもそうである．光機能化は骨結合の重要な因子のうち形状以外の部分，すなわち，ぬれ性や脱炭素など，メーカーサイドではコントロールできない部分を医療現場で最適化する技術である．

③ 光機能化の効果は表面特性のうち形状以外の3要素を最適化するものであるため，最終的な骨結合能力の向上幅は，そのインプラントがもつ形状の能力にある程度比例すると考えられる．使用するインプラントの独自のラフ構造が，より骨結合に有利であればあるほど光機能化の効果も高いことが予測される．

POINT

光機能化は理論的および科学的に，どのメーカーのチタンインプラントにも適応可能であるが，その効果は，インプラントが本来もつラフサーフェスの骨結合能力に比例すると考えられる．

光機能化が目指す具体的貢献〜おさえておくべき所見〜

インプラント治療におけるさまざまな課題の解決にむけて，光機能化がどのような役割を果たすことができるかについて，多くの動物研究，細胞研究がなされてきた．臨床研究についてはChapter 14で詳述するとし，ここではその前段階のトランスレーショナル研究で明らかになったことについて述べる．

1 より低侵襲なインプラント治療を目指して

　前述のように，光機能化によってBICが約55％から約100％になることが示されている[21]．このことは，インプラントの表面積が従来より小さい場合でも，従来どおりの荷重伝達面積が確保されることを意味する．動物実験では，40％短いインプラントは通常の長さのものよりも，約半分の骨結合力しか発生せず，治癒期間を長くしても通常の長さのものに追いつくことはなかった[36]．しかし，その短いインプラントに光機能化を施すと，本来の長さのインプラントの骨結合強度と同等以上の値を示した[36]．光機能化を併用することで，より短いインプラントの適応拡大に向けて重要な可能性をもたらした．

2 低リスクなインプラント治療を目指して

　インプラント周囲炎の予防，インプラント周囲組織の審美的な安定はインプラント治療において最も重要な課題であり，現在，効果的な対処法はない．そして，インプラント周囲組織の形態的安定，生物学的安定を欠くと，炎症の波及や骨吸収など長期予後の懸念へとつながることは言うまでもない．最近，光機能化の効果に関して，これらと密接に関係するデータが相次いで発表された．

　まず前述のように，光機能化周囲の骨質は通常インプラントと比較して高いことが明らかとなった．Pyoら[30]は，イヌの顎骨にヒト用のインプラントを埋入し，辺縁部骨の骨占有率ならびにBICを計測した．光機能化したインプラントの辺縁部のBICは，光機能化していないものと比較して有意に高かった（光機能化インプラント部位の辺縁骨・BICは95％以上であった）．このことは，ラットにおける近似100％のBICの結果と一貫していた．さらに，インプラント界面を注意深く，特にカルシウムに着眼して観察すると，光機能化インプラントに接する骨はより強く石灰化していることが明らかとなった（図10）．つまり，光機能化インプラントでは，BICの向上と骨質の向上の相乗効果がインプラントの高い力学的安定性につながっていることがわかった．一方，Ohyamaら[37]は，光機能化によりBICが高まると辺縁骨にかかる応力集中が大幅に軽減することを有限要素法で示した．そして，インプラントの長さを10mmから13mmに長くするよりも，骨結合率が55％から100％に上がるほうが辺縁骨への応力集中を避けることに有効であった．さらに，論文中で「応力の緩和は，骨吸収に対しても予防的に作用するだろう」と述べている．この2つの研究は，光機能化が辺縁部骨の封鎖を強化し，また生体力学の観点からも辺縁骨の維持，安定に役立つ可能性を示唆した．

> **POINT**
> 　光機能化により，BICが上がることは辺縁骨部の応力緩和に有効．場合によっては，長いインプラントを用いることと同等，あるいはそれ以上に有効．

3 インプラント治療の適応拡大の観点から

(1) 皮質骨支持のない欠損部

　GBR併用症例など，皮質骨の支持のないインプラント埋入にはリスクが伴う．そこで，

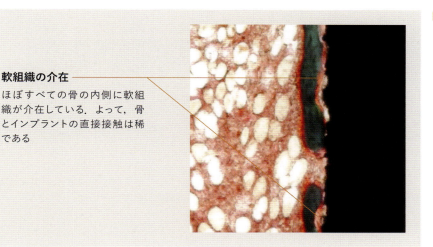

図11 糖尿病ラットにおけるインプラント周囲組織像（治癒期間2週）ほぼすべての骨はその内側に軟組織を形成し，インプラントと骨の直接接触はほぼ見ることができない．これが糖尿病において骨結合が不利な理由である．光機能化は，動物実験レベルで糖尿病による骨結合への負の影響を大きく改善した

軟組織の介在
ほぼすべての骨の内側に軟組織が介在している．よって，骨とインプラントの直接接触は稀である

Uenoら[38)]は，光機能化の効果を皮質骨の支持のない埋入条件で検証した．ラット大腿骨にインプラントを埋入する際，インプラントの直径の半分に相当するギャップをインプラント周囲皮質骨部に設けた．皮質骨の支持のないインプラントは，ギャップのない埋入，すなわち皮質骨の支持のあるインプラントと比較して，2週間後の骨結合強さが約1/3であった．しかし，光機能化インプラントを皮質骨の支持のない状態で埋入すると，通常のインプラントを皮質骨の支持のある状態で埋入したときと同等の骨結合が得られた．また，ギャップ辺縁部におけるインプラント周囲の骨量は光機能化を施すと3倍増加した．光機能化は，いわゆる接触骨形成（Chapter 3参照）を著しく促進したことが背景である．

(2) 糖尿病

糖尿病に罹患していると，骨結合が著しく阻害され，特にBICを下げてインプラントと骨の間に広く軟組織を介在させることがわかっている（**図11**）[39)]．Sugitaら[40)]は，光機能化および通常インプラントを2型糖尿病ラットと健常ラットに埋入し，治癒期間（4週）をおいて骨結合力を調べた．その結果，糖尿病ラットに埋入された通常インプラントの骨結合力は健常ラットの約半分であったが，光機能化インプラントを糖尿病ラットに埋入した場合，健常ラットに埋入された通常インプラントの2倍の骨結合を示した．

(3) 高齢者

Ishijimaら[41)]は，高齢による不利な骨代謝環境下でも光機能化が有効であるかを調べた．高齢ラットについては若年ラットと比較して，骨芽細胞の石灰化能力，タンパク質産生能力が半減しているが，光機能化インプラントは高齢ラットにおいても，骨結合強さが通常インプラントに比べて約40％高い値を示すことがわかった．

(4) 即時荷重

即時荷重時，どの程度の骨結合能力をもつインプラントであれば骨結合を達成できるかを知ることは，今後，即時荷重適応の拡大を図るうえで重要である．Soltanzadehら[42)]は，光機能化および通常インプラントをそれぞれ埋入後，ただちに側方負荷をかけ，2週間

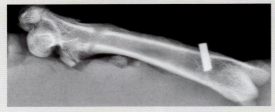 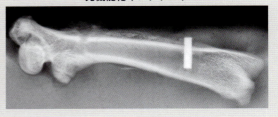

図12　即時荷重下での骨結合能力
インプラントをラット大腿骨に埋入し，直後より矯正用コイルにて近心方向（写真左方向）に負荷を開始した．写真は治癒2週間後のX線像．光機能化インプラントは埋入時の軸を保っているのに対し，光機能化を施していないインプラントは大きく近心に傾いているのがわかる

後の骨結合の有無，インプラントの傾斜度を調べた．その結果，骨結合の成功率は，通常インプラントで28.5％，光機能化インプラントで100％であった．骨結合が達成されたインプラントでの骨結合強さは，光機能化インプラントで2.4倍であった．また，通常インプラントは，荷重方向に大きく傾いており，光機能化インプラントではこの傾斜が顕著に抑えられていた（図12）．この研究により，光機能化は，即時荷重下の骨結合の成功率を上げること，またその強度とインプラントの位置的安定性を増すことがわかった．

これらの研究結果は，実験的な条件ではあるが，光機能化が骨結合に対する困難な条件を克服する，あるいは大きく改善する可能性があることを示唆するものであり，臨床研究へとつながる有意義な成果となった．

> **POINT**
>
> 糖尿病，高齢，即時荷重は，骨結合の達成に不利に働く．光機能化は，これらの条件を与えられた動物実験で，一貫して改善する結果をもたらした．

まとめ

光機能化は，埋入直前に行われる，簡便で効果的なインプラント骨結合能力の最適化技術で，インプラントの骨結合能力を決定する4要素のうち，表面形状を除く，ぬれ性，表面電荷，炭素などのコンタミを最適化する．その効果は，動物実験や細胞実験でさまざまな角度から実証されており，最も大きな効果は，骨結合の加速と強化である．そのほか，光機能化チタンには，細菌をより寄せ付けない特性（バクテリアフォビック），骨結合した骨の質を強化するなどの新しい機能があることが発見された．光機能化はユニバーサル技術であり，これまでテストしたすべてのチタンサーフェスで有効性が示されている．ただし，光機能化は既存のチタン面の能力を最大化するものであり，最終的な骨結合能力は，そのチタンが本来もつ表面形状の能力に比例することも考慮する必要がある．これまで得られている光機能化の基礎的知見は，その理論背景と合致しており，その後に行われてきたさまざまなトラスレーショナル研究も一貫した結果をもたらしている．

これだけは知っておきたい光機能化 −基礎編−

文　献

1) Att W, Ogawa T. Biological aging of implant surfaces and their restoration with ultraviolet light treatment: a novel understanding of osseointegration. *Int J Oral Maxillofac Implants*. 2012; **27**: 753-761.
2) Ogawa T. Ultraviolet photofunctionalization of titanium implants. *Oral Craniofac Tissue Eng*. 2012; **2**:151-158.
3) Weinlaender M, Kenney EB, Lekovic V, Beumer J 3rd, Moy PK, Lewis S. Histomorphometry of bone apposition around three types of endosseous dental implants. *Int J Oral Maxillofac Implants*. 1992; **7**: 491-496.
4) Berglundh T, Abrahamsson I, Albouy JP, Lindhe J. Bone healing at implants with a fluoride-modified surface: an experimental study in dogs. *Clin Oral Implants Res*. 2007; **18**: 147-152.
5) Ogawa T, Nishimura I. Different bone integration profiles of turned and acid-etched implants associated with modulated expression of extracellular matrix genes. *Int J Oral Maxillofac Implants*. 2003; **18**: 200-210.
6) De Maeztu MA, Braceras I, Alava JI, Gay-Escoda C. Improvement of osseointegration of titanium dental implant surfaces modified with CO ions: a comparative histomorphometric study in beagle dogs. *Int J Oral Maxillofac Surg*. 2008; **37**: 441-447.
7) Lee JH, Ogawa T. The biological aging of titanium implants. *Implant Dent*. 2012; **21**: 415-421.
8) Att W, Hori N, Takeuchi M, Ouyang J, Yang Y, Anpo M, Ogawa T. Time-dependent degradation of titanium osteoconductivity: an implication of biological aging of implant materials. *Biomaterials*. 2009; **30**: 5352-5363.
9) Att W, Hori N, Iwasa F, Yamada M, Ueno T, Ogawa T. The effect of UV-photofunctionalization on the time-related bioactivity of titanium and chromium-cobalt alloys. *Biomaterials*. 2009; **30**: 4268-4276.
10) Hori N, Att W, Ueno T, Sato N, Yamada M, Saruwatari L, Suzuki T, Ogawa T. Age-dependent degradation of the protein adsorption capacity of titanium. *J Dent Res*. 2009; **88**: 663-667.
11) Minamikawa H, Att W, Ikeda T, Hirota M, Ogawa T. Long-term progressive degradation of the biological capability of titanium. *Materials*. 2016; **9**: 102.
12) Hori N, Ueno T, Minamikawa H, Iwasa F, Yoshino F, Kimoto K, Lee MC, Ogawa T. Electrostatic control of protein adsorption on UV-photofunctionalized titanium. *Acta Biomater*. 2010; **6**: 4175-4180.
13) Iwasa F, Hori N, Ueno T, Minamikawa H, Yamada M, Ogawa T. Enhancement of osteoblast adhesion to UV-photofunctionalized titanium via an electrostatic mechanism. *Biomaterials*. 2010; **31**: 2717-2727.
14) Ikeda T, Hagiwara Y, Hirota M, Tabuchi M, Yamada M, Sugita Y, Ogawa T. Effect of photofunctionalization on fluoride-treated nanofeatured titanium. *J Biomater Appl*. 2014; **28**: 1200-1212.
15) Tsukimura N, Yamada M, Iwasa F, Minamikawa H, Att W, Ueno T, Saruwatari L, Aita H, Chiou WA, Ogawa T. Synergistic effects of UV photofunctionalization and micro-nano hybrid topography on the biological properties of titanium. *Biomaterials*. 2011; **32**: 4358-4368.
16) Hori N, Iwasa F, Tsukimura N, Sugita Y, Ueno T, Kojima N, Ogawa T. Effects of UV photofunctionalization on the nanotopography enhanced initial bioactivity of titanium. *Acta Biomater*. 2011; **7**: 3679-3691.
17) Dohan Ehrenfest DM, Vazquez L, Park YJ, Sammartino G, Bernard JP. Identification card and codification of the chemical and morphological characteristics of 14 dental implant surfaces. *J Oral Implantol*. 2011; **37**: 525-542.
18) Murphy M, Walczak MS, Thomas AG, Silikas N, Berner S, Lindsay R. Toward optimizing dental implant performance: Surface characterization of Ti and TiZr implant materials. *Dent Mater*. 2017; **33**: 43-53.
19) Zhao G, Schwartz Z, Wieland M, Rupp F, Geis-Gerstorfer J, Cochran DL, Boyan BD. High surface energy enhances cell response to titanium substrate microstructure. *J Biomed Mater Res A*. 2005; **74**: 49-58.
20) Suzuki T, Hori N, Att W, Kubo K, Iwasa F, Ueno T, Maeda H, Ogawa T. Ultraviolet treatment overcomes time-related degrading bioactivity of titanium. *Tissue Eng Part A*. 2009; **15**: 3679-3688.
21) Aita H, Hori N, Takeuchi M, Suzuki T, Yamada M, Anpo M, Ogawa T. The effect of ultraviolet functionalization of titanium on integration with bone. *Biomaterials*. 2009; **30**: 1015-1025.
22) Hori N, Ueno T, Suzuki T, Yamada M, Att W, Okada S, Ohno A, Aita H, Kimoto K, Ogawa T. Ultraviolet light treatment for the restoration of age-related degradation of titanium bioactivity. *Int J Oral Maxillofac Implants*. 2010; **25**: 49-62.
23) Hirota M, Ikeda T, Tabuchi M, Iwai T, Tohnai I, Ogawa T. Effect of ultraviolet-mediated photofunctionalization for bone formation around medical titanium mesh. *J Oral Maxillofac Surg*. 2014; **72**: 1691-1702.
24) Hirota M, Ikeda T, Tabuchi M, Nakagawa K, Park W, Ishijima M, Tsukimura N, Hagiwara Y, Ogawa T. Bone generation profiling around photofunctionalized titanium mesh. *Int J Oral Maxillofac Implants*. 2016; **31**: 73-86.
25) Hirota M, Ikeda T, Tabuchi M, Ozawa T, Tohnai I, Ogawa T. Effects of ultraviolet photofunctionalization on bone augmentation and integration capabilities of titanium mesh and implants. *Int J Oral Maxillofac Implants*. 2017; **32**: 52-62.
26) Yamada Y, Yamada M, Ueda T, Sakurai K. Reduction of biofilm formation on titanium surface with ultraviolet-C pre-irradiation. *J Biomater Appl*. 2014; **29**: 161-171.
27) de Avila ED, Lima BP, Sekiya T, Torii Y, Ogawa T, Shi W, Lux R. Effect of UV-photofunctionalization on oral bacterial attachment and biofilm formation to titanium implant material. *Biomaterials*. 2015; **67**: 84-92.
28) Almaguer-Flores A, Olivares-Navarrete R, Wieland M, Ximenez-Fyvie LA, Schwartz Z, Boyan BD. Influence of topography and hydrophilicity on initial oral biofilm formation on microstructured titanium surfaces *in vitro*. *Clin Oral Implants Res*. 2012; **23**: 301-307.
29) Ueno T, Ikeda T, Tsukimura N, Ishijima M, Minamikawa H, Sugita Y, Yamada M, Wakabayashi N, Ogawa T. Novel antioxidant capability of titanium induced by UV light treatment. *Biomaterials*. 2016; **108**: 177-186.

30) Pyo SW, Park YB, Moon HS, Lee JH, Ogawa T. Photofunctionalization enhances bone-implant contact, dynamics of interfacial osteogenesis, marginal bone seal, and removal torque value of implants: a dog jawbone study. *Implant Dent*. 2013; **22**: 666-675.

31) Ishii K, Matsuo M, Hoshi N, Takahashi SS, Kawamata R, Kimoto K. Effect of ultraviolet irradiation of the implant surface on progression of periimplantitis — A pilot study in dogs. *Implant Dent*. 2016; **25**: 47-53.

32) Nakhaei K, Ishijima M, Ogawa T. Photofunctionalization-grade UV treatment of titanium enhances adhesion and retention of human oral epithelial cells. submitted.

33) Att W, Takeuchi M, Suzuki T, Kubo K, Anpo M, Ogawa T. Enhanced osteoblast function on ultraviolet light-treated zirconia. *Biomaterials*. 2009; **30**: 1273-1280.

34) Tabuchi M, Ikeda T, Hirota M, Nakagawa K, Park W, Miyazawa K, Goto S, Ogawa T. Effect of UV photofunctionalization on biologic and anchoring capability of orthodontic miniscrews. *Int J Oral Maxillofac Implants*. 2015; **30**: 868-879.

35) Minamikawa H, Ikeda T, Att W, Hagiwara Y, Hirota M, Tabuchi M, Aita H, Park W, Ogawa T. Photofunctionalization increases the bioactivity and osteoconductivity of the titanium alloy Ti6Al4V. *J Biomed Mater Res A*. 2014; **102**: 3618-3630.

36) Ueno T, Yamada M, Hori N, Suzuki T, Ogawa T. Effect of ultraviolet photoactivation of titanium on osseointegration in a rat model. *Int J Oral Maxillofac Implants*. 2010; **25**: 287-294.

37) Ohyama T, Uchida T, Shibuya N, Nakabayashi S, Ishigami T, Ogawa T. High bone-implant contact achieved by photofunctionalization to reduces periimplant stress: a three-dimensional finite element analysis. *Implant Dent*. 2013; **22**: 102-108.

38) Ueno T, Yamada M, Suzuki T, Minamikawa H, Sato N, Hori N, Takeuchi K, Hattori M, Ogawa T. Enhancement of bone-titanium integration profile with UV-photofunctionalized titanium in a gap healing model. *Biomaterials*. 2010; **31**: 1546-1557.

39) Hasegawa H, Ozawa S, Hashimoto K, Takeichi T, Ogawa T. Type 2 diabetes impairs implant osseointegration capacity in rats. *Int J Oral Maxillofac Implants*. 2008; **23**: 237-246.

40) Sugita Y, Honda Y, Kato I, Kubo K, Maeda H, Ogawa T. Role of photofunctionalization in mitigating impaired osseointegration associated with type 2 diabetes in rats. *Int J Oral Maxillofac Implants*. 2014; **29**: 1293-1300.

41) Ishijima M, Ghassemi A, Soltanzadeh P, Tanaka M, Nakhaei K, Park W, Hirota M, Tsukimura N, Ogawa T. Effect of UV photofunctionalization on osseointegration in aged rats. *Implant Dent*. 2016; **25**: 744-750.

42) Soltanzadeh P, Ghassemi A, Ishijima M, Tanaka M, Park W, Iwasaki C, Hirota M, Ogawa T. Success rate and strength of osseointegration of immediately loaded UV-photofunctionalized implants in a rat model. *J Prosthet Dent*. 2017; **118**: 357-362.

CHAPTER

14

光機能化の実際と臨床成績
インプラントとチタンメッシュへの応用を中心に

Clinical application and outcome of UV-photofunctionalization in dental implants and titanium mesh plates

小川隆広 Takahiro Ogawa
UCLA 歯学部

　前章で詳しく述べた理論背景，基礎データをもとに，光機能化の臨床は進められ，これまでに多くの症例，臨床エビデンスが蓄積されてきた．本章では，それらをインプラント臨床の課題・疑問に呼応する形で解説する．

光機能化はオッセオインテグレーションを加速させるのか？

　Funato ら[1]は，20カ月間でレトロスペクティブに集計された222本の通常インプラントと168本の光機能化インプラントを比較した．本研究で特徴的なことは難症例の割合であり，GBRやサイナスリフト，抜歯後即時埋入などを含む難症例の割合は通常インプラント群で84.2％，光機能化インプラント群で91.7％と極めて高かった．したがって，本研究は難症例における研究といっても過言ではない．使用されたインプラントは両群ともに酸処理サーフェスで，インプラントの平均直径は通常インプラント群で4.71mm，光機能化群で4.51mmと，光機能化群で有意に小さかった．また難症例を集計するとインプラントの長さは通常インプラントで12.20mm，光機能化群で11.71mmと，光機能化群で有意に短かった．そして，本研究で特筆すべきは治癒期間の大きな短縮である．負荷を与えるまでの治癒期間は，通常インプラントでは平均6.5カ月であったのに対し，光機能化群では3.2カ月であった．本研究では90％以上の症例が難症例であることを考慮すると，とても大きな短縮と言えるだろう．そして，成功率は通常インプラント群で96.3％，光機能化群で97.6％であった．論文では，より多くの難症例に対し適応された，より短く径が小さいインプラントにもかかわらず，光機能化インプラントは大幅な治癒期間の短縮を可能にし，成功率を落とすことはなかったと結論づけられている．

　また，本研究ではオッセオインテグレーションのスピードの評価に客観的な数値を導入している．埋入時と負荷時にISQ値を計測し，その差を負荷までに要した月数で割った値をOSI（Osseointegration Speed Index，骨結合速度インデックス）と定義している．この指標を導入することにより，埋入時の条件や治癒期間の違いを標準化したうえでの

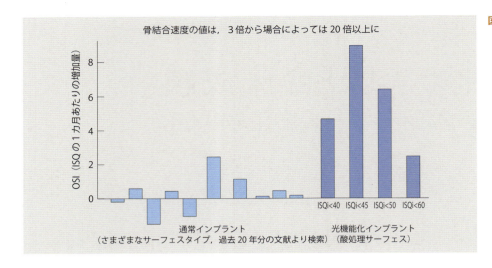

図1 光機能化インプラントと通常インプラントにおける骨結合のスピードを1カ月あたりのISQの増加量（OSI）により評価した．OSIは埋入時のISQ（ISQi）によって条件が変わるため，光機能化群においてはISQiによりグループ分けしている（Funato 2013[1])

評価・比較が可能になった．本研究のこの部分の解析に関しては，通常インプラント群のデータが存在しなかったため，過去約20年間における文献を検索し，光機能化群の値と比較・検討した．光機能化群のOSIは2.0～8.7であり，通常インプラント群の－1.8～2.8と比較して，顕著に高かった．また難症例の度合いが強いほど，つまり埋入時のISQ値が低いほど，光機能化の効果が高かったと述べている．骨結合のスピードは埋入時の値によってその後の変化の度合いが異なるため，埋入時のISQ値の違いによって分類も行っている（図1）．

POINT

骨結合のスピードを客観的に評価する指標（OSI）が世界で初めて導入された．光機能化を施したインプラントのOSIは，過去20年における光機能化を施していないインプラントと比較して顕著に高かった．すなわち，光機能化による骨結合の加速を意味した．

光機能化は，いわゆるall-on-4タイプの即時負荷にも有効か？

Suzukiら[2]は，上顎に即時荷重下で埋入された33本のall-on-4タイプのインプラント（陽極酸化サーフェス）についてプロスペクティブコホート研究（前向き追跡研究）を行った．まず，治癒中のISQの代表値として埋入後6週のISQを評価したところ，光機能化群では78.0であった（図2）．同じサーフェスタイプをもつ通常インプラントを上顎に埋入した場合，過去の研究では4～6カ月後のISQ値は60.2～63.5であったと報告されている．ここで，骨結合の強さの最終到達点について考えたい．過去の研究で検索された埋入後4～6カ月のISQとは，治癒の中盤から後半，場合によっては完了した時期にも相当する．したがって，本研究において6週における光機能化インプラントのISQ値がこれらの値を大きく上まわったことは，間接的にではあるが，光機能化によりオッセオインテグレーションの加速のみならず，強さ自体も増強したことを示唆している．また本研究では，Funatoらの研究と同様にOSIも計測しており，光機能化インプラントは3.1～6.3で，過去に報告された同じタイプの通常インプラントの－3.0～1.17よりも顕著に大きかった．

光機能化の実際と臨床成績
インプラントとチタンメッシュへの応用を中心に

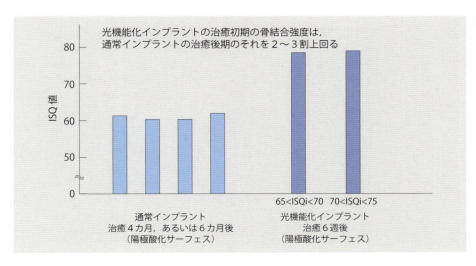

図2 光機能化インプラントと通常インプラントにおける骨結合強さをISQ値によって比較．用いたインプラントサーフェスはともに陽極酸化面である（Suzuki 2013[2]）

以上より，光機能化は，all-on-4タイプ，即時負荷に適応された場合でも有効であること，そしてオッセオインテグレーションの加速と強さの増強の両方に寄与することが示唆された．

POINT

即時荷重の環境下でのISQ値の計測データは，光機能化によって骨結合の加速のみならず，その到達点も向上させることを示唆している．長期フォローアップのデータが待たれる．

光機能化は難症例でも有効か？

Kitajimaら[3]は，埋入時のISQ値が低い症例，極めて低い症例，計測不可能なほど初期固定がない症例における光機能化の効果をコホート研究として調査した．過去の研究を検索した限り，埋入時のISQ値が50以下のケース報告はごくわずか（3ないし数本の論文）であり，40以下の症例に関する報告はほぼ存在しない．つまり，これまでのインプラント治療において，埋入時のISQ値が40以下であれば適応症ではないと考えられていることを意味しているかもしれない．本研究では，埋入時のISQ値が40以下のインプラント，そして初期固定が全くなく，スマートペグがとりつけ不能であったインプラント，つまり初期固定が近似0のインプラントを多く含んでいる．その結果，これらの難症例，超難症例に適応された光機能化インプラントにおいて，治癒後に70以上の高いISQ値が得られたことが報告された．なお，治癒期間については，著者らの従来プロトコールと同じ約6カ月を適応している．インプラントの適応と非適応の境界の基準をよい意味で転換する意義深い研究と考察されている．

POINT

過去に，埋入時のISQ値が40以下の症例ならびに研究はほとんど見ることができない．このような難症例における光機能化インプラントの研究が初めて行われた．今後のインプラント適応症の拡大が期待されている．

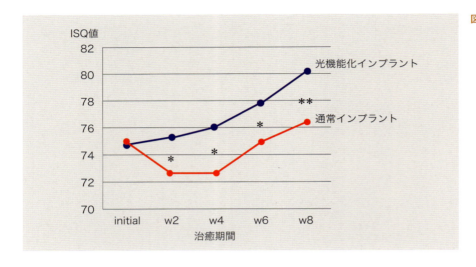

図3 丹野と横浜市立大学口腔外科の共同による光機能化のランダマイズドクリニカルトライアル
埋入後，2週ごとにオステルを用いてISQ値を計測．通常インプラントでは明確に認められたスタビリティディップが，光機能化インプラントでは消失しているのがわかる．両者で統計学的有意差があるところは印で示している（＊＜0.05，＊＊＜0.01）

光機能化の効果はインプラントの他の要素と比較してどの程度か？

　Hirotaら[4]は，実験群と対照群がある完全なケースコントロールスタディを行った．サーフェスはともに陽極酸化面である．結果，光機能化インプラントのOSIは，通常インプラントよりも顕著に高かった．さらに，オッセオインテグレーションに及ぼす可能性のある患者サイドの要素やインプラントサイドの要素などを多変量解析した結果，インプラントの長さや直径，患者の年齢や性別よりも，光機能化をするか否かが骨結合のスピードに最も影響することを明らかにした．これらの結果は，光機能化が骨結合を加速することをより高いエビデンスで示したと同時に，インプラントに関する他の要素や患者に関する要素と比較しても，光機能化を施すか否かがその後の骨結合の決定に大きな比重を占めることを明らかにした．

POINT

　光機能化を施すか否かは，インプラントの長さや径，患者の年齢や性別よりも，骨結合の達成に大きな影響を与える．

光機能化はスタビリティディップを解消するほど有効か？

　丹野ら（未発表データ）は，横浜市立大学口腔外科との共同研究にて，光機能化のオッセオインテグレーションへの影響を明らかにする目的で，ランダマイズドクリニカルトライアルを行っている．使用したインプラントは陽極酸化表面をもつものであり，埋入後はインプラントの安定性（ISQ値）を2週間ごとに計測した．埋入時の初期固定の違いによって，初期ISQ値は異なる値を示すが，ここでは埋入時のISQ値が比較的中程度（75付近）であったインプラント群のデータを紹介する．通常インプラントにおいては埋入後2週，4週とISQ値は下がり，いわゆるスタビリティディップ（Chapter 2参照）の出現が認められた（図3）．6週でほぼ埋入時ISQと同等に回復し，8週においてはわずかに上昇したが，埋入時と比較した場合の増加幅は1ポイント程度にとどまった．

14 光機能化の実際と臨床成績
インプラントとチタンメッシュへの応用を中心に

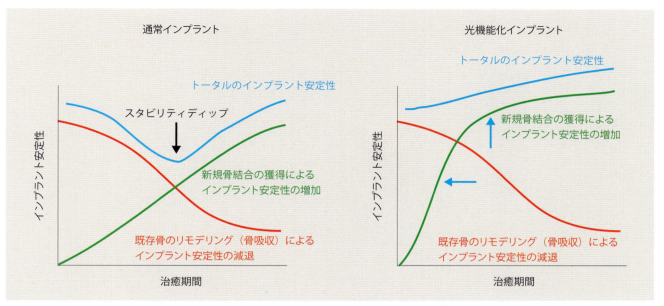

図4 スタビリティディップと光機能化によるその消失のメカニズム（Suzuki 2013 [2])
光機能化を施すことで，緑の線で示す新規骨結合の獲得曲線が左にシフトすることにより，スタビリティディップが消失している（青色水平矢印）．また，緑の線の高さが上昇していることにも着目（青色垂直矢印）．つまり骨結合の加速のみならず，到達度も上がっていることが示唆され，これによって青の線で示したトータルな骨結合レベルも光機能化インプラントで上昇している

一方，光機能化インプラントでは，スタビリティディップは認められず，治癒2週，4週，6週と時間経過に応じてISQ値は増加し，8週の時点では埋入時より5ポイント程度増加した．すべての治癒期間において，通常インプラントと光機能化インプラントのISQ値には有意な差が認められた．OSI，つまり1カ月あたりのISQ増加量も通常インプラントで0.6，光機能化インプラントで2.5と，光機能化インプラント群で約4倍高かった．

通常のインプラントではスタビリティディップが存在すること，そして光機能化にはこれを消失させる効果があることが明らかとなった．また，Suzukiらの研究に基づき，トータルなインプラントの安定性も上昇していることも注目される（図4）．

POINT
光機能化により骨結合のスピードが増し，その結果，スタビリティディップが消失することが示された．

光機能化の使用に際し考慮すべきこととは?

光機能化の使用に際しては，光機能化も万能ではないということを理解しておかなければならない．Funatoら[1]の報告にあるように失敗症例も存在する．インプラントシステムを各医院で採用する際，さまざまな要素（スレッドデザイン，表面性状，接合様式など）のなかから一つないし複数の理由で選択する．光機能化は，ベースサーフェスの形状がもつ能力を最大限引き出す技術であることから，光機能化後の能力はベースサーフェスの能力に比例して増加することが考えられる．たとえば，機械研磨のサーフェス

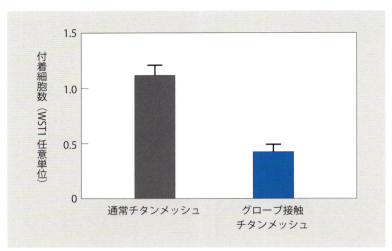

図5 チタンメッシュ上における付着細胞数の比較（培養後24時間）
購入したままのチタンメッシュ，チタンメッシュを滅菌グローブに3分接触させたものを比較した．両者とも細胞培養前にオートクレーブにて滅菌されている

と，いわゆるラフサーフェス表面の骨結合能力には，大きな差があるのは科学的事実である．よって，骨結合の観点から言えば，光機能化に加えて，よりよい表面形状が求められることを理解しておきたい．また，光機能化はチタンの骨結合能を向上させる技術であり，HAそのものに対する効果は研究されていない．さらに，HAサーフェスは多種多様であり，HAの組成や性質，チタンの露出面積がメーカーによって大きく異なるため，光機能化の効果も一括りとして研究できない．

チタンメッシュの特殊性とは?

チタンメッシュはとても独特な生体材料で，通常，滅菌された状態で販売されていない．また，サイズや形の調整は現場の歯科医師によって行われるが，この調整の過程でチタンメッシュはグローブや器具，各種材料などの接触に伴う人為的・環境的汚染に見舞われる．実際，通常のチタンメッシュとグローブで触れたチタンメッシュでは，骨芽細胞の付着に違いはあるだろうか？　通常のチタンメッシュと，滅菌グローブに接触させたチタンメッシュ上で骨芽細胞を培養し，1日後に付着した細胞数を計測した結果，グローブに接触させたチタンメッシュ上では付着細胞数が大きく減少していた（図5）．骨組織の形成は骨芽細胞が担うことから，チタンメッシュへのグローブの接触は適応部位における骨組織の形成に負の影響を与えることが予測される．

またインプラントと同様に，エイジングによる炭素のコンタミも常に発生している．チタンメッシュは，患者に使用する前に生物学的コンタミを除去するためにオートクレーブやガス滅菌などを行うが，いくら滅菌してもチタンメッシュに広く存在する化学的コンタミは残存するのである．

POINT

チタンメッシュにおける化学的コンタミは無視されてきた．そこに改善の余地の可能性がある．

光機能化の実際と臨床成績
インプラントとチタンメッシュへの応用を中心に

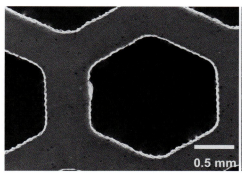
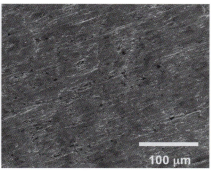

図6 典型的なチタンメッシュ表面の電子顕微鏡写真
サーフェス形状は機械研磨のサーフェスと類似しており，このままでは骨伝導能は低い

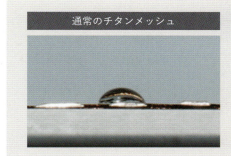
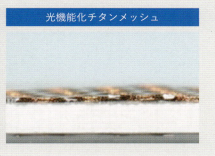

図7 チタンメッシュ上に1.5μlの水滴を滴下したときの側面写真
通常のチタンメッシュは疎水性である．光機能化を施すと接触角は5°以下となり，超親水性へと変化する

光機能化チタンメッシュの効果とは？

　光機能化によってチタンメッシュの骨伝導能はどのように変化するのであろうか．チタンメッシュの表面には，製法によって若干のバリエーションが存在するが，基本的にはインプラント表面に施されているような，いわゆる明瞭なラフサーフェスではなく，機械研磨のサーフェスにみられるような機械切削痕，あるいは引っ張りなどの機械的変形により発生した無造作でわずかな粗造性のみが存在し，比較的スムーズな面を呈する（図6）．そして，チタンメッシュはそのままの状態では疎水性である（図7）．つまり，インプラント体と同様に，たとえそれが未開封の新しい製品であったとしても，チタンメッシュ表面には多くの炭素分子が存在し，化学的にコンタミされている．光機能化により，炭素分子は分解・除去することができ，チタンメッシュは超親水性へ変化する．この物理化学的変化がどのような生物学的効果をもたらすのだろうか．

　Hirotaら[5]は，まず骨を形成するのに必要な骨芽細胞のリクルート能力について調べた．骨芽細胞を6時間培養し，通常チタンメッシュと光機能化チタンメッシュにそれぞれ付着した細胞数を計測した結果，光機能化チタンメッシュには約2倍の細胞が付着した（図8）．さらに，アルカリフォスファターゼなどの骨形成に必要なタンパク質の産生も，細胞数に比例する形で2倍以上増加した（図9）．Funatoら[6]も同様の効果を報告している．

　さらに，*in vivo*でチタンメッシュ周囲における三次元的な骨形成のプロファイリングが行われた．通常チタンメッシュと光機能化チタンメッシュをそれぞれラットの大腿骨に埋入し，治癒2週と3週において，マイクロCTによる骨の定量的解析が行われた．まず治癒初期において，メッシュに開けられた間隙部分でエッジから近いところでは，

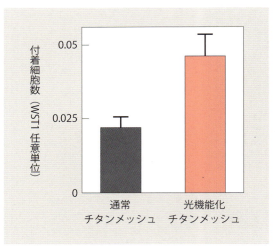

図8 チタンメッシュ上における付着細胞数の比較（培養6時間）
骨芽細胞を引き付ける能力を観察

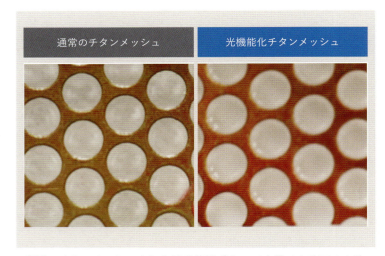

図9 チタンメッシュ上における骨形成タンパク質であるアルカリフォスファターゼ産生量の比較（培養5日後）
骨芽細胞を培養し，アルカリフォスファターゼを染色（赤色部）．赤いほど骨様組織の産生が盛んであることを示している

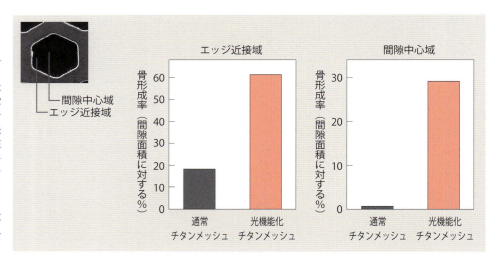

図10 メッシュ間隙内の新生骨形成率
チタンメッシュをラット大腿骨骨髄に埋入し，治癒2週における骨形成率を分析した．なお，チタンの骨伝導能はチタン表面からの距離によって異なることが予想されるため，図左に示すように，骨形成率はチタンメッシュのエッジに近接した領域と離れた領域（間隙中心域）に分けて解析された（Hirota 2016 [5]）

　光機能化メッシュは通常メッシュの約3倍の骨形成率を示した（図10）．さらに，エッジから遠いところ，つまり間隙の中央付近においては，通常メッシュと比較して10倍以上の高い骨形成率を示した．また治癒後期においても，両群に有意な差が存在した．つまり，治癒期間を延長しても，光機能化の優位性は保たれていた．

　次に，チタンメッシュに平行な領域における骨形成について，メッシュからの距離に応じた定量が行われた．治癒初期で，メッシュ面から400μm以内の近接域において，光機能化メッシュは通常メッシュと比較して骨形成量が約2.5倍であった（図11）．またメッシュ面から1.2mm離れた遠域においても，光機能化メッシュ周囲には2倍強の有意に高い骨形成量が認められた．さらに興味深い所見は，治癒後期になると，光機能化メッシュ周囲では骨形成量が治癒初期と比較して有意に増加したのに対し，通常メッシュ周囲では増加が認められなかったことである．つまり，光機能化メッシュは骨形成の加速のみならず，骨量の増加にも貢献していることを示唆している．

14 光機能化の実際と臨床成績
インプラントとチタンメッシュへの応用を中心に

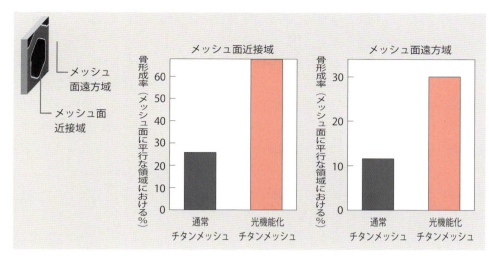

図11 メッシュ面からの距離に応じた新生骨形成率
チタンメッシュをラット大腿骨骨髄に埋入し，治癒2週における骨形成率を分析した．図11の解析と同様の理由により，骨形成率はチタンメッシュ面に近接した領域（400μm以内）と，離れた領域（遠方域，メッシュより1.2mmの地点）に分けて解析された（Hirota 2016[5]）

<光機能化の具体的な手順>
① チタンメッシュを取り出し，薬液による超音波洗浄
② 水道水による流水下での洗浄
③ ガス滅菌
④ 手術時，滅菌グローブ着用下でのトリミング，ベンディング
⑤ スチーマーによる洗浄
⑥ 滅菌精製水での超音波洗浄
⑦ 光機能化

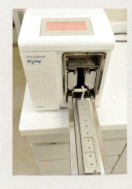

光機能化に用いるセラビームアフィニー（ウシオ電機）．スライドドアを開けると，中に着脱式のステージがある．ステージ前方には凹みが施してあり，チタンメッシュ設置エリアとして利用できる

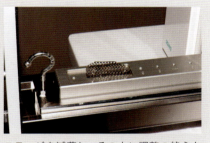

ステージを滅菌し，その上に調整の終えたチタンメッシュを設置する．骨芽細胞をリクルートするメッシュ内面により光が照射されるよう，メッシュ内面を上に向けて設置する

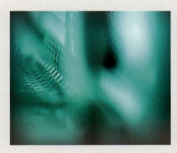

光照射中のチタンメッシュ．装置の前面に設けられたウィンドウより，照射の様子を確認することができる．最適化された紫外線が照射されている

図12 チタンメッシュの光機能化におけるプロトコールの一つ
チタンメッシュの準備段階，最終設置前において，化学的コンタミを除去できるよう最善を心がける

POINT

光機能化の原理はチタンメッシュにも応用可能．光機能化を行うと，メッシュは超親水性となり，表面の骨形成の範囲を広げると同時に，より遠域にまで骨伝導能を拡大できるという研究成果が得られた．

光機能化したインプラントとチタンメッシュの併用は相乗効果をもたらすか？

　最後に，GBRとインプラントの同時埋入をラット大腿骨でシミュレートした研究を紹介する[7]．インプラントとチタンメッシュ，それぞれ通常のものと光機能化を施したものを用いて，約2mmの垂直的骨造成を目指した動物モデルである．この場合，垂直的骨造成を導くには，チタンメッシュに近い領域とインプラントに近い領域が存在する．まず新生骨造成量に関しては，両方の領域において，光機能化を施した場合のほうが有意に高い値を示した．また造成部分，既存骨の部分を問わず，BICは光機能化インプラントのほうが有意に高かった．さらに，造成骨内でのインプラントの安定度を計測した結果，光機能化インプラントは2.5倍程度高い値を示した．

　ここまで述べた理論的背景と科学的データに基づき，光機能化チタンメッシュを用いたGBRが実践されているので，そのプロトコールと臨床例を紹介したい（図12，Case 1，2）．

Case 1　光機能化したチタンメッシュを用いたGBR

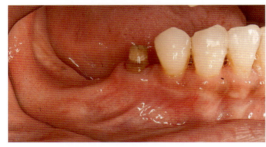
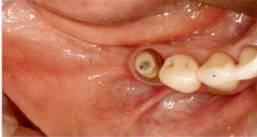

1-1，1-2　50歳代，女性．非喫煙者．7̄6̄を歯周病により抜歯．垂直的GBR術前の欠損部顎堤の状態は高さ，幅ともに大きく失われている

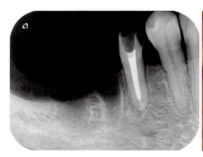
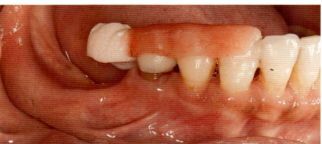

1-3，1-4　5̄遠心側歯槽骨の高さは隣在歯の骨レベルと同等で，健全な付着が確保されている．対合の7̄は欠損しており，6̄部に1本のインプラント埋入を計画

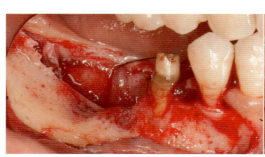
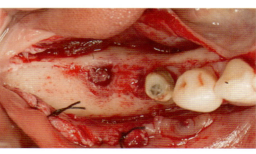

1-5，1-6　健全な付着をもつ5̄遠心の骨レベルに合わせるためには，垂直的に7mmの骨造成が必要となる

光機能化の実際と臨床成績
インプラントとチタンメッシュへの応用を中心に

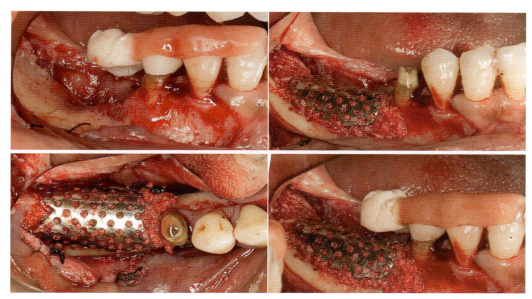

1-7〜1-10　欠損部顎堤表面を徹底的に掻爬して健全な骨面を露出させる．欠損部顎堤の頬側面よりACMドリルにて自家骨を採取．皮質骨を取り除くことで，広範囲にわたり海綿骨を露出させ，骨髄液の浸出を促す．骨造成量が大きい場合や垂直的要素が大きいGBRでは，術後の吸収量が少ない（置換性吸収が遅い）多結晶他家骨（Bio-Oss）を自家骨と併用することが多い．海綿骨からの血液を採取してBio-Ossを浸漬させ，総量の30％以上の自家骨と混和したものを骨移植材として使用．チタンメッシュの断端は可及的に骨面に適合するようにトリミング，ベンディングを行い，骨面に試適．テンプレートを用いて必要な高さと幅が確保されているかを必ず確認する．確認後，滅菌したビーカーに精製水を入れ，その中で何回か超音波洗浄を行い，付着した血液等を洗う．洗浄後，乾燥させてから光機能化を行い，その後は直ちに用意した骨移植材をメッシュ内面に充填して骨面に設置する．その際，直接グローブでメッシュに触れないように配慮した

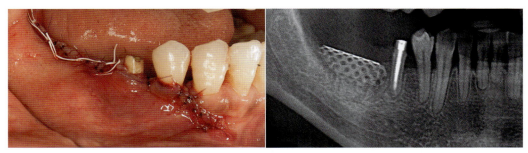

1-11，1-12　骨面にチタンメッシュ設置後，骨造成部を3mmほど越えた範囲を吸収性膜で完全に覆い，テンションフリーでフラップを閉鎖する

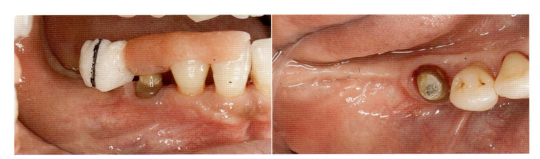

1-13，1-14　GBR後8.5カ月．インプラント埋入前の口腔内．裂開や感染は認められない．粘膜下にチタンメッシュが透けて見えることもなく，欠損部顎堤の軟組織の厚さは確保されている様子

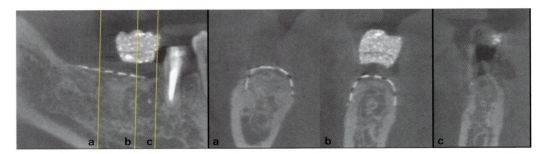

1-15 GBR後8.5カ月のCT像．通常，Bio-Ossは術後1年以上経過してもX線写真上では均一な不透過像として観察されることが多い．しかし本症例では，垂直的に7mm骨造成したテンプレート直下には連続した不透過性の高い皮質骨様の状態が確認でき，その根尖側には海綿骨様の透過性の高い状態が確認できた（b）．これはBio-Ossがリモデリングされたものと推測される．またチタンメッシュの頰側断端は，皮質骨様組織に取り込まれているのが観察できる（a）

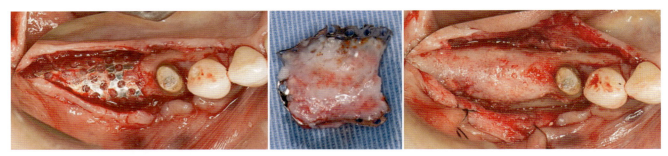

1-16～1-18 全層弁にてフラップ形成．フラップとメッシュは強固に付着していた．チタンメッシュの顎堤側には厚い軟組織が介在し，その軟組織もチタンメッシュと強固に付着しており，造成骨との境界で簡単に剝離できた．軟組織に接していた造成骨表面は滑沢で，皮質骨様に相当硬い状態であった

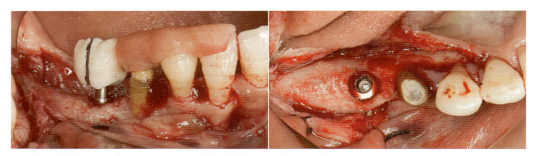

1-19，1-20 テンプレートを用い，補綴学的に理想的なポジションに直径5mmのインターナルタイプのテーパードインプラントを埋入．通常のGBRを行った顎堤には，インプラント窩形成時，均一な硬さの骨移植材の層の根尖側に既存の皮質骨の硬い層がドリルを通して確認される．しかし本症例では，術前のCT像どおりに皮質骨様の硬い表層の根尖側には軟らかい海綿骨様の層が確認できた．これは明らかにチタンメッシュ側からも骨移植材のリモデリングが起こったと推測される

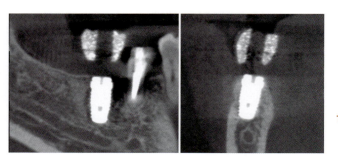

1-21，1-22 埋入後のCT像．埋入されたインプラントの周囲には骨梁が観察される

光機能化の実際と臨床成績
インプラントとチタンメッシュへの応用を中心に

Case 2 光機能化したチタンメッシュを用いたGBR

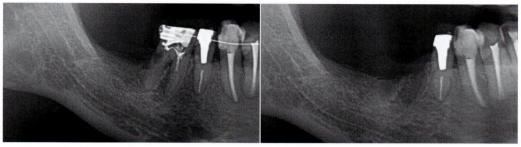

2-1, 2-2 30歳代，非喫煙者．歯周病により 6| は保存不可能と診断．|7 も過去に歯周病が原因で抜歯されている．5| の付着は喪失し，隣在歯と比較して歯槽頂は低位となっていることから，6| は抜歯前に矯正のアンカーとして利用し，5| を歯冠側に挺出させて健全な 4| の骨レベルに回復させてから 6| を抜歯（2-1）．抜歯後，5| 遠心側の骨の高さは確保されている（2-2）

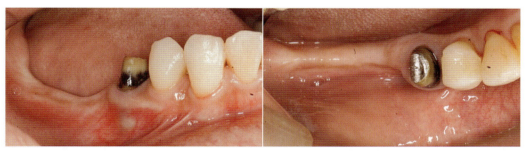

2-3, 2-4 6| の抜歯後，十分に治癒した後にGBRを行う．|7 6| 部に2本インプラントを埋入する計画を立案．欠損部顎堤は高さ，幅ともに大きく失われている

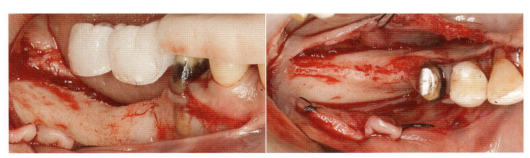

2-5, 2-6 垂直的に5mm，水平的に8mmのGBRが必要と判断した

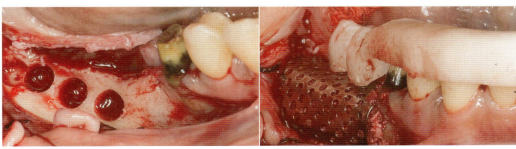

2-7, 2-8 Case 1と同様の術式でGBRを行った

213

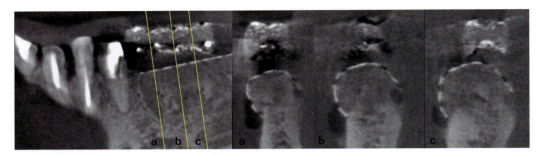

2-9 GBR直後

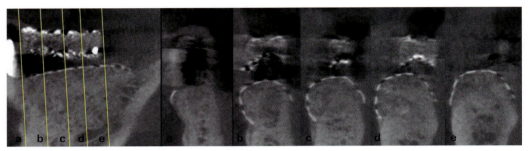

2-10 GBR後4カ月

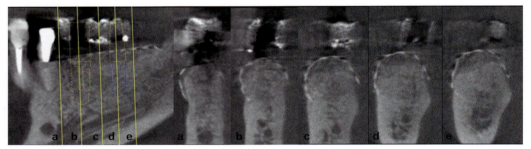

2-11 GBR後9カ月（インプラント埋入前）のCT像．経時的に頬側のチタンメッシュ断端が皮質骨に取り込まれていく様子が観察される（b〜d）

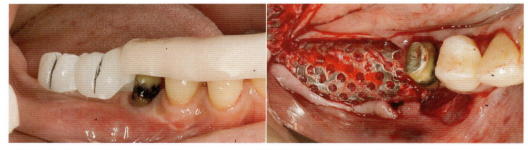

2-12, 2-13 GBR後からインプラント埋入まで軟組織の裂開や感染などはなかった（2-12）

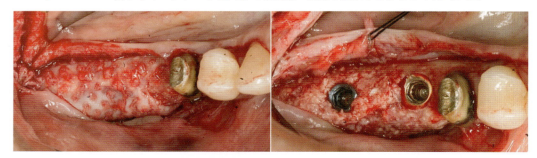

2-14, 2-15 メッシュ下には厚い軟組織が存在していたが，Case 1とは異なり，顎堤側に軟組織が強固に付着していた．軟組織を顎堤表面より剥離・除去し，テーパードタイプのインプラントを2本埋入した．造成骨表面は滑沢ではなくBio-Ossの粒子が観察されるが，内部は顕著に硬化していた

14 光機能化の実際と臨床成績
インプラントとチタンメッシュへの応用を中心に

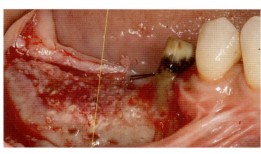
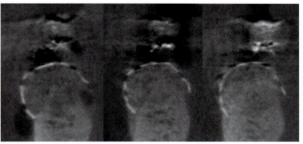

2-16, 2-17 7̄6̄|間の顎堤の断面（黄色線）をCT像（左からGBR直後，GBR後4カ月，9カ月）で観察すると，メッシュの断端が経時的に骨内に取り込まれ，皮質骨が歯冠側へ成長していく様子が確認できる．これは光機能化によりチタンメッシュの組織親和性，特に骨伝導能が高められたためと推察できる．本稿前半で述べた光機能化による，vitroでの骨芽細胞誘導能力の増加，vivoでの骨伝導強化を示す研究結果と一致している

まとめ

　光機能化によるオッセオインテグレーションの加速ならびに増強に関する臨床研究は，ケースシリーズ，ケースコントロールスタディ，コホートスタディ，ランダマイズドクリニカルトライアルと系統立てて行われ，一貫してそれらを支持する結果が得られている．ISQ値などの客観的指標を見る限り，光機能化による骨結合の向上効果は最近15年間に開発されたさまざまなラフサーフェスの改良面による効果より顕著に高いことも示された．また，光機能化による高い骨結合能力により，インプラント治療の適応範囲が広がることを示唆する研究成果も得られている．そして，これまで得られた臨床研究の結果は，動物実験で得られた結果と強く相関し，互いに信頼性を増す結果となっている．

　光機能化の原理は，チタンメッシュへの応用も可能であり，より確実な骨造成にむけて研究成果，臨床実績が蓄積されつつある．光機能化の応用は，インプラント，チタンメッシュ，さらには各種アバットメントへと広がっており，抗菌性の付与や軟組織付着の増強などの新たに発見された光機能化の効果とともに，さらなる臨床貢献が期待されている．

文　献

1) Funato A, Yamada M, Ogawa T. Success rate, healing time, and implant stability of photofunctionalized dental implants. *Int J Oral Maxillofac Implants*. 2013; **28**: 1261-1271.
2) Suzuki S, Kobayashi H, Ogawa T. Implant stability change and osseointegration speed of immediately loaded photofunctionalized implants. *Implant Dent*. 2013; **22**: 481-490.
3) Kitajima H, Ogawa T. The use of photofunctionalized implants for low or extremely low primary stability cases. *Int J Oral Maxillofac Implants*. 2016; **31**: 439-447.
4) Hirota M, Ozawa T, Iwai T, Ogawa T, Tohnai I. Implant stability development of photofunctionalized implants placed in regular and complex cases: A case-control study. *Int J Oral Maxillofac Implants*. 2016; **31**: 676-686.
5) Hirota M, Ikeda T, Tabuchi M, Nakagawa K, Park W, Ishijima M, Tsukimura N, Hagiwara Y, Ogawa T. Bone generation profiling around photofunctionalized titanium mesh. *Int J Oral Maxillofac Implants*. 2016; **31**: 73-86.
6) Funato A, Tonotsuka R, Murabe H, Hirota M, Ogawa T. A novel strategy for bone integration and regeneration: case studies. *J Cosmetic Dent*. 2014; **29**: 74-86.
7) Hirota M, Ikeda T, Tabuchi M, Ozawa T, Tohnai I, Ogawa T. Effects of ultraviolet photofunctionalization on bone augmentation and integration capabilities of titanium mesh and implants. *Int J Oral Maxillofac Implants*. 2017; **32**: 52-62.

CHAPTER 15

予後から観た インプラント治療が抱える課題

Problems of modern implantlogy from the viewpoint of prognosis

船登彰芳 Akiyoshi Funato

石川県・なぎさ歯科クリニック, 5-D Japan ファウンダー

　最終章では，現代のインプラント治療が抱える課題について言及してみたい．ここでの課題とは，技術的な不具合・合併症をさすのではなく，避けては通れない，あるいは今後解決が望まれる問題と考えてもらいたい．具体的には，インプラント周囲炎と，顎骨の成長・経年的変化に起因すると思われるインプラント上部構造の不具合（上部構造の破損，オープンコンタクト，低位咬合）が該当するのではないであろうか．

インプラント周囲炎 〜ラフサーフェスのジレンマ〜

　インプラント治療は，1970年代半ばの初期オッセオインテグレーションの時代からこれまでに着実に進歩しており，その予知性には議論の余地がない（**Case 1**）．一方，近年では長期のフォローアップによりインプラント周囲炎が増加傾向にあることが多数報告されている．それゆえ，2015年に開催されたEuro Perio 8では，安直な抜歯を行い，インプラントに置換してきた代償であろうか，「Save teeth, Less implants」がテーマとして取り上げられていた．

　骨結合を獲得するうえで，ラフサーフェスの優位性は述べてきたが，同時にインプラント周囲炎へのジレンマも開示した（Chapter 4参照）．その内容は，天然歯と異なり，インプラント周囲には軟組織の付着が存在しないため，細胞レベルにおいて特にAdditiveな表面性状であるHA coatingでは，炎症が起きてインプラント周囲溝が酸性に傾きHA coatingまで波及すると，HAの融解が危惧され，ひいてはインプラント周囲炎のリスク因子となる（**Case 2**）．同様に多孔性陽極酸化処理されたインプラントも，表面の剥離によりインプラント周囲炎のリスクは高まる[1, 2]．また現代の主流サーフェスであるSubtractiveな表面性状であっても，口腔内細菌は数μm以下と小さいため，細菌とほぼ同じ大きさの凹部を有する場合，細菌が自らの形態を適合させるように変化させて嵌り込み，バイオフィルム形成の温床となり得る可能性があるため，インプラント周囲炎のリスクは存在する（**Case 3**）．

　アメリカ歯周病学会は2012年に用語集を更新し，インプラント周囲の生物学的問題

Case 1　上顎臼歯部に機械研磨のインプラントを用い20年経過した症例

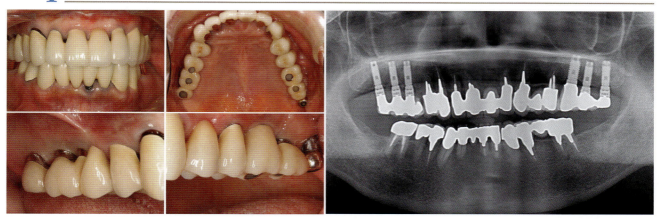

1-1〜1-5　メインテナンス移行後20年の口腔内写真とパノラマX線写真．天然歯周囲の歯肉にリセッションを認めるも，咬合状態は良好である．またオープンコンタクトも認めない．臼歯部には機械研磨のインプラントが埋入されている

Case 2　他医院でHAインプラントが埋入された予後不良症例

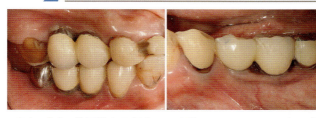
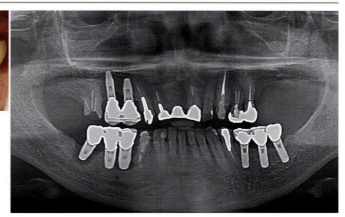

2-1〜2-3　他医院より紹介にて来院．HA coatingのインプラントが埋入されているが，上顎は左側がすでにロストし，右側も予後不良である

Peri-implant mucositis：インプラント周囲粘膜炎
インプラント周囲の支持骨の欠損を伴わない粘膜に限局した炎症

Peri-implantitis：インプラント周囲炎
軟組織の炎症と支持骨の喪失を含むもの

図1　アメリカ歯周病学会による用語の定義

は図1のとおりに定義した．骨喪失を伴うインプラント周囲炎の治療法としては，重度（50％以上の骨喪失）ではインプラント除去が第一選択となり，中等度（50％以下）では切除療法もしくは再生療法を推奨している[3〜5]（**Case 4**）．しかし，再生療法ではいかにインプラント表面をデブライドメントするかが鍵となり，その手法としては，抗菌薬などに直接浸漬する化学療法，滅菌ガーゼやチタンブラシ，プラスチックスケー

Case 3 Subtractiveラフサーフェスのインプラントの周囲炎症例

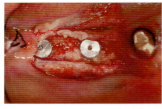
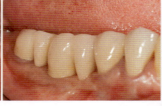
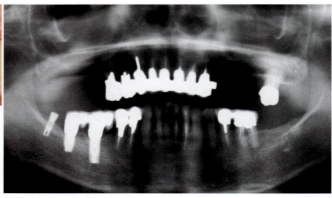

3-1～3-3 1998年にハイブリッド塩酸硫酸処理されたインプラント（2スレッドまで機械研磨面，それ以降はラフサーフェス）を既存骨に埋入し，上部構造を装着した．術後のパノラマX線写真からもわかるように，対合は遊離端義歯であり，後にインプラント周囲炎を引き起こすが，咬合由来とは考えにくい

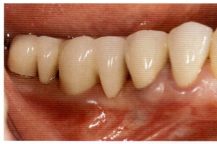
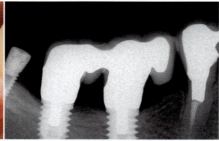

3-4，3-5 治療終了後4年半（2003年10月）の側方面観とX線写真．この段階では良好であった

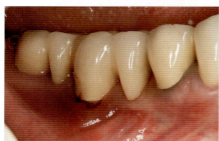
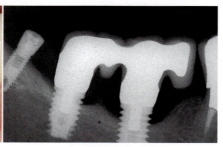

3-6，3-7 その後，メインテナンスは途絶え，治療終了から9年後（2008年5月）に歯肉の腫脹を主訴に来院．X線写真ではインプラント部の機械研磨面まで骨吸収を認める．前方のインプラント部のポケット内を洗浄して炎症が軽減したことから，再度，清掃指導の強化に努めた

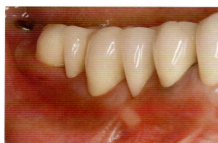
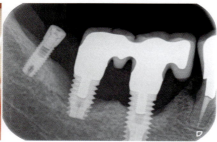

3-8，3-9 治療後14年（2014年9月）の側方面観とX線写真．口腔内の状態は一見良さそうに見えるが，X線写真からは，前方のインプラントの骨吸収は停止しているものの，後方のインプラントは骨吸収が進んでいることがわかる．インプラント除去の必要性を説明したが，いまだ同意は得られていない

ラー，Air abrasionなどを使用する機械的療法，CO_2レーザーやEr:Yagレーザーを用いるレーザー療法，もしくはその併用などがあるものの，いまだ確固たる治療法が確立しているわけではなく，現時点ではケースレポートのみの報告となることは致し方ないと思われる[7～11]．今後は，咬合由来，歯周病関連由来の病因論の確定やその対抗策の基礎研究成果が報告されることを期待したい．

したがって，現在ではインプラント周囲炎にならないよう，あるいは予防できるような配慮が現実的な対応であろう．次頁に筆者らが考える考慮事項をあげる．

15 予後から観たインプラント治療が抱える課題

Case 4 インプラント周囲炎に対し再生療法を行い，良好に経過している症例

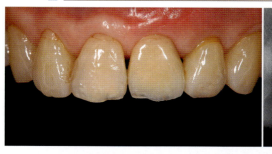
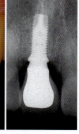

4-1，4-2 プラットフォームスイッチングのインプラントを⌊1 に埋入し，上部構造を装着した

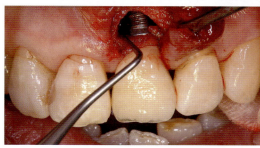
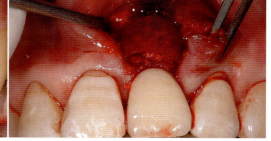

4-3，4-4 術後3年で骨吸収を認めたため，感染部分を掻爬し，他家骨を充填し吸収性膜を設置して再生療法を行った

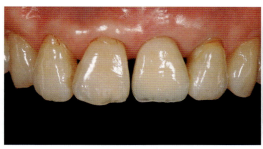
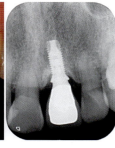

4-5，4-6 術後6年（再生療法より3年），口腔内所見およびX線所見から安定しているのがわかる．ただし，正中離開を認める

インプラント周囲炎予防のためのインプラント治療の考慮事項

- 歯周病の患者はインプラント周囲炎のリスクが高いため，残存歯の歯周治療を徹底すること（Case 5）
- 1回法インプラントを活用する場合，ラフサーフェスは骨内に収め，歯肉縁もしくは歯肉縁上にマージン設定すること
- 2回法インプラントを活用する場合，可及的に骨頂を温存できるインプラントシステム（プラットフォームスイッチング，コニカルシール・テーパージョイントなど）を採用すること（Chapter 1参照）
- インプラント周囲に十分な骨のハウジング（既存骨，造成骨を含む）を担保し，前歯部では厚みのある軟組織を獲得すること（Case 6，Chapter 6，8参照）
- インプラント周囲組織に角化歯肉を設けること（Chapter 7参照）
- 光機能化インプラントを使用すること（動物実験でインプラント周囲炎に抵抗性があることが実証されている）（Chapter 4，13参照）[12]
- 可及的に清掃しやすい上部構造を作製すること
- 上部構造を着脱しやすいScrew retainingを可及的に採用すること（Chapter 12参照）
- 定期的メインテナンスを徹底すること

Case 5　歯周病に罹患した天然歯に再生療法・切除療法を行いメインテナンスに移行した長期症例

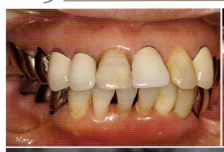
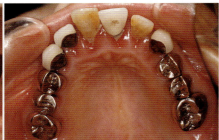
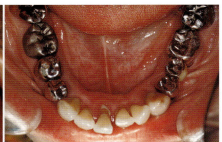
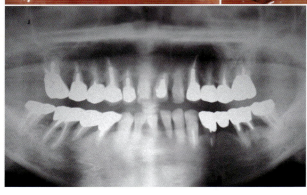

5-1〜5-4　初診時（1995年）の所見から重度の歯周病を認める．上顎にはチタンプラズマスプレータイプの1回法インプラント，下顎には機械研磨のインプラントを埋入した．天然歯には再生療法と切除療法を行った

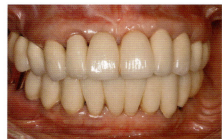
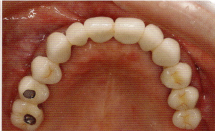
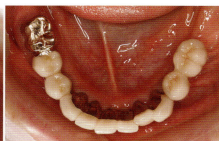
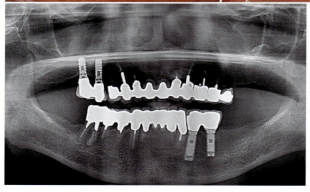

5-5〜5-8　術後18年の口腔内写真とパノラマX線写真．メインテナンスは継続して行われ，プラークコントロールも良好である

顎骨の成長・経年的変化とインプラント上部構造の抱える課題

　この問題もまた，インプラント治療が無歯顎症例から部分欠損症例へ，そして審美領域の単独症例へと応用範囲が拡大され，長期のフォローアップによりクローズアップされてきた課題であろう．

15 予後から観た インプラント治療が抱える課題

Case 6 チタンメッシュを用いインプラント周囲に十分な骨幅を確保した症例

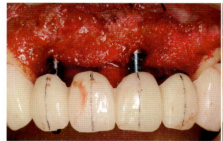
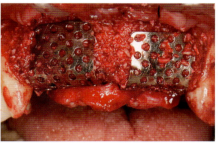

6-1, 6-2 前歯部に2本のインプラントを埋入し，追加でチタンメッシュを用いたGBRを行った．2次手術時に結合組織移植を行い，軟組織の厚みも確保した

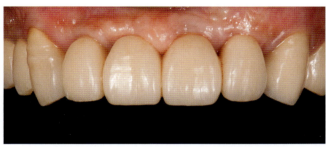
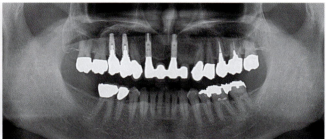

6-3, 6-4 GBR後約7年の口腔内写真とパノラマX線写真

　顎骨の成長は，かつて10歳代後半から20歳代前半で停止すると思われ，その後はインプラント治療にとって大きな問題とはならないと考えられてきた．しかし，その後も非常に緩やかであるものの，成長する可能性があることが明らかになり，その成長は咬合関係で違いがあること，また個人差があることがわかってきている．Daftaryら[13]は，インプラントの長期経過症例において，顎骨の成長に起因するであろう問題として，①審美領域の上部構造と天然歯の不均衡の問題，②天然歯とのオープンコンタクト，③咬合の変化，の3つをあげている．

1 審美領域の上部構造と天然歯の不均衡の問題

　そもそもインプラントそのものはアンキローシスした歯と同じであり，顎骨の成長に伴って，正常な歯列群は成長するが，インプラントは移動しないことは自明で，1990年代前半にはそのリスクが幼若なブタの観察で報告されていた[14, 15]．そのため，20歳未満の若年者へのインプラント治療は十分な配慮が必要であるとされていた．また，女性のほうが男性に比較して早期にインプラント治療を計画してもよいかもしれないとされていた[16]．その後，2006年にHeijら[17]は，若年者のインプラント埋入の決定時期は，橈骨の成長が停止しているか否かで決定すべきだと報告した．またその論文のなかで，Long Facial Syndromeの患者は25歳まで顎骨が垂直方向にドラスティックに成長するため，インプラント治療の禁忌を促した（**Case 7**）．そしてそのような問題は，顎骨の成長には個人差があるものの，インプラント治療には無視できない問題であり，患者教育の必要性を述べている．また2007年にJemtら[18]は，25歳の女性に小臼歯と中切歯に各1本のインプラントを埋入したところ，上部構造を装着してから15年後も顎骨は成長し続け，天然歯との不調和をきたしたと報告している（**Case 8**）．

Case 7　Long Facial Syndromeの患者に前歯部インプラント埋入を行い，早期に天然歯との不調和をきたした症例

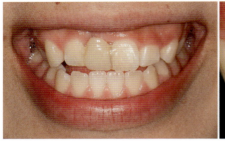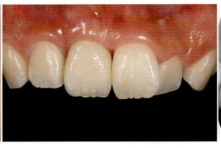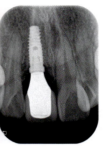

7-1〜7-3　初診時の正面観からもわかるように，オープンバイトでLong facialである．矯正治療を勧めるも，受諾を得ずインプラント治療を終了した．治療終了時（2009年），20歳の女性

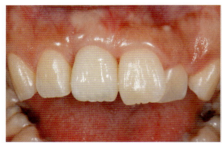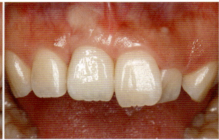

7-4, 7-5　術後3年（2013年，23歳），6年（2015年，25歳）の口腔内．顎骨の成長に伴い，顕著な天然歯との不調和を認める

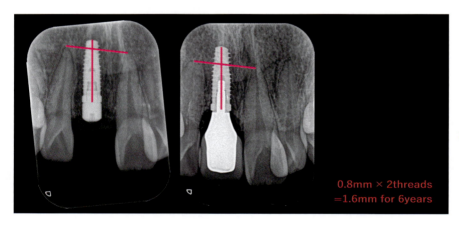

0.8mm × 2threads
=1.6mm for 6years

7-6, 7-7　埋入時（2009年2月）と6年後（2015年5月）のデンタルX線写真より，インプラントのスレッドを基準にすると，6年で天然歯はおよそ1.6mm下方に成長したことになる

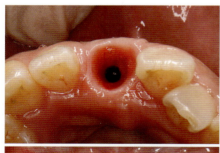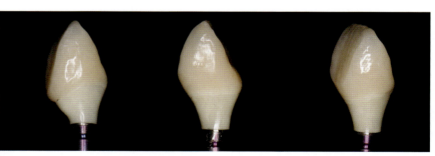

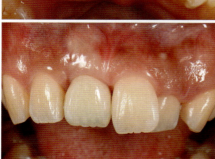

7-8〜7-10　インプラント埋入時に結合組織移植を行っているため，幸いにして唇側には十分な組織が存在する．仮着していた上部構造とメタルベースのジルコニアアバットメントを外し，歯肉貫通部分をレス形態に調整し，再度Tissue Sculptingを行った

予後から観た
インプラント治療が抱える課題 15

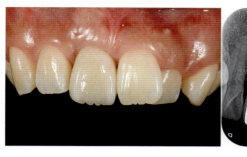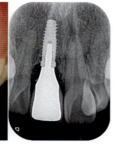

7-11，7-12 許容できうる歯頸線の調和が得られたため，上部構造の再製作を行った．今後も注意深く経過を追っていく予定である

Case 8　顎骨の成長に伴い天然歯と明らかに不調和をきたした症例

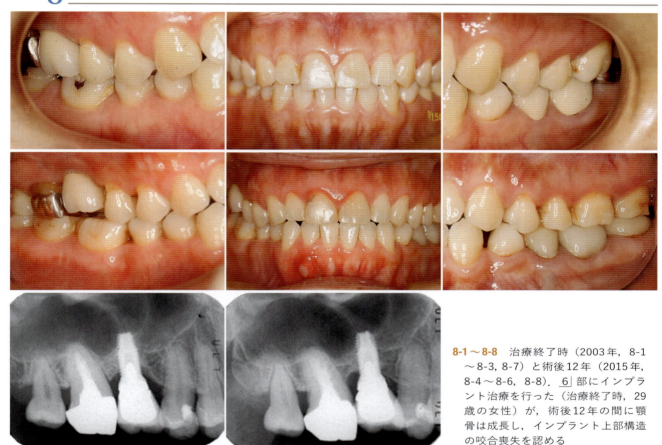

8-1〜8-8 治療終了時（2003年，8-1〜8-3，8-7）と術後12年（2015年，8-4〜8-6，8-8）．6|部にインプラント治療を行った（治療終了時，29歳の女性）が，術後12年の間に顎骨は成長し，インプラント上部構造の咬合喪失を認める

　若年者の前歯部審美領域にインプラント治療が予定される症例の多くは，不慮の外傷による欠損か，先天性欠如による欠損であろう．筆者は最近，できれば25歳まで最終インプラント治療は行わないように説明している．今後は，その間の暫間インプラントによる一時的な欠損マネジメントの要求が高まると思われる．もしくは，接着性のマテリアルを使用したインプラント治療そのものを行わない治療選択も視野に入れる必要がある．また国内外において，両隣在歯が補綴歯であるのにも関わらず，インプラント治療が行われているのを目にする．もちろん，個々の症例において年齢・支台歯の状態などを十分検討する必要があるが，できればインプラント治療を行わず，コンベンショナルなブリッジで対応したほうがよいと考えている．

Case 9 経年的にオープンコンタクトをきたした症例

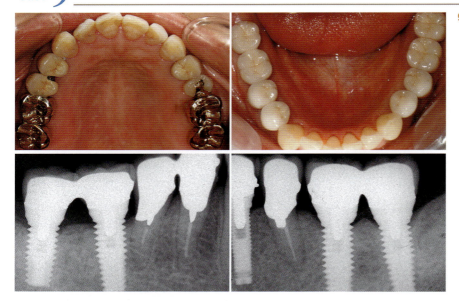

9-1〜9-4 下顎臼歯部にインプラント治療を行った（2000年）

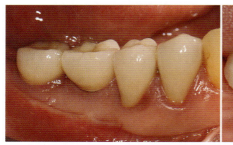 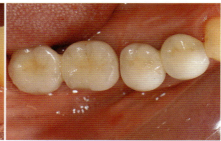

9-5, 9-6 術後5年（2005年, 9-5）ではオープンコンタクトはわずかであるが，術後7年（2007年, 9-6）では顕著なオープンコンタクトを認める

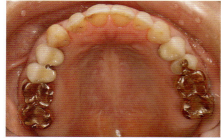 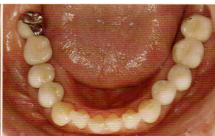 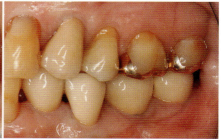

9-7〜9-9 術後14年（2014年）．対合の上顎のメタルは激しい咬耗を認める．また当時のインプラント上部構造のメタルデザインの貧弱さのため，ポーセレンの破折も認め，一部メタルで回復している．下顎左側は，前方にインプラントが埋入されているためか，右側ほど顕著なオープンコンタクトは認められない

2 オープンコンタクトと咬合の変化

　遊離端の部分欠損症例にインプラント治療を行い，臼歯部の咬合の確保・担保することは，可撤式遊離端義歯に比べて有効であるとされてきた．また筆者もそのように考え，実践してきた．しかし長期のフォローアップを行っていくと，高頻度で天然歯とインプラントの上部構造との間にオープンコンタクトの発現を経験し（**Case 9**），またときとして，上下顎臼歯部のインプラント上部構造の咬合の喪失に伴う前方歯群の咬合負荷を経験する．なぜ，このようなことが起こるのであろうか．歯根膜を有しないインプラント上部構造の咬合面の咬耗だけが原因なのであろうか．

Case 10 将来のオープンコンタクトに対応した上部構造

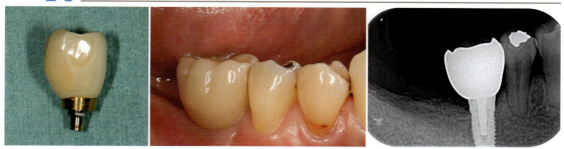

10-1～10-3　インプラント上部構造の近心面は，ジルコニアのフレームに明確にアンダーカットを付与した面を作製し，ポーセレンを築盛している．後にオープンコンタクトが発現したときには，妥協策として近心面のポーセレンを除去して硬質レジンを築盛する予定である

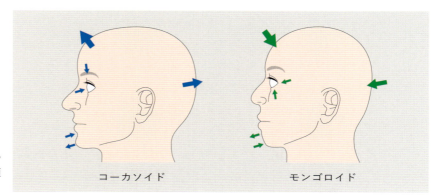

図2　コーカソイドやモンゴロイドの顎顔面の成長パターン

　天然歯とインプラント上部構造とのオープンコンタクトは4割前後の症例で発現するとされている．このことは患者にとってはフードインパクションを引き起こし，不快症状を訴えることになる[19～22]．では，フードインパクションが歯周病学的にインプラントや天然歯に悪影響を及ぼすか否かについては，悪影響を及ぼすとする報告もあるが，筆者の臨床経験ではさほどの悪影響はなさそうである．現在ではScrew retainingを第一選択としていることはChapter 12で述べたが，将来危惧されるオープンコンタクトに備え，近心のジルコニアフレームにはアンダーカットを設け，オープンコンタクトに起因する不快症状を患者が訴えたならば妥協策として，その部分のポーセレンを削除し，マテリアルは硬質レジンになるものの，フレームに直接築盛し，コンタクトを回復するようにしている（Case 10）．

　では，なぜ顎骨の成長もしくは経年的変化に伴い，オープンコンタクトや咬合の変化が起こるのであろうか．図2のように，欧米人と東洋人では顎顔面の成長パターンが違うため，海外の報告を一律に日本人に当てはめることはできない．また残念ながら，筆者の知るかぎり日本人の顎骨の成長・経年的変化に関する論文は数少ないが，なかでも参考となる2つの論文を紹介する．

（1）日本成人の頭蓋顔面における硬・軟組織の経年的変化

　Kurodaら[23]は，症例を正常咬合，非治療の下顎前突，上顎前突の3つのグループに分け，24～37歳の13年間についてセファログラムと模型分析を行った．結果，正常咬合グループのセファログラムでは有意な変化が認められなかった．上顎前突症例では

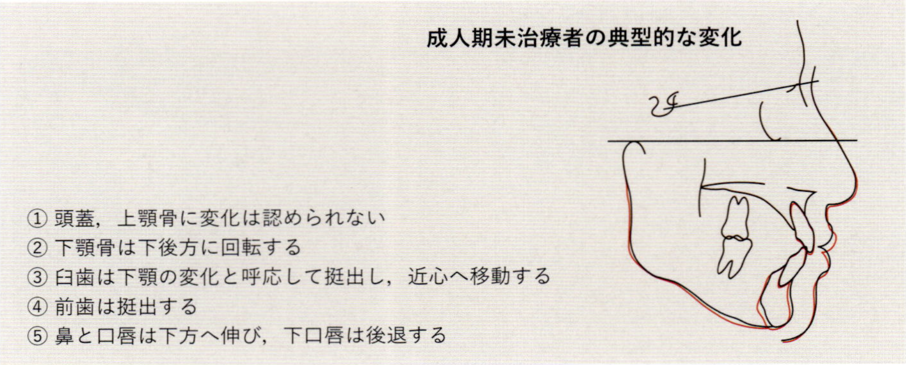

成人期未治療者の典型的な変化

① 頭蓋，上顎骨に変化は認められない
② 下顎骨は下後方に回転する
③ 臼歯は下顎の変化と呼応して挺出し，近心へ移動する
④ 前歯は挺出する
⑤ 鼻と口唇は下方へ伸び，下口唇は後退する

図3 セファログラムの重ね合わせ（赤色が予後）
下顎骨は下後方に回転し，臼歯は呼応するように挺出して近心移動する．また前歯は挺出する（池 2005[24] より）

オトガイの後下方への変化（SNB角はわずかに減少し，Y axis は増加）がみられ，欧米人と同様に，上顎前歯が舌側方向に傾斜していた．下顎前突症例では，オーバージェットが負の方向に大きくなり，オーバーバイトは増加していた．この報告では，正常咬合は上下顎の前歯ともに舌側傾斜する人が少ないことがセファロ分析でわかった．また，模型分析でも上顎のアーチレングスは減少しないとしている．そして，どのような骨格系であっても下顎骨体長，下顎枝の高さなどに違いはあまりなかったが，下顎前突の被験者では20歳代になると正常咬合に比べて下顎が前突する傾向にあった．

池ら[24]は，新潟大学歯学部で実習用に撮影した側面セファログラムと，その後15年以上（15〜22年）経過した歯科医師（男性，23名）に同意を得て撮影したものを比較検討した．上顎骨に有意な変化は認められなかったが，下顎骨は時計方向に回転し，後下方に位置変化していた．歯の変化については，大臼歯は上顎では前下方に，下顎では前上方に変化していたのに対し，上顎前歯は舌側に傾斜しながら挺出し，下顎前歯は歯軸方向に挺出する傾向を示したとしている（図3）．これらの変化は，成人期における下顎骨の変化が成長期とは異なり，主に下顎骨が時計方向に回転するため，その変化に対して咬合を維持するのに歯や歯根膜が適応した結果であると推測している．なぜ下顎骨が時計方向に回転するかについては諸説あるが，筆者は下顎骨体の重さにより重力で回転すると考えている．

(2) 筆者の仮説

上記の2つの報告と筆者の臨床経験とを併せて解釈すると，以下のような仮説を立てることができる．加齢に伴い，顎骨は時計方向に回転し，それに伴い上下顎臼歯群はそれを補償するように前方に挺出する．その結果，下顎臼歯部にインプラント治療が行われた場合はオープンコンタクトが発現する．そして，歯牙は本来，経年的に近心移動するため，上下顎大臼歯部にインプラント治療が行われていた場合は，オープンコンタクトに加えて，咬合の喪失が起こり得るのではないだろうか（図4〜7）．また，上顎前突症例では顕著に現れる可能性がある（**Case 11**）．なお下顎前突症例においても，その骨格変化に伴いインプラントに対する天然歯の位置変化が生じることは想像に難くない．さらに天然歯の咬耗，歯周病による動揺の問題，加えて顎関節との関係をも考慮すると，その複雑さはさらに増すことが予測される．そのため，インプラント治療が計画される場合はいままで以上に顎関節と調和のとれた矯正治療・補綴治療の重要性が増す．

予後から観た インプラント治療が抱える課題 15

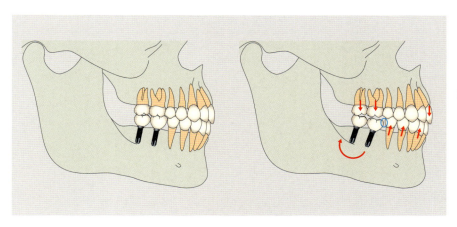

図4 下顎大臼歯部インプラント治療
　下顎骨は経年的に時計方向に回転し，それを補償するために天然歯が挺出すると，下顎のインプラントと天然歯にはオープンコンタクトが発現し，上顎大臼歯は挺出して，インプラント上部構造とは咬合することが想定できる（Case 9参照）

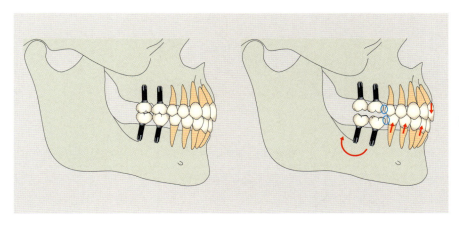

図5 上下顎大臼歯部インプラント治療
　上下顎大臼歯群にインプラント治療を行った場合，オープンコンタクトに加え，インプラント同士の咬合の喪失に伴い，最後方歯に咬合負荷が加わることが予測される（Case 12参照）

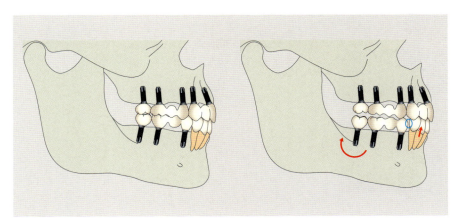

図6 上顎インプラント治療，下顎臼歯部インプラント治療
　天然歯の下顎前歯が挺出することにより，臼歯部の咬合の喪失が起きるかもしれない（Case 13参照）

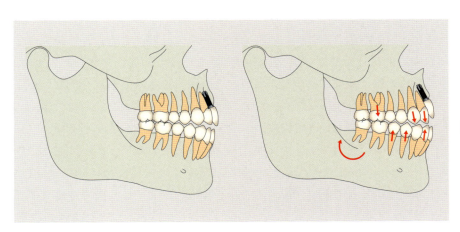

図7 オープンバイト，咬合関係Ⅱ級2類に前歯部インプラント治療
　オープンバイトで，前歯部インプラント治療を行った場合，顎骨の経年的変化，上顎切歯の舌側移動と挺出により，不調和をきたす（Case 7，11参照）

Case 11　咬合関係Ⅱ級2類症例にインプラント治療を行い，天然歯との不調和をきたした症例

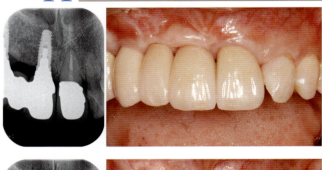

11-1，11-2　45歳，女性．前歯部インプラント治療終了時

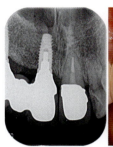 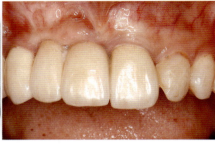 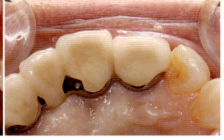

11-3〜11-5　治療後わずか4年で，|1 は下後方に移動し，インプラント上部構造との不調和をきたしている

Case 12　上下顎臼歯部にインプラント治療を行ったものの，上下顎右側臼歯部インプラントに咬合の喪失を認めた症例

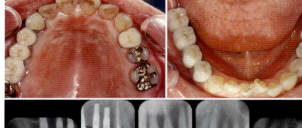 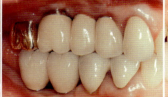 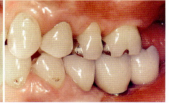

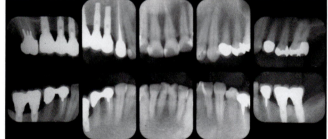

12-1〜12-5　54歳，女性．2001年に治療終了

　このように，個人差があるものの顎骨の成長・経年的変化は避けて通れないとするならば，臼歯部に義歯を回避し，インプラント治療による咬合の回復に努めたとしても，その効果は中期的なもので，長期的にはインプラントの咬合接触は失われるかもしれない．特に部分欠損症例に上下顎臼歯部にインプラントによる上部構造が装着された場合，厳密な咬合の管理，もしくは抜本的に上部構造の再製作が必要になることも視野に入れなければならず，あらかじめ患者に説明する必要があるかもしれない（**Case 12，13**）．当然のことながら歯牙移植が可能であれば，それが第一選択となるであろう（**Case 14**）．
　インプラント上部構造の咬合の喪失が起きると，それは天然歯，特に最後方歯（インプラント前方の天然歯）に負荷がかかることを意味し，失活歯であれば不慮の歯根破折

予後から観たインプラント治療が抱える課題 15

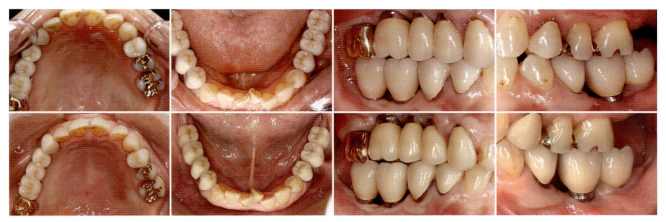

12-6〜12-13 治療後6年（2007年）と15年（2016年）の比較
咬合面観：上顎咬合面歯列は15年後も変化がないようである．下顎歯列は，6年後にはインプラントと天然歯の間にオープンコンタクトが発現している．さらに15年後には，下顎前歯部の叢生が，天然歯が近心移動することにより助長している．それがさらにオープンコンタクト量を大きくしているのであろうか．
左側側方面観：インプラント部の歯肉退縮を認めるものの，インプラント周囲炎はない．経年的にオープンコンタクトが進んでいる．しかし，対合歯列が天然歯であるため，上下顎は咬合している．おそらく上顎天然歯は挺出したのであろう．
右側側方面観：左側と同様に，下顎のインプラント部の歯肉退縮とオープンコンタクトは進んでいる．一方，下顎と比較して上顎右側インプラント部のオープンコンタクトは少ない．注目すべきは，下顎天然歯群が前上方に移動したことであろう．インプラント部は全く咬合していない．ただし，最後方の 7| は挺出したと思われ，インプラント部とは咬合している．幸いにして，患者はオープンコンタクト・右側咬合不全は許容できるとのことであり，このままメインテナンスを継続している

Case 13 上下臼歯部にインプラント治療を行ったものの，メインテナンス中に継続的に上顎前歯部に咬合調整を行っている症例

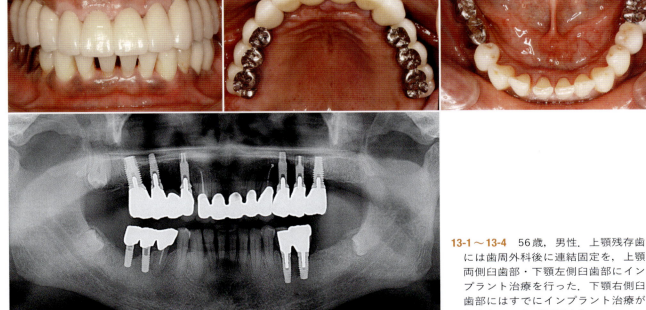

13-1〜13-4 56歳，男性．上顎残存歯には歯周外科後に連結固定を，上顎両側臼歯部・下顎左側臼歯部にインプラント治療を行った．下顎右側臼歯部にはすでにインプラント治療がなされていた（2009年）

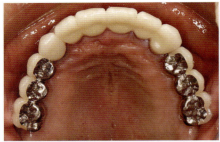
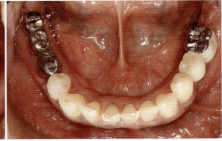

13-5, 13-6 治療終了後4年（2013年）

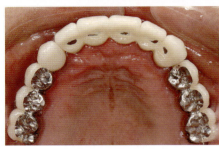
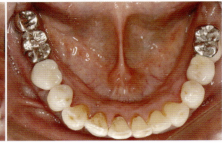

13-7, 13-8 治療終了後7年（2016年）．インプラント上部構造の咬合面をメタルにしたことも一因であろうが，両側臼歯部が咬合するように定期的に咬合調整した結果，7年後の段階で上顎前歯の口蓋側のポーセレンは削合されていることがわかる

Case 14　歯牙移植長期症例（福西一浩先生のご厚意による）

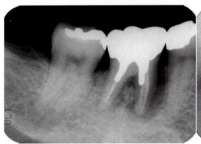
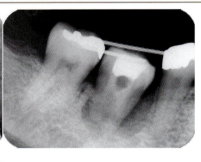

14-1 6┘に歯根破折を認める（初診1999年）

14-2, 14-3 ┌8を6┘部に移植した

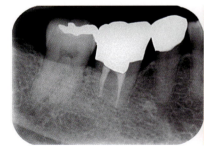
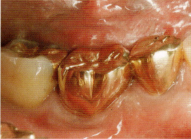

14-4, 14-5 移植後16年のデンタルX線写真と口腔内写真

に見舞われることも想像できる．そしてブラキサーの患者であれば，さらにその複雑さは増す（Case 15）．また患者が可撤式義歯を拒否するような場合は，インプラント治療による固定式上部構造が第一選択となるが，可撤式義歯を許容できる患者では，インプラント治療を併用した可撤式義歯を応用したほうが長期的にみると咬合の管理は容易かもしれない（Case 16）．今後は高齢社会の進展に伴い，インプラントオーバーデンチャー（IOD）の需要は確実に上がると思われる．

今後，将来の顎骨の成長・経年的変化に起因するリスクの診断を明らかにする必要性と，それに関われる分類の明文化の必要性が基礎的・臨床的見地から待たれる．

Case 15 ブラキシズムによるトラブル症例

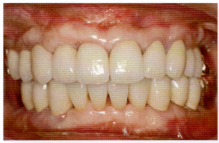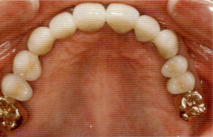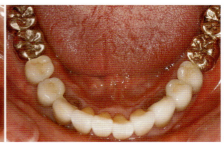

15-1〜15-4 欠損部にはインプラント治療を行い，メインテナンスに移行した（治療終了時2004年）．咬合力は強く，ブラキサーであった

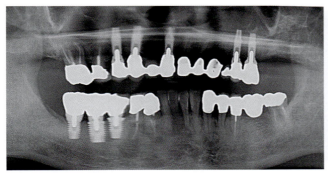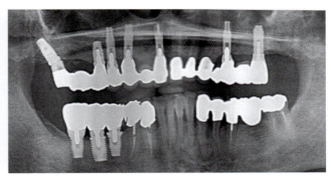

15-5 約3年後（2007年）に $\overline{6|}$ 部のインプラントはロストに至り，2本を追加埋入した．その後，対合歯の歯根破折を引き起こし，治療期間中に上顎左側のインプラント上部構造のセメント溶出によりインプラントロストとなる（2009年）

15-6 2013年には，下顎左側臼歯が歯根破折した

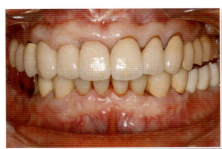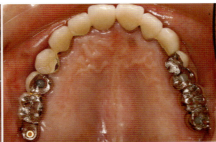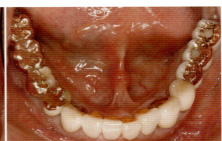

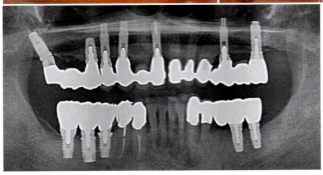

15-7〜15-10 治療終了12年後（2015年）の口腔内写真とパノラマX線写真．臼歯部はメタルで咬合を回復している

Case 16 上顎遊離端義歯にインプラントを組み込んだ症例

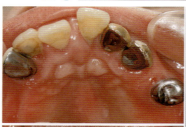
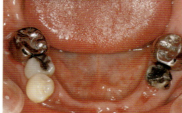
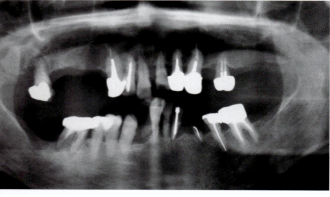

16-1〜16-3 初診時(1996年)の口腔内写真とパノラマX線写真

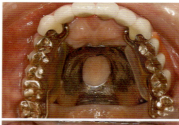
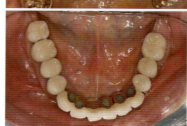
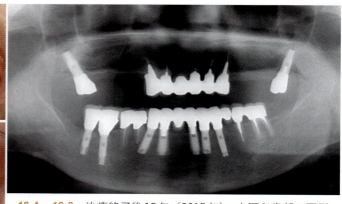

16-4〜16-6 治療終了後15年(2015年).上顎臼歯部の両側にインプラントを各1本埋入し,部分床義歯を装着.現在のところ良好にメインテナンスできている

おわりに

　本章では,現代のインプラント治療が抱えるインプラント周囲炎,顎骨の永続的な成長・経年的変化とそれに関わる審美領域の上部構造と天然歯の不均衡の問題,天然歯とのオープンコンタクトや咬合の変化の問題を提起した.インプラント上部構造は,永遠なのか,はたまた暫間なのかということも考えてみなければならないかもしれない.一方で,筆者は上記のような問題が起きることなく良好に経過している症例も多く経験している.いずれにしても,インプラント治療のメインテナンスでは,歯周治療学的・咬合治療学的見地から,細心の配慮をもって行うことが必要であろう.

謝　辞

　執筆にあたり,矯正学的見地からご指導いただいた石井一裕先生,研究内容を引用・掲載させていただくことを快諾していただいた池元太郎先生に心より御礼申し上げます.また歯牙移植症例をご提供いただいた,福西一浩先生(5-D Japanファウンダー)にも深謝いたします.

文 献

1) Jeffcoat MK, McGlumphy EA, Reddy MS, Geurs NC, Proskin HM. A comparison of hydroxyapatite (HA)-coated threaded, HA-coated cylindric, and titanium threaded endosseous dental implants. *Int J Oral Maxillofac Implants*. 2003; **18**: 406-410.

2) Berglundh T, Gotfredsen K, Zitzmann NU, Lang NP, Lindhe J. Spontaneous progression of ligature induced peri-implantitis at implants with different surface roughness: an experimental study in dogs. *Clin Oral Implants Res*. 2007; **18**: 655-661.

3) Schou S, Berglundh T, Lang NP. Surgical treatment of peri-implantitis. *Int J Oral Maxillofac Implants*. 2004; **19** Suppl: 140-149.

4) Froum SJ, Rosen PS. A proposed classification for peri-implantitis. *Int J Periodontics Restorative Dent*. 2012; **32**: 533-540.

5) Schwarz F, John G, Mainusch S, Sahm N, Becker J. Combined surgical therapy of peri-implantitis evaluating two methods of surface debridement and decontamination. A two-year clinical follow up report. *J Clin Periodontol*. 2012; **39**: 789-797.

6) Matarasso S, Iorio Siciliano V, Aglietta M, Andreuccetti G, Salvi GE. Clinical and radiographic outcomes of a combined resective and regenerative approach in the treatment of peri-implantitis: a prospective case series. *Clin Oral Implants Res*. 2014; **25**: 761-767.

7) Khoshkam V, Chan HL, Lin GH, MacEachern MP, Monje A, Suarez F, Giannobile WV, Wang HL. Reconstructive procedures for treating peri-implantitis: a systematic review. *J Dent Res*. 2013; **92**(12 Suppl): 131S-138S.

8) Chan HL, Lin GH, Suarez F, MacEachern M, Wang HL. Surgical management of peri-implantitis: a systematic review and meta-analysis of treatment outcomes. *J Periodontol*. 2014; **85**: 1027-1041.

9) Natto ZS, Aladmawy M, Levi PA Jr, Wang HL. Comparison of the efficacy of different types of lasers for the treatment of peri-implantitis: a systematic review. *Int J Oral Maxillofac Implants*. 2015; **30**: 338-345.

10) Schwarz F, Sahm N, Becker J. Combined surgical therapy of advanced peri-implantitis lesions with concomitant soft tissue volume augmentation. A case series. *Clin Oral Implants Res*. 2014; **25**: 132-136.

11) Roccuzzo M, Gaudioso L, Lungo M, Dalmasso P. Surgical therapy of single peri-implantitis intrabony defects, by means of deproteinized bovine bone mineral with 10% collagen. *J Clin Periodontol*. 2016; **43**: 311-318.

12) Ishii K, Matsuo M, Hoshi N, Takahashi SS, Kawamata R, Kimoto K. Effect of ultraviolet irradiation of the implant surface on progression of periimplantitis-a pilot study in dogs. *Implant Dent*. 2016; **25**: 47-53.

13) Daftary F, Mahallati R, Bahat O, Sullivan RM. Lifelong craniofacial growth and the implications for osseointegrated implants. *Int J Oral Maxillofac Implants*. 2013; **28**: 163-169.

14) Odman J, Grondahl K, Lekholm U, Thilander B. The effect of osseointegrated implants on the dentoalveolar development. A clinical and radiographic study in growing pigs. *Eur J Orthod*. 1991; **13**: 279-286.

15) Thilander B, Odman J, Grondahl K, Lekholm U. Aspects on osseointegrated implants inserted in growing jaws. A biometric and radiographic study in the young pig. *Eur J Orthod*. 1992; **14**: 99-109.

16) Oesterle LJ, Cronin RJ Jr. Adult growth, aging, and the single-tooth implant. *Int J Oral Maxillofac Implants*. 2000; **15**: 252-260.

17) Heij DG, Opdebeeck H, van Steenberghe D, Kokich VG, Belser U, Quirynen M. Facial development, continuous tooth eruption, and mesial drift as compromising factors for implant placement. *Int J Oral Maxillofac Implants*. 2006; **21**: 867-878.

18) Jemt T, Ahlberg G, Henriksson K, Bondevik O. Tooth movements adjacent to single-implant restorations after more than 15 years of follow-up. *Int J Prosthodont*. 2007; **20**: 626-632.

19) Koori H, Morimoto K, Tsukiyama Y, Koyano K. Statistical analysis of the diachronic loss of interproximal contact between fixed implant prostheses and adjacent teeth. *Int J Prosthodont*. 2010; **23**: 535-540.

20) Wat PY, Wong AT, Leung KC, Pow EH. Proximal contact loss between implant-supported prostheses and adjacent natural teeth: a clinical report. *J Prosthet Dent*. 2011; **105**: 1-4.

21) Byun SJ, Heo SM, Ahn SG, Chang M. Analysis of proximal contact loss between implant-supported fixed dental prostheses and adjacent teeth in relation to influential factors and effects. A cross-sectional study. *Clin Oral Implants Res*. 2015; **26**: 709-714.

22) Jeong JS, Chang M. Food impaction and periodontal/peri-implant tissue conditions in relation to the embrasure dimensions between implant-supported fixed dental prostheses and adjacent teeth: a crosssectional study. *J Periodontol*. 2015; **86**: 1314-1320.

23) Kuroda S, Okada T, Ishimitsu T, Tanimotio Y, Miyawaki S, Takano-Yamamoto T. Longitudinal craniofacial changes in Japanese adults with untreated maxillary and mandibular protrusions. *Orthodontic Waves*. 2009; **68**: 158-165.

24) 池元太郎，森田修一，花田晃治．成人の頭蓋顔面における硬・軟組織の経年的変化について．矯正臨床．2005; **27**: 42-47.

Epilogue

船登彰芳 Akiyoshi Funato
石川県・なぎさ歯科クリニック，5-D Japan ファウンダー

山田将博 Masahiro Yamada
東北大学大学院歯学研究科 分子・再生歯科補綴学分野

吉松繁人 Shigeto Yoshimatsu
福岡県・吉松歯科医院

　ブローネマルクタイプインプラントが人類に臨床応用されてから50年の年月が経った．その間，インプラント治療は全世界の多くの歯科医師・患者に恩恵を与えてきたといえる．Albrektssonら[1]は，かつてインプラント治療を成功に導くファクターとして，Implant material，Implant design，Implant finish（surface），Condition of recipient site（bone），Surgical technique，Implant loading conditionsの6つを掲げ，その重要性を説いた．そして，その6つのファクターは今もなお，色あせることなく重要な項目である．これをわれわれなりに拡大解釈し大別すると，前半の3項目はインプラント表面性状とシステム，それを取り巻く技術の進化であり，後半の3項目は，インプラント治療そのものをとりまく再生材料などの登場とそれに伴う術者の知識・技術の進歩とその課題と捉えることができる．

インプラント表面性状とシステム，それを取り巻く技術の進化

　当初のインプラント表面性状は機械研磨面であったが，技術の進歩に伴いさまざまな表面性状，スレッドデザイン，IAJ様式（インプラントアバットメント結合様式）が登場したものの，臨床医はそれぞれの特性ならびに骨結合に至る過程での相違について，どれだけ理解しているのであろうか（Chapter 1〜4参照）．そのような事象を理解しインプラント治療を行うにあたって，われわれ臨床家はEBM（Evidenced based Medicine），すなわち根拠に基づいた医療の実践が必要になる．

1　EBMの実践についてのわれわれの考え方

　EBMとは，最新最良の医学知見を用いた医療のあり方をさす．専門誌や学会で公表された過去の臨床結果や論文などを広く検索し，客観的な疫学的観察や統計学による治療結果の比較に根拠を求めながら，患者とともに方針を決めることを心がけるものであ

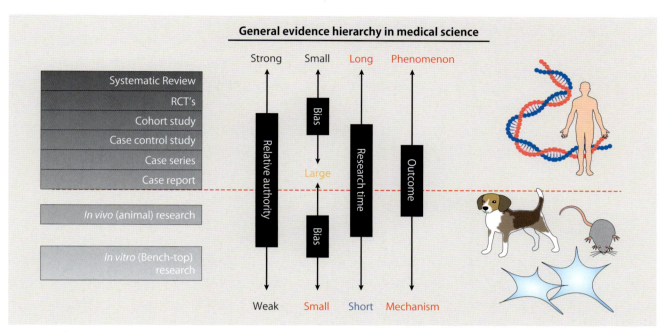

図1 一般的に言えば，EBMで重要視されるシステマティックレビューは，最も信頼性があり，バイアスがかからず現象として普遍的な治療結果と捉えることができる．しかし欠点としては，その治療法が有効であると結論づけられるには時間を要す点である．一方，in vivoでの実験報告は，短期に結果を出せる利点があり，またバイアスも少ない．そして臨床結果がなぜ有効であるかを細胞レベルの作用機序として理由づけられる．ケースレポートは，バイアスが最も多くなる可能性を秘めており，臨床に取り入れるには慎重を要する場合もある．しかし，その報告の積み重ねがケースシリーズ，コントロール研究やランダマイズ研究へと続き，いずれはシステマティックレビューとしてまとめられ，最も信頼できる治療法になる可能性もあり，われわれ臨床家は幅広く文献をクリティカルに精読する必要がある

る．しかし歯科界では，単にエビデンスをまとめて実行することが，EBMであると誤解されている傾向がある．確かにケースレポートのみを読んで実行することには，危険が伴う可能性があり，最上位に位置するシステマティックレビュー・メタアナライシスの主旨に沿って，歯科医療を行った時にEBMを達成できるかもしれない．一方で，それだけでは患者の要望に応えることができない場合もあり，広範囲にかつ最新の論文もクリティカルに精査する必要もある（**Chapter 5，7参照**）．また，基礎研究からの情報も非常に重要であり，今後臨床に応用するときには，それらの知見も重要な根拠となるため，専門家らによる基礎研究も十分に知る必要がある．つまり，われわれ臨床家は，手法の優れた研究論文を読んだとしても，それが目の前の症例に最適であるかを判断すること，そして自身の技術で対応できるかも客観的に考慮して，はじめてEBMが達成できると言える．

　言い換えれば，医学領域では，細胞培養試験や動物実験などの基礎研究データの上に立脚し，種々のデザインの臨床研究を経て，システマティックレビューという頂点に至るエビデンスヒエラルキーが存在する．一般的に，ヒエラルキーの上方へ行くほどエビデンスレベルが高いとされ，システマティックレビューでの研究結果が医学上の真実と考えられている．しかし，そこに至るには，十分に科学的にデザインされ，バイアスの少ない臨床研究の蓄積が必要となり，膨大な時間と予算が必要となる（**図1**）．

また，歯科治療，特にインプラント治療では，その治療の特殊性がゆえに，補綴処置を含め，そのほとんどが技術依存性が高いため，臨床研究上のバイアスが排除しにくい．それゆえ，一般的にはシステマティックレビューで臨床的判断に有効な情報は得られにくく，多くのバイアスを含む症例報告での解釈に依存してしまっているのが実情である．そのため，インプラント臨床医は，エビデンスに基づいた治療を行うために，臨床研究とともに，それを裏付ける基礎的研究の知見を総合的に解釈したうえで，理論的構築を実践することが現実的なアプローチであると，筆者らは考えている（**Chapter 13，14 参照**）．

2 CAD/CAMテクノロジーの進歩

　次に，インプラント治療の質の向上を支援する技術の進歩も見逃せない．それは，CTの普及によるComputer Guided Surgeryの応用とCAD/CAMテクノロジーの進歩によるアバットメントから上部構造の作製過程での進化，さらに新しいマテリアルであるジルコニアの登場に集約される（**Chapter 11，12参照**）．今後もこの分野の進歩を注意深く見守る必要があろう．

　最後に技術の進化として，小川らが報告した骨結合を促進させる光機能化技術の応用がある．この技術は，ほとんどのインプラントに応用できる汎用性のあるテクノロジーであり，世界に先駆けてわれわれが臨床応用できたことを誇りに思う（**Chapter 13，14参照**）．

インプラント治療そのものをとりまく再生材料などの登場とそれに伴う術者の知識・技術の進歩とその課題

　補綴主導型インプラント治療が進展していくなかで，われわれは抜歯後即時埋入，Ridge Preservation Technique，骨造成，軟組織のマネジメントなどの技術を発展させていった．それには，吸収性膜，骨移植材，チタンメッシュなどの登場が後押しをした（**Chapter 5〜8参照**）．そして当然のことながら，その応用により審美インプラント治療に代表されるように，天然歯と遜色のない上部構造装着への挑戦という機運も高めていった（**Chapter 9，10参照**）．

　これからのインプラント治療の発展を考えるときに，前述したCAD/CAMテクノロジーの応用とMIS（Minimally invasive surgery，以下MIS）の実践が必須であろう．

1 MISについてのわれわれの考え方

　MISは医科・歯科共通の認識で，読んで字のごとく，低侵襲手術を意味し，医科では，内視鏡などを用い，最小限の切開・最小限の腫脹に抑えつつ，当然のことながら，従来の手術結果と同等の結果でなければならない．それにより，短期間の入院で済み，早く患者が社会復帰できるというメリットがある．すなわち，MISの目的は患者のQOLの向上にある．歯科においても，マイクロスコープの登場により，再生療法・軟組織へのアプローチに応用され，MISを達成できる治療法が確立されつつある．一方，残念ながら昨今のインプラント治療のなかには，「安心・安全なインプラント治療」と題し，上記とは異なった意味での治療法をMISであるかのごとく紹介していることに，われわ

Epilogue

れはいささか疑問をもっている．GBRや軟組織移植などを行わなくとも，インプラント治療の予後は変わらず，それこそがMISといった風潮である．インプラント体の予後は，さほど変わらないかもしれない．治療期間短縮・術後疼痛の軽減を主におく患者であれば，結果に違いがあったとしても患者のQOLに寄与したことになる．しかし過度の骨吸収した前歯部に，骨造成のような処置を行わず，インプラント埋入を行ったり，経験の浅い歯科医師が前歯部に抜歯後即時埋入で間違った方向に埋入すれば，どのような結果となるであろうか．審美的要望の強い患者であれば，インプラント治療に不満をもつことになるはずである．前述したように，MISの目的は"それぞれの患者のQOLの向上"であり，それこそが真のEBMの実践となりえる．すなわち，インプラント治療の成功基準に「術者・患者ともに満足する審美的な上部構造をインプラントが支えていること」の項目を，それぞれの患者の要望のなかで，どれだけ達成しているかが重要であり，必要であれば，骨造成や軟組織移植を行うことが患者のQOLの向上に寄与できると考えている．もちろん，われわれ術者は，同じ結果を達成できるのであれば，それぞれの術式のなかでMISを実践することは言うまでもない．

2 インプラント治療の課題

インプラント治療によって可撤式から固定式の補綴装置への置換が患者へのQOLに貢献できると思い，歯科医師（われわれも含め）は短期的ではあるが，その治療結果に満足し，安易に抜歯してインプラント治療を行ってきた．ところが近年，検証の時代に入り，さまざまな問題が浮き彫りになった．まずは，インプラント周囲炎が問題視されており，現在のところ確固たる治療法が確立されていないのが現状である．そして長期的にみて，歯根膜をもたないインプラントと天然歯との相違の問題をあげられることができる（**Chapter 15参照**）．

最後になるが，本書がインプラント治療に携わっている先生方の一助になれば幸いである．

文献

1) Albrektsson T, Branemark PI, Hansson HA, Lindstrom J. Osseointegrated titanium implants. Requirements for ensuring a long-lasting, direct bone-to-implant anchorage in man. *Acta Orthop Scand*. 1981; **52**: 155-170.

索引

あ
インプラント周囲炎 … 43, 114, 216
インプラント周囲組織 … 48, 115, 151
インプラント周囲粘膜炎 … 114, 217
エマージェンスプロファイル … 129
遠距離骨形成 … 29
オステル … 21
オトガイ下動脈 … 85
オトガイ孔 … 84, 88
オープンコンタクト … 221, 224

か
解剖学的留意点 … 82
化学的修飾 … 33, 36, 45
角化歯肉 … 109, 115, 118, 129
眼窩下孔 … 83, 88
吸収性膜 … 97, 108
矯正的挺出 … 80, 155
結合組織性付着 … 49, 115
減張切開 … 65, 85, 88
口腔前庭の減少 … 109
咬合の変化 … 221, 224
抗細菌性 … 193
骨移植材 … 63, 93
コンピュータガイドシステム … 170

さ
細菌定着過程 … 44
細胞外基質タンパク質 … 32
サブミクロン粗さ … 34
三次元的埋入 … 139, 140
自家骨 … 91
出血斑 … 104
上皮性付着 … 49, 51, 115
上部構造と天然歯の不均衡 … 221
初期固定 … 18, 21, 28, 80, 153
初期閉鎖 … 64
垂直的スペース … 140
垂直マットレス縫合 … 102
水平マットレス縫合 … 101
スカルプティング … 135, 161
スタビリティディップ … 25, 204
舌下動脈 … 85

接触骨形成 … 30, 197
舌神経 … 85
接着斑 … 32
ソケットシールサージェリー … 65
疎水性 … 35, 45, 191

た
単純縫合 … 101
チタンの生物学的老化 … 36, 188
チタンメッシュ … 85, 92, 206
超親水性 … 35, 45, 191

な
ナノ粗さ … 34
二次固定 … 18, 25, 28
ぬれ性 … 33, 35, 45, 188

は
バイオフィルム … 44, 193
抜歯後即時埋入 … 154, 157, 160
光機能化 … 53, 191, 201
非吸収性膜 … 97, 104
表面形状 … 33, 45, 188
表面電荷 … 33, 36, 45, 188
浮腫 … 104
プラットフォームスイッチング … 51
フラップデザイン … 85, 86
補綴主導型 … 60, 138

ま
埋入トルク … 24
ミクロン粗さ … 34
メンブレン … 66, 97

ら
ランニングルーム … 140
梨状孔 … 88
リトラクタブル・スーチャー … 88
裂開 … 104

数字
2ピース Screw retaining 上部構造 … 184

欧文
Additive 表面 … 47
Apical Type … 18
Biologic width … 7, 140
Butt Joint … 10
Cement retaining … 180
CTG … 121, 130
Delayed immediate placement … 154, 162
Envelop technique … 130
External Connection … 10
FGG … 119, 120
Flange … 13
GBR 法 … 60, 76
GTR … 77
HA コーティング … 37, 47
Healed site … 153, 154
Immediate placement … 154
Implant Taper … 15
Implant Thread … 16
Internal Connection … 10
Interpositional graft … 130, 134
ISQ 値 … 22, 201
Non-submerged implant … 7
Onlay graft … 130, 136
Partial Extraction Therapy … 164
PET … 164
Pontic Shield Technique … 164
PST … 164
Ridge Preservation Technique … 60
Roll technique … 130
Root Submergence Technique … 164
RST … 147, 164
Screw retaining … 180
Simultaneous approach … 104, 154
Socket Preservation Technique … 60
Socket Shield Technique … 73, 164
SST … 164
Staged approach … 104, 154, 163
STL データ … 177
Submerged … 7, 140
Subtractive 表面 … 47
Tapered Joint … 12

【編著者略歴】

船登 彰芳
1987年　広島大学歯学部卒業
1991年　なぎさデンタルクリニック開業（石川県羽咋市）
1998年　なぎさ歯科クリニック移転開業（石川県金沢市）
2008年　5-D Japan設立（ファウンダー）

山田 将博
2002年　広島大学歯学部卒業
2006年　東京医科歯科大学大学院医歯学総合研究科修了　博士（歯学）
2006年　UCLA歯学部ワイントロープセンター　骨・インプラントサイエンスチーム
　　　　（LBIS）ポスドク研究員
2009年　東京歯科大学有床義歯補綴学講座　助教
2013年　東京歯科大学有床義歯補綴学講座　講師
2015年　東北大学大学院歯学研究科　分子・再生歯科補綴学分野　講師

吉松 繁人
1995年　広島大学歯学部卒業
2001年　吉松歯科医院開業（福岡県久留米市）

The Fabric of the Modern Implantology
近代インプラント治療のテクニックとサイエンス
ISBN978-4-263-46135-8
2017年12月20日　第1版第1刷発行

編集代表　船登　彰芳
発行者　白石　泰夫
発行所　医歯薬出版株式会社
〒113-8612 東京都文京区本駒込1-7-10
TEL.（03）5395-7634（編集）・7630（販売）
FAX.（03）5395-7639（編集）・7633（販売）
https://www.ishiyaku.co.jp/
郵便振替番号　00190-5-13816

乱丁，落丁の際はお取り替えいたします　印刷・三報社印刷／製本・愛千製本所
© Ishiyaku Publishers, Inc., 2017. Printed in Japan

本書の複製権・翻訳権・翻案権・上映権・譲渡権・貸与権・公衆送信権（送信可能化権を含む）・口述権は，医歯薬出版（株）が保有します．

本書を無断で複製する行為（コピー，スキャン，デジタルデータ化など）は，「私的使用のための複製」などの著作権法上の限られた例外を除き禁じられています．また私的使用に該当する場合であっても，請負業者等の第三者に依頼し上記の行為を行うことは違法となります．

JCOPY ＜（社）出版者著作権管理機構　委託出版物＞
本書をコピーやスキャン等により複製される場合は，そのつど事前に（社）出版者著作権管理機構（電話　03-3513-6969，FAX　03-3513-6979，e-mail:info@jcopy.or.jp）の許諾を得てください．